Monika Wogrolly-Domej

ABBILDER GOTTES

Demente, Komatöse, Hirntote

„Das wahre Mensch-Sein definiert sich in Grenzbereichen"

Martin 2006

Monika Wogrolly-Domej

ABBILDER GOTTES

Demente, Komatöse, Hirntote

BIBLIOTHEK DER UNRUHE UND DES BEWAHRENS · BAND 8

:STYRIA

Umschlaggestaltung und Layout: Stefan Fuhrer
Logo-Entwurf: Peter Strasser
Foto Seite 102: Peter Manninger, alle anderen Fotos von Monika Wogrolly-Domej
Druck und Bindung: Druckerei Theiss GmbH, A-9431 St. Stefan
ISBN 3-222-13150-3

Inhalt

Vorwort

Universitäre philosophische Forschung wirkt häufig weltfremd. Umso faszinierender ist es, wenn Philosophie sich mit ihren theoretischen Konstrukten im Alltag des realen Lebens verstrickt.

Von Sokrates über Thomas Morus bis zu Karl Marx beeindrucken Denker, die unsere Welt nicht nur verschieden interpretieren, sondern auch oft erstaunliche praktische Konsequenzen aus ihrem Denken ziehen.

Die vorliegende Studie Monika Wogrollys gehört sowohl von der heuristischen Methode der teilnehmenden Beobachtung als auch von den Anwendungsmöglichkeiten in philosophischer Praxis zu dieser wirklichkeitsnahen Strömung in der Philosophie. Die Autorin analysiert theoretisch anhand reichen Beobachtungsmaterials paternalisierende Situationen in der modernen Hightech-Medizin. Sie fokussiert dabei soziale Situationen in Krankenhäusern, in denen Ärzte und Pflegepersonal mit Personen umgehen, deren Autonomie und Entscheidungsfreiheit durch Hirnschädigungen schwer beeinträchtigt sind.

Über insgesamt sieben Jahre hinweg hat Monika Wogrolly viele Monate an einer transplantationsmedizinischen Station, einer geriatrischen Langzeitstation, einer neurochirurgischen Intensivstation und in einem bronchoskopischen Eingriffsraum verbracht.

Sie hat die aus bioethischer Sicht äußerst interessanten, komplexen Interaktionen beobachtet, auf sich wirken lassen und in anschaulicher und persönlich betroffener Sprache dargestellt. Anschließend verknüpfte sie die den Behandlungsabläufen immanenten Konflikte mit den theoretischen Konstrukten des Paternalismus und des Personalismus, zentralen Themen des aktuellen bioethischen Diskurses.

In differenzierter Erörterung werden von Monika Wogrolly die Autonomie des Individuums, die Asymmetrie der Arzt-Patient-Beziehung, die Frage des Hirntodes und der Euthanasie und die Fremdbestimmung durch die medizinische Autorität untersucht.

Besonders originell und anregend wirkt der Abschnitt «Zwischen Wachkoma und Demenz». Das derzeit dominante cerebrozentristische Menschenbild, demzufolge die Person durch zentralnervöse kognitive Leistungen definiert wird, erfährt durch Wogrollys Überlegungen eine beachtliche Erschütterung. Diese Erschütterung wird durch die Beobachtungen an einer Transplantationsstation noch verstärkt. Ist der Mensch tatsächlich in erster Linie über seine Hirnleistungen zu definieren? Heißt Sterben lediglich, dass die hirnelektrischen Ströme erlöschen? Haben nicht auch andere Organe als das Gehirn, haben nicht sogar Externalisierungen einer Person in sozialen Netzwerken auch gewisse Lebensrechte?

Es gelingt der Autorin, diese Fragestellungen in unmittelbarem Bezug zur Pflegepraxis auf einer Station mit apallischen Patienten sowie in Bezug zur Situation der Organentnahme bei jungen Unfallopfern und zur Ohnmacht von Patienten während invasiver diagnostischer Eingriffe zu reflektieren. Dadurch zeichnen sich die möglichen praktischen Folgen gewisser anthropologischer und bioethischer Grundhaltungen auf unser gesamtes soziales Klima ab. Mit der rasch wachsenden Zahl schwer dementer Mitmenschen und mit der medizintechnischen Möglichkeit, Körper ohne Gehirne am Leben zu erhalten, gewinnen diese philosophischen Fragestellungen eminent praktischen sozialpolitischen Charakter. Die konkreten Auswirkungen einer philosophisch-bioethischen Einstellung auf den Umgang mit hilflosen hirngeschädigten Mitmenschen werden in verblüffender Weise sichtbar.

Schließlich versucht die Autorin auch Lösungen für einen reflektierteren Umgang mit den genannten Problemen mit Hilfe von psychotherapeutischen und philosophischen Perspektiven anzuregen.

Insgesamt wirft das Buch ein scharfes Licht auf bioethische und sozialpolitische Kernfragen unserer Zeit.

Es bleibt zu hoffen, dass es damit zur Humanisierung unserer kalt und kälter werdenden Kultur beitragen kann.

R. Danzinger, Graz (Dezember 2003)

Vorbemerkungen der Verfasserin

Die den folgenden Aufzeichnungen zugrunde liegende Studie wurde in der Absicht verfasst, einen Beitrag zur öffentlichen Diskussion über Problemzonen im bestehenden Gesundheitswesen zu leisten, insbesondere was die Behandlung schwerstkranker Personen betrifft. Die Verfasserin legt besonderen Wert darauf, ihren ausdrücklichen Respekt und ihre Wertschätzung gegenüber den Leistungen und Errungenschaften der modernen Medizin und den Bemühungen von Ärzten und Pflegenden um das Wohl der Patienten kundzutun. Überdies soll der Respekt der Verfasserin vor der Transplantationsmedizin hier festgehalten werden, was allerdings nichts daran ändert, dass ein öffentlicher Diskurs über das Procedere mit hirntoten Organspendern und ihren Angehörigen vor dem Hintergrund der aktuellen Gesetzeslage vonnöten ist. Das Buch will nicht Kritik an Verhaltensweisen einzelner Personen üben, sondern möglichst unparteiisch berichten und systemkritisch Einblick in den medizinischen Alltag geben. Das im Folgenden dokumentierte Verhalten von Ärzten und Pflegenden in Institutionen sollte als Spiegelbild der gesellschaftlichen Entwicklung hin zu einem immer mehr die zwischenmenschliche Betroffenheit und Beziehung vermeidenden Utilitarismus gesehen werden und keineswegs als mit erhobenem Zeigefinger erfolgte Anklage. Die Verfasserin hält hiermit fest, dass sie sich den Ärzten und Pflegenden solidarisch verbunden fühlte und sie in ihrer Alleinverantwortung und zunehmenden Verlassenheit im Kampf gegen Krankheit und Tod in den Blickpunkt des gesellschaftlichen Interesses rücken möchte, um Verrohungseffekten vorzubeugen, wie sie in Ermangelung von Reflexionsmöglichkeiten und Möglichkeiten des Innehaltens in Institutionen immer wieder auftreten können.

M. Wogrolly-Domej, Graz (April 2004)

Alles wirkliche Leben
ist Begegnung.
(Martin Buber)

Das Dilemma der Normalsterblichkeit

I

Zum Verständnis, warum dieses Buch geschrieben wurde, sei zunächst der Begriff der *Normalsterblichkeit* eingeführt. Damit kann jeder von uns etwas verbinden, und wenn schon keinen bestimmten Sachverhalt, so doch die Erfahrung einer Gewissheit, die mit dem Wort zusammenspielt. Einer Gewissheit darüber, dass wir, so wie wir zur Species des Homo sapiens zählen, auch zur Menge der Normalsterblichen gehören, nicht? Damit einher geht das in der abendländischen Kultur gründende Gefühl, als Normalsterblicher ein Abbild Gottes zu sein. So scheint es widersinnig zu behaupten, dass es neben der Normalsterblichkeit noch etwas anderes gibt. Es handelt sich um ein Phänomen, bei dem selbst Mediziner nicht auszudenken wagen, was dieses Phänomen für die medizinische Praxis und darüber hinaus für die Gesellschaft bedeutet. Kaum jemand hat die Erfahrung gemacht, wie Menschen aussehen und auf den Betrachter wirken, die sich hinter der Bezeichnung *Gehirnsterblichkeit* verbergen. Man kann den weitaus gebräuchlicheren Begriff *Hirntod* mit Recht als irreführend bezeichnen, zumal er zur Verschleierung eines Zustandes beiträgt, der sich bei intensivmedizinisch betreuten Menschen im letzten Stadium des Lebens feststellen lässt und der nicht nach «Tod» aussieht, wie ihn der durchschnittliche Normalsterbliche kennt.

Der erste Anstoß zu meinem Interesse an dem für Normalsterbliche wohl eher ungeheuerlichen Phänomen *Hirntod* rührte von einem Erlebnis auf einer neurochirurgischen Intensivstation her, wohin ich gegen Ende meines Philosophiestudiums vermittelt worden war. Ein Neurochirurg und Intensivmediziner sollte mir über den chirurgischen Eingriff *Lobotomie* Auskunft geben, wie sie an dem von Jack Nicholson verkörperten Protagonisten des Antipsychiatrie-Kultfilms *Einer flog übers Kuckucksnest* vorgenommen wird. Das gleichnamige Buch stellte die Grundlage einer Seminararbeit im Fach Sozialphilosophie dar. Da ich über den Geisteszustand des Psychiatrieopfers Bescheid wissen wollte, suchte ich den Leiter der Intensivstation, in meiner späteren Studie *Prof. Maier* genannt, an seinem Arbeitsplatz auf, noch ohne zu ahnen, dass ich bald zu Forschungszwecken an diesen Ort zurückkehren würde. Prof. Maier gab mir Auskunft über mein Problemfeld – *Lobotomie* ist die operative Durchtrennung der Stirnhirn-Thalamus-Verbindung, v. a. zur Schmerzausschaltung. Im Nebenraum lag, nur durch eine halb verglaste Wand von uns getrennt, inmitten von medizinischen Apparaturen ein Mensch, den Prof. Maier auf meine beiläufig gestellte Frage, was denn mit diesem Patienten sei und welche Prognose er habe, als *tot* bezeichnet hatte, wenngleich sich das grüne Laken auf der Brust des Patienten von fortwährenden Atemzügen hob und senkte. Zunächst hielt ich den Umstand, einen *immer noch lebenden* Menschen als tot zu bezeichnen, für einen schlechten Scherz. Die Überzeugung, mit der mein Gegenüber vom Tod des Patienten gesprochen hatte, veranlasste mich, Prof. Maier näher über diese seltsame Art von Leichnam zu befragen. Ich erfuhr, dass der Hirntod das seit über dreißig Jahren legalisierte allgemein gültige Todeskriterium ist und als Zeitpunkt des Todes des Menschen aufgefasst wird; dass jeder schon davon gehört hat, dass aber nur die Wenigsten wissen – auch unter Medizinern herrsche vielfach Unkenntnis, so Prof. Maier –, was unter einem Hirntoten genau zu verstehen ist und wie er aussieht und wirkt; dass sein Kreislauf über den (Hirn-)Tod hinaus in Gang gehalten wird, über welche motorischen Fähigkeiten er verfügt. Man müsse lernfähig und bereit zum Umdenken sein, um den Hirntod als *Tod des Menschen*[1] zu akzeptieren und seine Sinnhaftigkeit einzusehen, so Prof. Maier.

Mir ist der beatmete Tote auf der neurochirurgischen Intensivstation seitdem nicht mehr aus dem Sinn gegangen, ebenso wenig wie die von gleichförmigem Piepsen durchsetzte Stille, die Geräusche dieser an Hirntoten paradoxerweise *lebenserhaltend* genannten Maschinen, das beinah lautlose Umherhuschen grün gekleideter Intensivschwestern und ein stechender Geruch nach Desinfektion neben einem süßlich-menschlichen Aroma in einer zwischen Fürsorge und Ohnmacht oszillierenden Welt.

Ich erinnere mich an ein Klima, das ich als *Heimlichkeit* erlebte, die etwas von *Mittäterschaft* oder *Mitwisserschaft* in sich barg, was sich im Laufe meiner fortgesetzten Aufenthalte auf der Station allerdings ändern sollte: Auch bei mir kam es zum Prozess einer *professionellen Distanzierung* von dem, was sich dem Auge *des Normalsterblichen* bietet, zu einer Umdeutung, Abstraktion und zum emotionalen Rückzug, einer vorübergehenden unerwünschten Entartung des professionellen Rollenschutzes in instinktiver Abwehr des Unfassbaren und des Unerträglichen. Ich fragte mich, wie es die Intensivmediziner anstellten, nach einem ersten klinischen Check unter fakultativer Beiziehung apparativer Zusatzdiagnostik[2] viele dieser beatmeten Mitmenschen für tot zu erklären und zu Organlieferanten zu ernennen, was es notwendig macht, diese Hirntoten bis zum Zeitpunkt der Organentnahme *am Leben* zu erhalten.

Ich konnte mir allerdings nicht gut vorstellen, wie mit den vom Schicksal getroffenen Angehörigen verfahren wurde; ob sie, und wenn ja, auf welche Weise sie in die Frage, ob ein Hirntoter zum Organspender bestimmt werden sollte, einbezogen wurden. Dass sich im Umgang mit *lebenden Leichen* oder, wie der Rechtsphilosoph Peter Strasser sagte, mit *Toten, die keine Leichen sind*[3], Probleme und Schwierigkeiten ergeben müssten, überraschte mich nicht. Durch die in Österreich geltende *Widerspruchslösung* sind Intensivmediziner dazu veranlasst, auch ohne das Wissen und Einverständnis von dessen Familienangehörigen einen Hirntoten noch weiter künstlich am Leben zu erhalten und ihn in beatmetem Zustand, dem Erscheinungsbild nach als einen lebenden Komapatienten, aber versehen mit einem unterzeichneten *Hirntodprotokoll*, das darüber Aufschluss gibt, dass der Patient kein Patient mehr, sondern ein Leichnam ist, an das Explantationsteam zu überantworten.[4]

In Österreich sind verschiedene Hirntodprotokolle in Gebrauch. Ein *Hirntodprotokoll* ist im Wesentlichen von dreierlei Wirkung: Es bewirkt unverzüglich auf der Intensivstation die Umdefinierung eines *Sterbenden* in einen *Verstorbenen* und verlangt den behandelnden Ärzten und Schwestern eine radikale Umstellung ihres Zugangs zum Patienten ab, zumal sie es nicht länger mit einem Mitmenschen und dessen Recht auf Leben und Fürsorge zu tun haben, sondern mit einem zwar lebendig Aussehenden, aber nach derzeitigem Forschungsstand Toten. Per Infusionsleitung erfolgt die vermehrte Vergabe von Flüssigkeit im Rahmen der *Organpflege*, welche nicht dem Menschen, sondern nur noch seinen Organen gilt. Schließlich erfolgt unter Vergabe von Schmerzmitteln und Narkotika zur Unterdrückung von *Explantationsreaktionen*, spektakulären motorischen Phänomenen, wie sie bei Hirntoten durch Rückenmarksfunktionen auftreten und im Betrachter emotionale Reaktionen provozieren können, die Entnahme von Organen. Mit dem Hirntod kommt es zum Wechsel der Einstellung: Der mitfühlende Blick auf eine Person wandelt sich zum gefühlskalten Blick *wie* auf ein Ding, obwohl der Patient sich äußerlich nicht verändert hat. Ärzte und Schwestern beziehen sich nun nicht mehr intentional auf den Patienten, der ab der abgeschlossenen Hirntoddiagnostik lediglich ein materielles Ding darstellt; Ziel und Absicht der Bemühungen sind auf einen potenziellen Organempfänger ausgerichtet, in dessen Sinn und Interesse alles daranzusetzen ist, die Organe des Hirntoten bis zur Organexplantation in bestmöglichem Zustand zu erhalten.[5] Der biographischen Person kommt keinerlei Bedeutung zu. Man ist sich ja bewusst, es mit einem Toten zu tun zu haben, der nur «vital wirkt». Darum wundert es umso mehr, wenn es einem Anästhesisten ein schauriges Unbehagen erzeugt, einen Hirntoten vor der Organentnahme zu narkotisieren und mit Schmerzmitteln zu versorgen, um dessen Abwehrgebärden zu unterdrücken[6], aber wiederum nicht zum Vorteil des augenscheinlichen Patienten, sondern im Hinblick auf seine Organe, die durch einen zu raschen Blutdruckabfall beim ersten Einschnitt mit dem Skalpell Schaden leiden könnten.

Wir sehen, in welches vielschichtige sprachliche, anthropologische und zwischenmenschliche Dilemma uns eine dem Anschein nach wohlmeinende Übereinkunft wie die *Hirntodkonvention*[7] des 1968 zusammengetretenen Ad-hoc-Komitees von Harvard stürzt. Durch diese Konvention wurde für alle Zukunft festgelegt, dass der Ausfall der gesamten Hirntätigkeit (der irreversible Stammhirnausfall) mit dem Tod des Menschen gleichzusetzen sei. Seitdem können wir weder sicher sein, was unter bisher vertrauten Begriffen wie «Leben» und «Tod» zu verstehen ist, noch was man sich unter einem lebenden Menschen, einem Toten oder einer Leiche vorstellen soll, wenn sich nunmehr schon Tote in intensivmedizinischer Pflege befinden und äußerlich nicht von anderen Komapatienten zu unterscheiden sind; wenn sich diese Toten darüber hinaus mit wie *Schmerzreaktionen* anmutenden Bewegungen äußern, welchen jedoch laut Lehrbuchmeinung die Korrespondenz mit *Schmerzempfindungen* abzusprechen ist.

Die Schwierigkeit, die einer medizinisch naiv gehaltenen Gesellschaft solche bedrohlichen Auswüchse biotechnologischer Erfolge liefern, mögen maßgeblich an der Hirntoddefinition und deren Akzeptanz als Todeszeitpunkt des Menschen beteiligt gewesen sein; die Verunsicherung und Erschütterung, die die Nähe eines Hirntoten im *Normalsterblichen* auslöst, mag zu spontanen Abwehrreaktionen wie Verdinglichung und Gefühlskälte führen. Allerdings können die spätestens mit den Lainzer Patientenmorden und frühestens mit dem jüngsten Pflegeheimskandal bekannt gewordene überschwappende Gefühlskälte und eine von Strasser so genannte *schlechte Nähe*[8] vom rationalen Subjekt genauso gut reflektiert und in kontrollierte Bahnen gelenkt werden, wie sie sich zum schlechterdings selbstverständlichen Verrohungsrepertoire im Umgang mit Angehörigen der – von Klaus Dörner so genannten – *außergewöhnlichen bzw. extremen Seinsweisen* auswachsen können. Es erscheint dem gesunden Moralempfinden zutiefst verwerflich, sich gegen schwerstkranke und sterbende Menschen emotional zu schützen, indem man sie reduktionistisch mit pragmatischem Kalkül betrachtet und ihnen das Letzte an Würde, menschlichem Dasein und *Mitmenschlichsein* abspricht, das Recht auf die *Normalsterblichkeit*, auf den eigenen und ganz persönlichen Tod. Mag es fraglos ein Akt der Nächstenliebe sein, über den *Hirntod* hinaus mit seinen Organen anderen Menschen zu nützen, so ist doch intuitiv abzulehnen, dass über biologisch noch lebende Patienten nach erfolgtem Stammhirnausfall ein Freibrief der Verfügbarkeit ausgestellt wird und die Alleinverantwortung für die Entscheidung zur Organentnahme der Intensivmedizin vorbehalten bleibt, während Angehörige im Sinne eines utilitaristischen Pseudopaternalismus angeblich zu ihrem eigenen Besten vom Entscheidungsprozess ausgeschlossen werden.

Der Neurochirurg und Intensivmediziner Prof. Maier stand mir nach meinem ersten Besuch weiterhin für Gespräche zur Verfügung – vielleicht deshalb in so hoher Frequenz und mit erstaunlichem Einsatz, weil auch er seinen Nutzen daraus zog, mit einer *Normalsterblichen* über das für ihn immer noch schwer Hinzunehmende, seinen unerklärlichen Auftrag, einen noch atmenden Menschen für tot erklären und als Leichnam betrachten zu müssen, gemeinsam nachzudenken.

2

Den letzten Ausschlag, ein Forschungsprojekt über *Hirntod* und den Umgang mit Hirntoten, aber auch anderen Patienten zu entwickeln, gab ein im Jahr 1998 am Rechtsphilosophischen Institut in Graz abgehaltenes Symposium unter dem Titel *Personsein aus bioethischer Sicht*[9], das Peter Strasser organisiert hatte. Es ging dort um die bioethische Kontroverse zu Personalität und Rechten und den damit einhergehenden unterschiedlichen Verfahrensweisen mit Menschen, die noch als Personen galten, und all jenen Angehörigen unserer Species, denen das Personsein auf Grund verlorener kognitiver und moralischer Fähigkeiten schlicht aberkannt worden war, wie Dementen, Komatösen und vorübergehend oder dauerhaft in der Autonomie eingeschränkten Menschen. Vor dem Hintergrund eines bioethischen Personkonzeptes, das Personsein vom Besitz gewisser Fähigkeiten abhängig machte, kam Hirntoten, aber auch schon Apallikern, also Wachkomatösen, deren Großhirn geschädigt war und bei denen nicht vorhersehbar war, ob sie je wieder in ein selbstbestimmtes Leben zurückkehren würden, nur der Status von Sektionsleichen und keineswegs mehr von Personen mit Wert und Würde zu. Das Kriterium für den Tod der Person, den *dissoziierten Hirntod*, ist der unumkehrbare Stammhirnausfall, der bei Apallikern noch nicht eingetreten ist, weshalb sie grundsätzlich zu Spontanatmung fähig sind, sich aber sonst in ihren «Fähigkeiten» kaum von Hirntoten unterscheiden lassen.

Mich begann zu bekümmern, als was generell Patienten, deren Autonomie eingeschränkt war, zu betrachten seien, wie Altersdemente, Wachkomatöse oder Hirntote, aber auch schon Menschen, die nur vorübergehend nicht selbstbestimmungsfähig waren, etwa unter dem Einfluss von Alkohol oder stark sedierender Medikation. Die genannten Personen konnten ja nicht als *Personen im Vollsinn des Wortes* gelten, zumal die etablierten utilitaristischen Personkonzepte *Personalität* jedenfalls vom Besitz bestimmter kognitiver und moralischer Fähigkeiten abhängig machen, wie der Fähigkeit zur Selbstbestimmung und zum Pläneschmieden.

Die Flucht vor dem Problem durch eine abstrakt-terminologische Bestimmung scheint auch der Hintergrund der Hirntod konvention gewesen zu sein, wonach der ungehemmte Zugriff auf *Tote, die keine Leichen sind,* schlagartig möglich und moralisch zulässig war. Patienten mit Stammhirnausfall mussten nicht länger als lebend angesehen werden, ihre Bewegungen, ihre Schweißausbrüche, ihr Fiebern, ihr Erröten und Grimassieren, Ausscheiden und Strampeln wurden nicht als Zeichen ihrer Teilhabe am Leben, sondern als *spinalmotorische Schablonen* und *roboterhafte Bewegungsstereotypien* von *innerlich Geköpften* aufgefasst. Damit konnten auf einen Streich und auf moralisch einwandfreie und sozial unspektakuläre Weise *Organe von Toten* gewonnen sowie der unerwünschte Sekundäreffekt moderner Medizintechnik, die Überschwemmung von Intensivstationen mit hoffnungslosen Patienten ohne Möglichkeit der Rückkehr in ein selbstbestimmtes Leben, aufgehalten werden.

Es war für mich unumgänglich, für ein interdisziplinäres Forschungsprojekt zu Fragen der Medizinethik vorerst das theoretische Feld zu verlassen und gegen jede Scheu zu Prof. Maier zurückzukehren. Nur gemeinsam mit ihm und seinen ärztlichen Kollegen auf der neurochirurgischen Intensivstation, mit Patienten, Schwestern und Patientenangehörigen konnte der Mechanismus moderner Intensiv- und Transplantationsmedizin und überhaupt moderner Krankenhausmedizin allmählich verstehbar und durchschaubar werden.

Während meiner regelmäßig absolvierten Aufenthalte auf medizinischen Stationen – in chronologischer Reihenfolge: auf einer neurochirurgischen Intensivstation, einer geriatrischen Langzeitpflegestation, einer transplantationsmedizinischen Station sowie im Eingriffsraum einer pulmologischen Ambulanz – sammelte ich in Form von *teilnehmender Beobachtung* Erfahrungen mit Dementen, Komatösen, Hirntoten und medizinischen Patienten. Ich war in den

Klinikalltag eingebunden und erledigte einfache Dienste in der *Patientenpflege*. Zum anderen konnte ich persönliche Beziehungen zu Ärzten und Patienten entwickeln und bei Teamsitzungen, Pflegedienstbesprechungen, Arzt-Patient- und Arzt-Angehörigen-Gesprächen zugegen sein. Auf jeder Station herrschte eine spezifische Form der Offenheit und Neugierde gegenüber meiner Rolle eines Eindringlings. Ich war für das medizinische Personal zunächst nicht klar einzuordnen und entbehrte einer klaren Funktion, wenngleich der Verweis auf eine wissenschaftliche Studie als Legitimation meiner Anwesenheit diente.

Bei meinen Gesprächspartnern handelte es sich überwiegend um Pflegende oder Ärzte, bei welchen nicht bloß auf Grund persönlicher Sympathiewerte ein außerordentliches Mitteilungsbedürfnis vorherrschte. Nur auf diese Weise konnte es gelingen, die persönlich-menschliche Seite des institutionellen Arztseins kennen zu lernen, Gedanken, Wünsche, Hoffnungen der Personen, die hinter ärztlichen Funktionen standen. Dabei wurde offenbar, dass meine Rolle Wünschen und Erwartungen entgegenkam, wohlgemerkt weniger jenen des medizinischen Personals als jenen der Ärzte. Ein immerwährendes Schweigen schien über den von mir besuchten Stationen zu liegen, woraus sich das früher erwähnte unbestimmte Gefühl der «Mitwisserschaft» erklären lässt. Dieses Schweigen wurde von den Ärzten gebrochen, stets mit der Haltung, dass es nichts nütze und ändern könne, weil es sei, wie es sei.

Das Unsagbare oder Mystische, von dem Ludwig Wittgenstein im Tractatus in Zusammenhang mit Metaphysik, Religion und Ethik spricht, das Spirituelle schien hier Platz zu greifen, und zwar in Form eines zwanghaften Glaubens an den Triumph der Medizin, eines Glaubens, der keine Widerrede und schon gar keine Zweifel duldete – weder von Ärzten noch Pflegenden geschweige denn Patienten und deren Angehörigen, weshalb ein Therapieabbruch oder eine Behandlungsverweigerung vom Arzt in aller Regel als unqualifizierter Widerstand und Misstrauensantrag des Patienten gegen das medizinisch-wissenschaftliche Glaubenssystem gedeutet wurde und nicht als ernsthaftes Aufblitzen von Personalität, Würde und Autonomie. Gerade bei Transplantatempfängern war eine nahezu religiöse Bindung an die charismatische Rolle des Arztes als eines gottähnlichen Lebensretters zu beobachten.[10]

Um zu bestimmen, warum dieses Buch allerdings *sicher nicht* geschrieben wurde, bringe ich eine Episode: Nachdem in einer Tageszeitung ein kritischer Artikel von mir zum Thema Hirntod erschienen war, lud mich ein Transplantationsmediziner zum Dialog. Die Begegnung verlief interessant, und irgendwann stellte er mir die Frage, ob ich auch gegen den Hirntod als Todeskriterium und die Nutzung von Hirntoten als Organlieferanten argumentiert hätte, wenn ein nahe stehender Verwandter nur durch eine Organtransplantation zu retten sei. Meine Antwort braucht nicht eigens ausgeführt zu werden. Bei der Gelegenheit soll betont werden, dass dieses Buch ganz und gar *nicht* gegen Organtransplantation auftritt. Ein kategorisches Dafür- oder Dagegensein lag nicht in meiner Absicht. Das Buch ist weder geschrieben worden, um zu polarisieren, noch mit dem Vorsatz, naturheilkundlichen Verfahren gegenüber moderner Medizintechnologie den Vorzug zu geben. Wozu es geschrieben worden ist, ist zur Anregung einer breiten öffentlichen Diskussion und zur Aufklärung über die Bedingungen, unter welchen Organentnahmen gewohnheitsmäßig vor sich gehen. Daran knüpfen sich Fragen zum Umgang mit Krankenhaus- und Pflegeheimpatienten, aber auch zum Umgang mit Angehörigen, Fragen zur beobachteten Alleinverantwortung des Arztes, Fragen zur Durchführung der Hirntoddiagnostik, Fragen zum Umgang mit Hirntoten bei Organentnahmen und Fragen zum Umgang mit dem Intensivpflegepersonal. Letzterem fällt es häufig sehr schwer, auf einen bisher gehegten und gepflegten Mitmenschen nach erfolgter Hirntoddiagnose den kalten Blick des Todes zu werfen. Das Buch wurde geschrieben, um darauf hinzuweisen, dass Spitalsärzte unter überhöhtem Erwartungsdruck stehen und die globale Anspruchshaltung gegenüber der Medizin ins schier Grenzenlose ansteigt. Spätestens mit den Möglichkeiten der Lebensverlängerung, der Gentechnologie und Transplantationstechnik ist ein Zeitalter der an Gottgläubigkeit gemahnenden Medizingläubigkeit angebrochen, was als Konsequenz die soziale Ausgrenzung von nicht behandelbaren und hoffnungslosen medizinischen Fällen hat. Vielleicht werden gerade deshalb Hirntote wie «Leichen» behandelt, weil sich in ihrer Gestalt die scharfe Grenze des derzeit Machbaren offenbart. (So erscheinen Hirntote wie ein stillschweigender Vorwurf und sind unbeabsichtigte Nebenprodukte der Intensivmedizin, die es rasch zu beseitigen oder aber zu nutzen, ins Gesamtsystem im Kampf gegen die Sterblichkeit einzubauen gilt.) Der einzige noch sinnhafte Zugriff auf Hirntote setzte voraus, sie nicht als Abbilder Gottes anzuerkennen, sondern in Leichen umzuwandeln, um ungehindert an ihre Organe zu kommen.

3

In einem im Januar 2002 mit dem Sozialpsychiater Klaus Dörner in Hamburg geführten Gespräch war dieser so treffende Begriff der *extremen Seinsweise* erstmals gefallen. Dörner meinte, es gehe um den Blickwinkel, aus dem wir auf einen Hirntoten, Dementen oder Wachkomatösen schauen. Die Situation unseres Gegenübers mache erforderlich, sich seiner extremen Seinsweise anzupassen und sich entsprechend zu verhalten. Es liegt bei uns, für die notwendigen Voraussetzungen zu einer zwischenmenschlichen Begegnung mit Angehörigen extremer Seinsweisen zu sorgen. In einem Abschnitt des Buches wird von Erfahrungen auf einer geriatrischen Langzeitpflegestation berichtet, wo Apalliker waren, die als *Teilhirntote, Großhirntote* und im Volksmund als *Wachkomatöse* bezeichnet werden. In der Reflexion menschlicher Verhaltensweisen im Umgang mit Hirntoten (Kapitel IV), Wachkomatösen und Dementen (Kapitel III), Transplantatempfängern (Kapitel II) und Patienten einer medizinischen Klinik, die sich einer invasiven

Untersuchungsmethode unterzogen (Kapitel I), war auffallend, dass im Umgang mit ihnen meine Gefühle zwischen Ohnmacht, Ratlosigkeit, Bestürzung, Trauer und Impulsen zu Überfürsorglichkeit oszillierten.

Aber wie kann man Menschen begegnen, von denen man nicht weiß, ob sie überhaupt empfindungsfähig sind, bzw. von denen man annehmen kann, dass sie es nicht sind, zumindest nicht im hinlänglich bekannten Sinn von Empfindsamkeit? «Gefordert», sagt Strasser, «ist eine Fürsorgekultur auf der Basis unaggressiver Distanzwahrung. Und diese Forderung wird in Zukunft noch an Bedeutung gewinnen.»[11]

Angenommen, jemand ist in seiner Wahrnehmung gestört und erlebt die Welt solipsistisch. Alle anderen Menschen gehen scheinbar nur von ihm aus, alles hängt nur von ihm ab und ist auf ihn zurückzuführen, er erlebt sich als verantwortlich für alles, und die Welt ist von ihm durchdrungen, alle Menschen entstehen durch ihn und hören durch ihn wieder auf zu existieren. Nur ein solch radikaler Standpunkt könnte die Hirntoddefinition als allgemein gültige Todesdefinition rechtfertigen. Sobald aber irgendein Mitmensch Zweifel daran hat, dass das Hirntodkriterium zutrifft, und sobald er ein vom Solipsisten unabhängig existierendes Individuum ist, ist er unabhängig von dem, was dieser von ihm wahrnimmt. Demnach sollte das bloß physikalische Dasein eines Menschen schon ausreichend sein, um für ihn den Anspruch auf Schutzwürdigkeit geltend zu machen, bis dieser Mensch, wie eine Pflegeperson dieser Studie treffend anmerkte, *den letzten Schnaufer macht.*

Es geht hier also nicht um bioethische Parameter wie «Empfindsamkeit» und «Leidensfähigkeit» oder um die häufig gestellten Fragen, ob Hirntote oder Apalliker überhaupt noch empfindungsfähig sind und ob uns das medizinische Wissen um den unumkehrbaren Stammhirnausfall des Hirntoten nicht aller Verantwortung für ihn entbindet. Es geht vielmehr darum, *wie* wir dem Hirntoten trotz unserer Ohnmacht, unserem Ekel, unserer Hilflosigkeit und womöglich unserer Enttäuschung über die Grenzen des Menschenmöglichen *dennoch* begegnen. Es mag Menschen geben, die uns zu einer aggressiven Übernähe oder zu emotionaler Kälte reizen, die uns ängstigen, nerven, überfordern, quälen. Strasser verweist auf die gute Nähe John Bayleys zur alzheimerkranken Philosophin und Schriftstellerin Iris Murdoch[12], der seine Wahrnehmung der neuen Seinsweise seiner Frau anpasste:

> *[...] Für die Realität menschlicher Beziehungen ist es ganz und gar nicht nebensächlich, wie man sich im Blick des jeweils anderen widergespiegelt findet. Es ist im Gegenteil so, dass hier der Blick, zumal der wechselseitige, ein maßgeblicher Teil der Wirklichkeit ist. Die zwischenmenschliche Beziehung ist nicht bloß eine Ansammlung von «Fakten», sondern von koventionell geformten und dabei persönlich gefärbten Sichtweisen, die erst bestimmen, was als Faktum gelten darf und was nicht.*[13]

Was finden wir noch in Dementen, Wachkomatösen und Hirntoten? Welchen Zugang erlauben sie uns? Sie sind ja *immer noch da*. Selbst ein Hirntoter, dessen Hirn sich zur schwammigen Masse zersetzt, rührt noch an unseren Gefühlen. So kann es nur ein Akt der Verrohung und moralischen Selbstverstümmelung sein, der Wahrnehmung Gewalt anzutun und sich einzureden, das sei nun kein Mensch mehr, auch wenn ein Mensch im wahrsten Sinn des Wortes *vorliegt* (nämlich: vor uns im Bett liegt).

Zur Verdeutlichung der extremen Gefühlsverwirrung, in die uns Angehörige extremer Seinsweisen versetzen können, sei erwähnt, was eine Neurologin über das Endstadiums eines Hirntoten sagt. Die Ärztin schickte voraus, *es* sich bewußt einmal angeschaut zu haben, um zu wissen, wie *es* sei. Im Vorfeld der Schilderung riet sie davon ab, Verwandten hirntoter Patienten ein solches «Schauspiel» zuzumuten, weil es einen falschen Eindruck erwecke. Zwar würden dem Hirntoten in aller Regel muskelentspannende Mittel verabreicht, wenn er im Beisein von Angehörigen von der Beatmungsmaschine abgehängt werde, räumte sie ein, gab aber zu verstehen, dass es *erstaunlich lang* gedauert habe, bis der Hirntote *wirklich tot* gewesen sei. Und sie gebrauchte zur Wiedergabe dessen, was sich innerhalb von dreißig Minuten vor ihren Augen in einer Koje der neurochirurgischen Intensivstation abgespielt hatte, ein Wort. In Vorahnung dessen, was die Bekanntgabe des Phänomens Hirntod in seinen wahren Ausformungen bedeuten würde, gestand sie, dass es *nach Mord* ausgesehen habe. Angehörige, die das mitansehen müssten, würden zu Recht den Eindruck gewinnen, der Arzt habe den ja noch vital wirkenden Patienten getötet. Demnach ist der Hirntod eine Umkehrung dessen, was wir von einem irreversibel komatösen Patienten wahrnehmen. Ganz gleichgültig, ob einer hirntot ist oder nicht; was wir vor uns haben, ist ein Mitmensch, ein Du, das noch nicht vergangen ist, ein Abbild Gottes, das betroffen macht und dessen Dasein durch uns selbst unbestritten ist.

Die Problematik, sich von einem hirntoten Mitmenschen emotional loszureißen und Angehörigen des Hirntoten dessen Schicksal als Organspender zu verschweigen, sie im Zweifelsfall zu Gunsten eines künftigen Organempfängers zu belügen, gehört zum alltäglichen Geschäft vieler Intensivmediziner. Es hat mich veranlasst, mich näher damit auseinander zu setzen, ohne mir anzumaßen, es unter den herrschenden Bedingungen besser zu wissen als jene, die unter dem grenzenlosen Erwartungsdruck der Gesellschaft stehen.

4

In der dreijährigen Vorlaufzeit des sich nach ersten Besuchen bei Prof. Maier und dem Symposium «Personsein aus bioethischer Sicht» formierenden Forschungsprojektes «Personen und das Problem des Paternalismus im Kontext von Intensiv- und Transplantationsmedizin», das zunächst auf Wachkomatöse und Demente fokussierte und schließlich auf Patienten medizinischer

Institutionen erweitert wurde, stieß ich wiederholt auf das Problem des «medizinischen Paternalismus».

Der Begriff *Paternalismus* geht auf den lateinischen Begriff *pater* zurück und betrifft ursprünglich die Behandlung Erwachsener, welche an die Behandlung von Kindern durch einen auf das kindliche Wohlergehen bedachten Vater erinnert.[14] Tom L. Beauchamp und James F. Childress setzen den historischen Ursprung des Begriffs in die Epoche Immanuel Kants. Kant brachte bereits seine Sorge hinsichtlich freiheitsbeschränkender Regierungsformen zum Ausdruck, dachte allerdings noch nicht an die Möglichkeit, dass ein «parentales» Modell wohlmeinender Eingriffe in die Freiheit des Einzelnen «paternalistisch» genannt werden könnte. Auch John Stuart Mill berücksichtigte in seiner Paternalismuskritik noch nicht, dass Paternalismus ebenso gut Eingriffe in die Freiheit von Individuen umfassen kann, die über keine oder nur über eine stark herabgesetzte Autonomie verfügen. Deshalb gelingt kaum eine Abgrenzung von Mills antipaternalistischer Position und dem von John Feinberg eingeführten «schwachen Paternalismus».

> *Der Wissensvorsprung, den der Paternalist gegenüber der anderen Partei zu haben beansprucht, ist ein Merkmal, das paternalistisches Verhalten in alltäglichen Situationen von nicht-paternalistischem zu unterscheiden und abzugrenzen hilft.*[15]

Aus der medizinischen Praxis ist bekannt, dass ein Minimum an Paternalisierung bereits aus dem Patientenstatus folgt. Patienten der Psychiatrie und Intensivmedizin, aber auch Patienten einer allgemeinmedizinischen Institution finden sich in unterschiedlichen Regressionsstufen[16], weshalb in diesem Buch auf das Problem des Paternalismus besonderes Augenmerk gelegt wurde.

Auf die von Feinberg eingeführte Unterscheidung zwischen schwachem/weichem und starkem/hartem Paternalismus wird im Folgenden immer wieder zurückgegriffen. Unter Letzterem ist der bewusste Eingriff des Paternalisten in die Autonomie eines

Menschen auch gegen seinen Willen und zu seinem Vorteil zu verstehen, selbst wenn es sich um eine selbstbestimmungsfähige rationale Person handelt. Ein Beispiel dafür wäre, jemanden, der sich aus dem Fenster stürzen möchte, gewaltsam daran zu hindern, weil er betrunken ist und es ihm später leid tun würde, wogegen schwacher/weicher Paternalismus sich gegen in ihrer Selbstbestimmungsfähigkeit aktuell oder dauerhaft eingeschränkte Personen wendet, wie Altersdemente, schwer Betrunkene, Komatöse et cetera. Wachkomatöse und Hirntote können nach diesem Konzept nicht paternalisiert werden: Sowohl für starken als auch schwachen Paternalismus wird ein Mindestmaß an Autonomie vorausgesetzt

Ein beliebtes Beispiel für die Problematik des Paternalismus wäre der Notfallpatient, der als Zeuge Jehovas den Arzt vor die Entscheidung stellt, ihm gegen seine Überzeugung eine lebensrettende Bluttransfusion zu verabreichen oder seinen Glauben zu respektieren, sich durch Verweigerung von Fremdblut das Himmelreich zu sichern. Eine ebenso häufig gestellte Frage im bioethischen Paternalismusdiskurs ist die Frage nach dem autonomen Suizid: Darf oder muss ich paternalistisch eingreifen, wenn sich jemand, scheinbar rational handelnd, selbstgefährdend verhält?

Bei den Beobachtungen auf klinischen Stationen hat sich ein anderes Bild ärztlichen Verhaltens präsentiert, als es die Paternalismusbeispiele in der bioethischen Literatur vorgeben. Was allem Anschein nach dem Wohle des Patienten dient und vom Arzt «paternalistisch» genannt wird, erweist sich bei näherem Hinsehen häufig als *Pseudopaternalismus*. Als oberster Indikator für paternalistisches Handeln und Unterlassen gilt noch immer der Umstand, dass der Paternalist *im Interesse und zum Besten der paternalisierten Partei* handelt oder etwas unterlässt, was in den meisten der beobachteten Fälle nicht nachweisbar war. Der Arzt hatte sich in vielen Fällen nicht intentional auf den individuellen Patienten gerichtet und handelte nicht primär in dessen Interesse, sondern konzentrierte sich auf einen möglichst reibungslosen Untersuchungsablauf (die optimale Erfolgsquote).[17]

Im institutionalisierten Verhältnis von Arzt und Patient fand sich häufig ein als kindlich-hätschelnder oder emotionslos-sachlicher Umgang des Arztes mit dem Patienten getarnter Pseudopaternalismus[18] und eine damit korrespondierende verstärkte Regressionsbereitschaft des verunsicherten und für ihn undurchsichtigen medizinischen Maßnahmen unterworfenen Patienten. Ein beträchtlicher Autonomieverlust war aber nicht bloß auf Seiten des Patienten zu verzeichnen, sondern betraf ebenso den zwischenmenschlich enthaltsamen Arzt. Vereinfacht gesagt, musste es dem Arzt hauptsächlich darum gehen, ein gewisses Patientenkontingent im Lauf einer begrenzten Zeit, z. B. eines Vormittags, bestimmten institutionell vorgesehenen Versorgungs-, Untersuchungs- und Behandlungsritualen zu unterziehen, wobei es kaum je zu einer mitmenschlichen Kontaktaufnahme kommen konnte, was hauptsächlich auf die Rahmenbedingungen, eine hohe Patientenfluktuation, den Zeit- und Leistungsdruck sowie Mehrfachbelastungen von Arzt und Pflegepersonal zurückzuführen war. Wenn der Arzt den Patienten als Person nicht wahrnimmt, ist es aber ausgeschlossen, ihm gegenüber paternalistisch zu wirken.

Es mag an einer von Prof. Maier erwähnten Berührungsangst und *Scheu vor der Wahrheit* liegen, die eine Gruppe von Moraltheologen unmittelbar nach dem Betreten der Intensivstation angesichts des ersten intubierten Patienten auf dem Absatz kehrt machen ließ – was in Prof. Maier, der den Mitgliedern einer Ethikkommission Einblick in die realen Verhältnisse geben wollte, Wut und Enttäuschung hervorrief. Nun schien es mir gerade *wegen* dieser auch bei mir selbst bemerkten Berührungsangst fast unumgänglich, mich dem Alltag auf einer Intensivstation zu stellen.

5

Zusammenfassend können wir festhalten: Viele Ärzte wenden Strategien an, die nach außen paternalistisch gerechtfertigt werden, weil sie angeblich im Interesse und zum Besten des Patienten sind, dabei aber wesentlich der professionellen Distanz des Arztes und der Verfolgung von Interessen hinter der medizinischen Praxis (ökonomischen, institutionellen, ideologischen, persönlichen Interessen) dienen. Eine zunehmende Verdinglichung, die Objektrolle des Patienten und die institutionelle Funktionalisierung des Arztes lassen sich daraus ableiten.

Demgegenüber gibt es Ideen, wonach der Patient, so weit er autonom ist, in keinem Abhängigkeitsverhältnis zum Arzt steht und vollkommen eigenverantwortlich handeln soll. Auch dieses Modell ist für die medizinische Praxis untauglich, da ein vollständig von Verantwortlichkeit gesäubertes Arzt-Patient-Verhältnis den Patienten in eine Zone der Verlassenheit abdrängt und den Arzt zum beziehungslosen Dienstleistungsbringer herabstuft, worauf schon Dörner hinweist.[19]

Gut in Erinnerung ist mir die Bemerkung eines Intensivmediziners, der auf die Frage nach seinem persönlichen Bezug zu komatösen Patienten erklärte, kaum je mit ihnen in Berührung zu sein und überwiegend vom Schreibtisch seines Dienstzimmers aus via Monitor mit den physiologischen *Werten* des Patienten zu korrespondieren, quasi nur «in Ausnahmefällen ans Bett des Patienten zu müssen». Auf die Notwendigkeit, sich ans Bett des Patienten zu begeben, bezieht sich dagegen der Mediziner und Philosoph Karl Hermann Spitzy in seinem Artikel «Dialogische Ethik in Klinik und Praxis», wenn er meint, *die Ethik beginne in der Klinik und ende am Krankenbett.*[20] Ein hauptsächlich via Monitor abgewickeltes Arzt-Patient-Verhältnis kann bloß ein radikales Beispiel für die beidseitige Entmenschlichung und Depersonalisierung, sowohl des Arztes als auch des Patienten, in institutionalisierten medizinischen Kontexten sein. Andererseits spricht auch einiges dafür, als Arzt nicht zu oft an den Patienten heranzutreten, da eine *gute Distanz* eine wertfreiere und effizientere Behandlung ermöglicht.

Dieses Buch wurde nicht zuletzt geschrieben, um zur Verbesserung des Verhältnisses von Arzt und Patient im Krankenhaus beizutragen. Es soll daran erinnert werden, dass wir es im Fall eines Hirntoddiagnostikers und eines Hirntoten immer noch mit zwei Menschen und immer noch mit einer zwischenmenschlichen Beziehung zu tun haben. Der Arzt, der die Reflexe des Hirntoten prüft und ihm dazu in die Fußsohle sticht und das Fehlen eines Würgereflexes nach Berührung des Gaumens mit einem Spatel als Erhärtung des Hirntodverdachtes deutet, sollte auch jetzt noch den Mut zur Begegnung haben, statt sich gegen das Dasein des anderen zu verschließen, ihn zum Toten zu ernennen und moralisch zu entwerten. So lange der Arzt jemanden vor sich hat, den er anfassen und fühlen kann und der ihn rührt, bleibt der Patient ein Mitmensch, ein lebendiges Du.

Die Umkehr zu mehr menschlicher Wärme und Offenheit mag beschwerlich sein, die Wiederaufnahme des Gesprächs und des zwischenmenschlichen Kontaktes in einem von Maschinen dominierten institutionellen Kontext, der beziehungsethisch ausgebrannt scheint, muten beinahe wie naive Visionen an. Doch schon das Aufzeigen einer solchen Möglichkeit mag für uns alle sinnvoll sein.

(Aus Gründen des Personenschutzes wurden die in der Studie aufscheinenden medizinischen Institutionen und ihre Patienten, Mitarbeiter und Patientenangehörigen anonymisiert. Alle Quellen von Zitaten sind in der Bibliographie angeführt, mit Ausnahme jener, die anonymisiert wurden.)

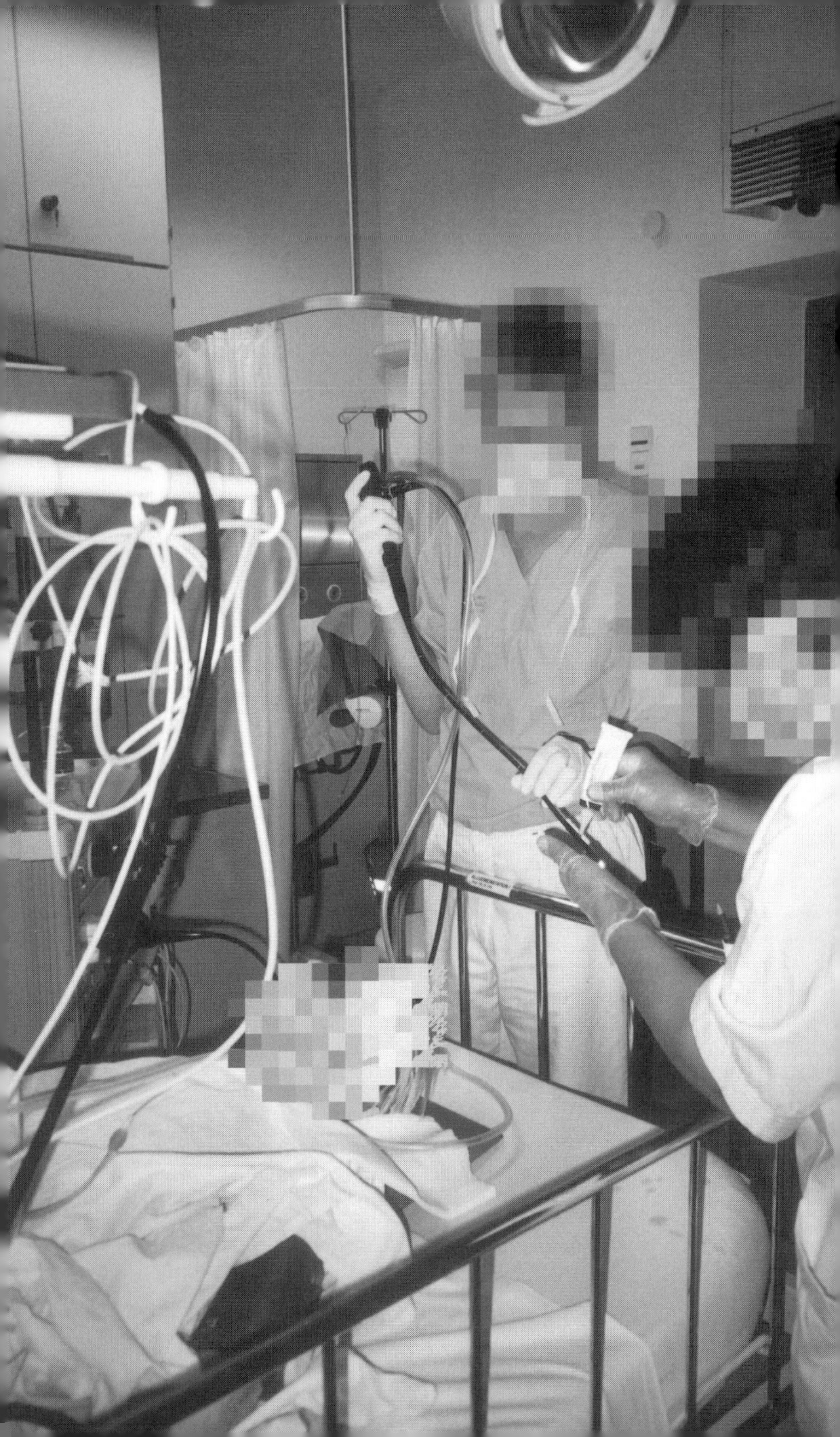

Liebe ist die Verantwortung eines Ich
für ein Du.

(Martin Buber)

Kapitel I

Zwischen Autonomie und Regression

Teilnehmende Beobachtung bei Fiberbronchoskopien

Spitzys Forderung folgend, sich zur Diskussion ethischer Belange ans Krankenbett zu begeben, nähern wir uns im ersten Kapitel anhand konkreter klinischer Fallgeschichten dem Problem des Paternalismus und der Frage der Vermeidung zwischenmenschlicher Nähe in medizinischen Institutionen. In Form von *teilnehmender Beobachtung* wurden über einen Zeitraum von zwei Monaten Patienten, die sich einem endoskopischen Eingriff unterzogen, während der medizinischen Maßnahme begleitet und die Verhaltensweisen und Dialoge der Beteiligten – des Arztes, der Schwester, des Patienten – schriftlich dokumentiert. Es soll vor allem auf die *Atmosphäre der zwischenmenschlichen Entfremdung und Verdinglichung*, die sich zwischen Arzt, Schwester und Patient auftat, hingewiesen werden. Jäh flackerten *Momente zwischenmenschlicher Begegnung* auf; sie wurden jedoch von Arzt und Schwester beinah schamhaft abgewehrt und gingen überwiegend vom Patienten aus.

Zur Einführung in das Problem des Paternalismus wurde bewusst ein medizinisches Untersuchungsverfahren ausgewählt, von dem Menschen betroffen sind, die als autonome Personen und Entscheidungsträger gelten und dies mit ihrer Einverständniserklärung in die Behandlung unmittelbar vorher deklarierten. Es handelt sich um eine invasive, d. h. die Körpergrenzen überwindende und die Autonomie des Patienten verletzende Maßnahme aus dem Untersuchungsangebot einer pulmologischen Ambulanz. Gezeigt werden soll, dass sich das Problem des Paternalismus in der Medizin auch oder gerade im klinischen Alltag und gegenüber selbstbestimmungsfähigen (substanziell autonomen) Personen ergibt und nicht nur bei in der Autonomie eingeschränkten unautonomen Patienten, z. B. Patienten der Psychiatrie und Intensivmedizin. Das erhärtet den bereits geäußerten Verdacht, dass ein bestimmtes Maß an Paternalisierung bereits aus dem Patientenstatus folge.[21] Auch dem Status des Patientenangehörigen wohnt eo ipso ein gewisses Maß an Regression und Paternalisierung inne.

Der Hinweis auf die Verknüpfung von Rechten und Interessen mit Personalität und Menschenwürde soll zur Einleitung einer Reihe von Fallbeispielen dienen, bei welchen es um Menschen geht, die sich einer Fiberbronchoskopie unterziehen und dabei sämtlicher Fähigkeiten, die nach utilitaristischer Auffassung Personen konstituieren, der Fähigkeit zu Autonomie, Selbst- und Zukunftsbewusstsein, zum Interesse an einer Fortsetzung des Lebens, der Fähigkeit zum Pläneschmieden[22], für die Dauer des Eingriffs sukzessive verlustig gehen.[23] Im Folgenden werden Beobachtungen im Endoskopieraum einer medizinischen Klinik geschildert. Die ersten Fälle wurden im Laufe eines Vormittags beobachtet. Dabei ist anzumerken, dass ich die ersten Fallbeschreibungen unmittelbar darauf in Prof. Brenners Büro an seinem Computer erstellte. Die Schilderung dieser drei Patienten stand unter dem Eindruck des Erstkontaktes mit einem invasiven medizinischen Verfahren und den daran beteiligten Personen (Arzt, Schwester, Patient, Sanitätsgehilfen). Sieben Wochen später wurden an zwei aufeinander folgenden Vormittagen weitere Fälle beobachtet, von denen in diesem Buch eine Auswahl gebracht wird. In der Zwischenzeit hatte sich der erste Schrecken gelegt. Ich hatte mich durch den kontinuierlichen Diskurs mit Prof. Brenner den Untersuchungsbedingungen mental etwas angenähert. Ab Fallbeispiel 4 fühlte ich mich bereits «routiniert», während ich mich zuvor stark verunsichert und emotional überwältigt gefühlt hatte. Prof. Brenners Position erschien mir im Lauf der Zeit auch immer weniger souverän und allmächtig.

Bei der Beurteilung, ob und inwieweit in den Fallstudien ein paternalistisches Verhalten des Arztes vorliegt, handelt es sich um einen hermeneutischen Prozess, bei dem die je eigene Beziehung und das persönliche Dafürhalten der Beobachterin gegenüber der in Frage stehenden Situation mit zu berücksichtigen sind.

Dennoch war ich auch hier um Objektivität und «teilnehmende Gerechtigkeit» bemüht. Die Interaktionen und Dialoge zwischen Arzt, Schwester und Patient sind authentisch wiedergegeben; es ist nichts hinzugefügt oder weggelassen worden. Um die Authentizität der Sprechakte zu gewährleisten, sind die situativen Bedingungen, Atmosphäre, Stimmung und der gesamte räumlich-personale Kontext der medizinischen Untersuchungen in die Schilderung eingeflossen. Dabei wurden meine subjektiven Anteile durch meine spezielle Haltung so gering wie möglich gehalten. Es ist die Haltung einer «teilnehmenden Beobachterin», die empathisch gegenüber allen Beteiligten (Arzt, Patient, Schwester, Sanitätsgehilfen) und offen für alles, was kommt, die Geschehnisse aufmerksam verfolgt, noch ohne sie vorweg einer moralischen Bewertung zu unterziehen.

1. Fiberbronchoskopie: Begriffsbestimmung

Bei einer *Fiberbronchoskopie* handelt sich um das Einführen einer Videosonde durch Nase oder Mund in die Luftröhre und weiter bis in die tiefen Atemwege. Damit verbunden sind optional das

Absaugen von Schleim, die Entnahme von Schleim- und Gewebsproben (Biopsie) mit einer feinen Zange sowie die Durchführung von Lavagen (Spülungen). Dazu wird der Patient intravenös mit Dormicum sediert, in aller Regel aber nicht narkotisiert. Er befindet sich in liegender Position und wird an den Extremitäten durch Klettverschlussbänder fixiert.

Auszug aus dem «Aufklärungsbogen der pulmologischen Ambulanz«, mit dem der Patient über die verschiedenen Arten von Bronchoskopien informiert wird, ehe er auf der letzten Seite sein schriftliches Einverständnis erteilen soll:

Spiegelung von Luftröhre und Bronchien (Bronchoskopie). Es gibt zwei Arten von Bronchoskopen. Das starre Bronchoskop, ein Rohr von etwa 6 bis 8 mm Durchmesser, wird durch Mund und Kehlkopf in die Luftröhre und die Bronchien eingeführt.
Das dünne, biegsame Bronchoskop (Endoskop) kann durch den Mund oder die Nase eingeführt werden; mit ihm gelangt man auch in die kleineren Bronchien.
Die Spiegelung mit dem biegsamen Bronchoskop wird in aller Regel in örtlicher Betäubung – nur in Ausnahmefällen in Narkose – durchgeführt. Der endoskopische Befund kann mit einer Videokamera aufgezeichnet werden.[24]

Unter der Rubrik «Welche Komplikationen können auftreten?» sind folgende Risiken erwähnt:

Verletzungen des Kehlkopfs und eine Durchstoßung (Perforation) der Luftröhre oder der Bronchien sind sehr selten [...]. Blutergüsse im Rachen oder an der Zunge bilden sich in aller Regel von selbst zurück. [...] Vorübergehende Schluckbeschwerden, Heiserkeit, Zahnschädigung, Stimmstörungen, Atemnot, Herz-Kreislauf-Reaktionen, schwerwiegende Unverträglichkeitserscheinungen auf das Betäubungsmittel, Blutvergiftung (Sepsis), stärkere Blutungen, die in der Regel durch die örtliche Gabe eines blutstillenden Medikamentes beherrschbar sind.[25]

Arzt und Schwester sprechen zum Patienten, der noch kurze Zeit vorher als *autonomer Entscheidungsträger* die Einverständniserklärung zum Eingriff unterschrieb, ab dem Beginn der Untersuchung und faktisch mit seinem Erscheinen im *Eingriffsraum* in einer über weite Strecken besänftigenden (angstreduzierenden), manchmal auch mahnenden (instruierenden) Kindersprache.

Der Eingriffsraum ist länglich und rechteckig und hat eine automatische Schiebetür. Das Ambiente wirkt funktionell, unpersönlich und durch die Anwesenheit von roboterhaften Apparaten, Röntgenschirmen, EKG-, Blutdruck-Überwachung, Videomonitoren, Schläuchen, Lampen, Kabeln hochtechnologisch. Die Geräte und Apparaturen sind teils über und teils um den in Raummitte zentrierten Untersuchungstisch angeordnet. Sie sind den meisten Patienten in ihrer Funktion unbekannt. Der Umgang des Arztes mit dem Patienten wirkt sachlich, klar und direkt. Die hierarchische Vorrangstellung des Arztes ist schon durch seinen Wissensvorsprung und seine Kompetenz in der Handhabung der technischen Geräte gegeben. Die meisten Patienten sind ängstlich erregt und befangen. Die bei den ersten drei Fällen assistierende Schwester Brigitte ist gegen fünfzig und verkörpert etwas Mütterliches und Beschützendes. Sie tritt mit dem Patienten noch vor dem Arzt in Kontakt, reicht ihm nicht die Hand, aber ein steriles Hemd, nimmt gegebenenfalls seine Zahnprothese entgegen und platziert EKG-Elektroden auf seinem Körper. Trotz ihrer technischen Sprache, die sich vor jedem Eingriff stereotyp wiederholt – «Haben Sie eine Zahnprothese? Die müssen Sie mir geben»; «So, jetzt verkabeln wir Sie ein bisschen!»; «Schön entspannen!» –, scheint die Schwester dem Patienten deutlich näher und an seinem Schicksal beteiligter als der Arzt, der zunächst wie ein anonymer Handlanger der um ihn versammelten Apparate, stark depersonalisiert, roboterhaft und schemenhaft wirkt. Anfangs erscheint der Arzt noch unbeteiligt und ist, vom Geschehen abgewandt, mit der Durchsicht von

Röntgenbildern und Befunden aus der Krankengeschichte des Patienten beschäftigt. Auffällig ist, dass Prof. Brenner sich in der Folge keinem Patienten namentlich vorstellt und auf den zu diesem Zeitpunkt sitzenden oder liegenden Patienten hinunterspricht. Prof. Brenner spricht hastig, wenn er kurz die bevorstehenden Schritte erklärt, und zieht sich sogleich vom Patienten zurück. Er begibt sich wieder an das Pult mit der Krankengeschichte. Gelegentlich stellt er, bezogen auf die Anamnese, über seine Schulter hinweg eine Frage oder umkreist den Patienten, wenn sich – zum Beispiel wegen eines noch ausständigen Laborberichtes – eine Wartezeit ergibt. Dann ist es möglich, dass der Arzt, gleichsam um die Zeit zu überbrücken, flüchtig Kontakt mit dem Patienten aufnimmt, ihm gut zuredet, über die Wange streicht, die Sauerstoffsonde in dessen Nase platziert, was sonst Sache der Schwester ist.

Fall 1

Josef Richter, 52 Jahre, Sedierung: 10 mg Dormicum
Herr Richter war früher starker Raucher. Er ist in der Grundstimmung ängstlich, aber sehr um Disziplin bemüht.

Eine Intubation rechts nasal mit dem Videobronchoskop wird durchgeführt, d. h. ein Eingriff mit einem biegsamen Videobronchoskop durch die Nase.

Herr Richter liegt auf dem Untersuchungstisch, der per Pedalfunktion in der Höhe verstellbar ist. Seine Arme und Beine sind durch Klettverschlussbänder fixiert, um ausfahrende Bewegungen zu verhindern. In seiner Armbeuge liegt eine permanente Venenleitung, um ihm das sedierende Mittel Dormicum und allfällige andere Präparate zu verabreichen. Permanente Herz-Kreislauf-Überwachung unmittelbar vor, während und nach der Untersuchung bedingt weitere «Verkabelungen» (Jargon der Schwester). Herr Richter ist in ängstlich-banger Erwartung. Prof. Brenner erklärt dem Patienten, dessen schriftliche Einverständniserklärung zur Bronchoskopie vorliegt, im Telegrammstil das Procedere. Herr Richter wirkt durch das Angegurtet-, Ausgeliefert-, schließlich Betäubtsein stark regressiv. Er hustet, röchelt, schnarcht, quietscht während und nach dem Eingriff. Der Tonfall von Schwester und Arzt ist die meiste Zeit beruhigend wie gegenüber einem Kind.

Nach dem Ende der Untersuchung und Herrn Richters Erwachen folgen eine große Erleichterung und Dankbarkeit des Patienten gegenüber dem Arzt. Prof. Brenner spricht noch während der Dankesbezeugungen des Patienten, nach dem Eingriff rasch und monoton flüsternd in ein Diktaphon. Er sitzt dabei von Herrn Richter abgewandt an seinem Pult:

Prämedikation: 1 Ampulle Atropin intravenös, 10 mg Dormicum fraktioniert
i. v., topisch inhalative Lokalanästhesie
Verlauf des Eingriffs: hypotone Kreislaufregulation
Diagnostik: aus dem Mittel- und UL-Bereich der rechten Lunge werden 10 Katheterbürstenabstriche entnommen, anschließend selektive bronchoalveoläre Lavage des ML
Makroskopischer Befund
Probenmaterial
Unkomplizierter Untersuchungsverlauf

Fall 2
Anita Schuster, 33 Jahre, Non-Hodkin-Syndrom

Die Patientin ist vor dem Eingriff ängstlich und weinerlich. Schwester Brigitte rät ihr dazu, «sich auszuweinen». Frau Schuster hustet und schnupft heftig und ist in hohem Maß angespannt. Nach der sedierenden Medikation scheint sie sich ein wenig zu lockern. Mit einer kleinen Zange werden bei ihr Biopsien (Gewebeproben) entnommen. Prof. Brenner gibt vor jeder Gewebsentnahme jedes Mal das Kommando «Zu!» an die Schwester, worauf diese eine

Minizange schließt, um Bronchialgewebe zu gewinnen. Das Geschehen wird über den Röntgenschirm überwacht. Während der Biopsie kommt es auf dem Videoscreen zu sichtbaren Blutungen. Zwischendurch ist der Bildschirm völlig von Blut bedeckt. Frau Schuster gibt während der Bronchoskopie tiefe Brummtöne von sich, ihr Oberkörper bäumt sich wie bei einem Geburtsvorgang, so weit das die Fixierungen erlauben.

Schwester und Arzt wirken auf sie mit Bemerkungen ein, wie: «Sie sind brav!» und «Jetzt waren Sie aber tapfer, Frau Schuster!»

Nach dem Eingriff bedankt sich Frau Schuster mit kaum hörbarer Stimme. Sie wird, zusammen mit ihrem im Anschluss an die Untersuchung von Prof. Brenner diktierten und im benachbarten Schreibzimmer getippten Befund sowie dem Befund des Vorpatienten an Sanitäter übergeben. Frau Schuster ist noch immer stark sediert, wird auf ein rollendes Bett gehoben und für einen Tag zur Beobachtung stationär aufgenommen.

Fall 3

Susanne Hopf, 65 Jahre, Sedierung: 6 mg Dormicum

Frau Hopf war starke Raucherin und wirkt ängstlich und verunsichert.

Die Patientin kommt nicht von der Krankenstation, sondern aus ihrer Privatwohnung, weshalb ihr zunächst von Prof. Brenner eine intravenöse Leitung gelegt wird. Er gibt ihr zuvor die Hand und erklärt ihr komprimiert und sachlich, aber in einem auffallend ruhigen und unproblematischen Ton, was auf sie zukomme. Die Schwester fordert Frau Hopf auf, den Oberkörper freizumachen, ihre Zahnprothese herauszunehmen, und folgt ihr ein steriles Klinikhemd aus. Frau Hopf befolgt die Anweisungen und legt sich auf den Untersuchungstisch. Sie wird von der Schwester an das EKG und die Blutdrucküberwachung angeschlossen.

«Es haben noch alle anderen vor Ihnen gut hinter sich gebracht», sagt Prof. Brenner und erklärt Frau Hopf, wie auch unmittelbar vorher Frau Schuster, dass ihr ein Lokalanästhetikum in Nase und Rachen gesprüht werde. Prof. Brenner tritt neben sie und sagt: «So, jetzt kommt die Vereisung! Schön den Mund aufmachen! Und noch in die Nase! Ja, das ist unangenehm, gelt!»

Prof. Brenner teilt Frau Hopf mit, dass sie danach «eine beruhigende Spritze, aber keine Narkose» bekomme. Wie in den anderen Fällen zuvor fordert der Arzt die Patientin auf, «sich fallen zu lassen», «sich nicht dagegen zu wehren», sie könne «ruhig auch schlafen». Wie schon Frau Schuster verzieht Frau Hopf unter den Sprühstößen des Lokalanästhetikums Xylocain das Gesicht und wirft reflexartig den Kopf zur Seite. Prof. Brenner verabreicht ihr weitere Sprühstöße, um die örtliche Betäubung in Nase und Rachen zu gewährleisten.

Frau Hopf erhält 6 mg Dormicum intravenös. Die Patientin leidet an entzündlichem Gelenksrheumatismus. Es werden zehn Katheterbürstenabstriche entnommen, was auf dem Videomonitor zu verfolgen ist. Obwohl es mit routinierter Sicherheit überspielt wird, scheinen sich sowohl Schwester als auch Arzt in hochgradiger Anspannung und unter Druck zu befinden. Die Diagnose, die Prof. Brenner gleich nach dem Eingriff noch im Beisein der Patientin diktiert, lautet: «Entzündliche Schleimhautveränderungen, chronische Bronchitis, gelblich-schleimige Ostien-Ausgüsse [...].»

Fall 4
Johann Höller, 83 Jahre, Sedierung: 3 mg Dormicum
Diagnosen: akute Bronchitis, Exsikkose (Austrocknung), Marasmus senilis

Herr Höller gilt als nicht ansprechbar und hat eine PEC-Sonde. (Die Nahrung wird per Sonde durch die Bauchwand direkt in den Magen verabreicht.) Er hatte sieben Lungenentzündungen in Folge.

Prof. Brenner und ich betreten den Eingriffsraum, als Herr Höller bereits zur Untersuchung bereit liegt. Der Patient wurde von seiner

Lebensgefährtin in die Klinik gebracht. Die Lebensgefährtin steht an seinem Bett und gibt an, dass Herr Höller nicht sprechen könne. (Da Herr Höller bettlägerig ist, wird er nicht auf den Untersuchungstisch gelegt, sondern im Krankenbett belassen.) Herr Höller wirkt greisenhaft; er ist mager und hohlwangig. Sein Blick wandert unruhig über die ringsum stehenden Apparate und Monitore.

Prof. Brenner begrüßt den Patienten: «So, grüß Gott, Herr Höller! Werden wir Sie ein bissl anschauen, gelt?»

Die stark verschleimten Atemwege von Herrn Höller sollen abgesaugt und Schleimproben entnommen werden. Biopsien sind nicht vorgesehen, weshalb während der Bronchoskopie keine Röntgenschürzen umgelegt werden müssen. Steriler Mundschutz und Latexhandschuhe sind für die Untersuchung von Herrn Höller ausreichend.

Prof. Brenner bittet die Lebensgefährtin hinaus, die ursprünglich bei Herrn Höller bleiben wollte. Sie wirkt verunsichert, als sie erfährt, dass sie Herrn Höller anschließend gleich nachhause mitnehmen soll. Sie hätte ihn offenbar gern etwas länger in stationärer Obhut gewusst.

Nachdem sie hinausgegangen ist, legt Prof. Brenner bei Herrn Höller eine permanente intravenöse Leitung. Er kommentiert es, auf einem Schemel am Krankenbett sitzend, Herrn Höllers mageren Arm auf Venen abtastend, an den Patienten gerichtet mit den Worten: «So, jetzt legen wir nur kurz eine Sonde, gelt, nur für die Untersuchung ...» Prof. Brenner knipst dazu ein großes OP-Licht an und richtet es über dem in einer Halteschiene befindlichen Arm von Herrn Höller ein.

Prof. Brenner sagt: «Dann schauen wir einmal, ob Sie Venen haben.»

Herr Höller kann sich nicht verständlich machen, folgt aber der Aufforderung, den Arm zu strecken. Er röchelt laut. Beim Einsprühen von Nase und Rachen mit dem Lokalanästhetikum Xylocain hustet Herr Höller heftig, während Prof. Brenner nicht aufhört, in seinen Rachen zu sprühen. Für die Dauer der Untersuchung, die fünf

Minuten beträgt, ist auf dem Monitor des Videobronchoskops zäher weißer Schleim zu erkennen. Zumal auch die Mundhöhle Herrn Höllers stark verschleimt ist, was Prof. Brenner zunächst irrtümlich für eine Zahnprothese hält, saugen die Schwester und Prof. Brenner den Schleim nach dem Eingriff mit einem «großen Sauger» ab. Die Diagnosen sind «chronische Bronchoekstasien» (Bronchienerweiterungen) und «Pneumonie» (Lungenentzündung).

Fall 5
Reinhard Innerwinkler, 33 Jahre, Sedierung: 19 mg Dormicum
Verdacht auf Aspergillus pneumonie, Status post Chemotherapie, Neutropenie und Status febrilis

Es ist acht Uhr dreißig am dritten Beobachtungstag der zweiten Etappe. Prof. Brenner wartet bereits ungeduldig im Bronchoskopieraum, als ich erst hinzukomme. Die Stimmung ist angespannt und hektisch, da heute mehrere Bronchoskopien in Folge anstehen. Auf dem Untersuchungstisch liegt ein äußerlich gesund wirkender athletischer junger Mann. Prof. Brenner sprudelt geradezu auf den Patienten ein. Es nimmt sich wie ein Von-Mann-zu-Mann-Gespräch aus. Im Folgenden eine wörtliche Gesprächswiedergabe:

> Prof. Brenner (zu Herrn Innerwinkler, bei ihm die Sauerstoffsonde in einem Nasenloch platzierend):
> *«Ein bissl Sauerstoff kriegen Sie, dann bleiben Sie schön frisch!»*
> (Er spricht in einem Tonfall, als ob alles kein Problem wäre.)
> Prof. Brenner (zur Schwester):
> *«I weiß nicht, ob wir nicht no' a bissl Dormicum brauchen ... – Ja, einmal noch. Super.»* (Schwester Kathrin erhöht Dormicum.)
> Prof. Brenner (zu Herrn Innerwinkler):
> *«Manche nehmen das als Schlafmittel! Wir schauen bei Ihnen in die rechte Lunge hinein. Wir wollen wissen, was da für Bakterien sind.»* (Zur Schwester:) *«Wo haben wir noch Dormicum ...?»*

(Zu Herrn Innerwinkler:) «*Alles okay, Herr Innerwinkler! Schön relaxed bleiben. Wir schauen nur in die Nase.*»
Er sprüht «*Vereisung*» nach (Xylocain).
Als die Nasalintubation (das Einführen des Fiberbronchoskops durch die Nase) nicht gelingt, sagt Prof. Brenner zu dem von der Sedierung schlummernden Herrn Innerwinkler:
«*Sie kriegen einen Mundbeißring. Sie haben ziemlich enge Nasengänge. Schön draufbeißen!*» (Zur Schwester:)
«*Geben wir noch a bissl a Gel drauf.*» (Zu Herrn Innerwinkler:)
«*So, die Augen zu, Herr Innerwinkler ...*»
Das Fiberbronchoskop wird eingeführt; Herr Innerwinkler hustet, würgt und zuckt am ganzen Körper.
Prof. Brenner (zu Herrn Innerwinkler): «*Is' schon vorbei ... Schön ruhig atmen. Sie kriegen genug Luft.*»
Herr Innerwinkler ringt nach Luft, röchelt, bäumt sich unter den Klettverschlussfixierungen, hustet, würgt.
Prof. Brenner (zu Herrn Innerwinkler): «*Schön ruhig atmen! Sehr gut!*»
Schwester Kathrin (zu Herrn Innerwinkler): «*Tun S' die Augen zumachen ...*»
Prof. Brenner (zur Schwester): «*Ein Fo-to! Da des Dormicum eini ... Ziemlich verschleimt, gelt –*» (Zu Herrn Innerwinkler:)
«*Ganz ruhig ... Super machen Sie das.*»
Herr Innerwinkler hustet bellend unter dem Zugriff des Bronchoskops; er würgt.
Schwester Kathrin (zu Herrn Innerwinkler): «*Tun S' die Augen zumachen ...*»
Prof. Brenner (mitfühlend zu Herrn Innerwinkler): «*Iiie-jooo ...*»
Eine Kochsalzspülung wird gemacht, die Sedierung erhöht.
Prof. Brenner (zur Schwester): «*Mach' ma noch ein paar Bürsten*» (Katheterbürstenabstriche der Bronchialschleimhaut).
Prof. Brenner (die Bürste am Bildschirm verfolgend):
«*Geht sie raus? Super. Wir werden vielleicht noch ein paar Bürsten machen.*»

Während er mit einer Hand das Bronchoskop führt, saugt Prof. Brenner mit der anderen Hand und dem Saugschlauch Herrn Innerwinklers Schleim durch ein Nasenloch ab.
Prof. Brenner: *«Mmmh ... Schön schlafen. Sind wir gleich fertig. Schön Augen zumachen ... Wird nicht schlimmer ...»*
(Zur Schwester:) *«Dann können wir gleich mit der Lavage weitermachen.»*
Herr Innerwinkler hebt den Kopf; Prof. Brenner saugt ihm Schleim aus der Nase; Herr Innerwinkler zuckt zurück.
Prof. Brenner (zu Herrn Innerwinkler): *«A bissl dauert's noch. Sind wir gleich fertig, gelt! Wir sind fast fertig ... Bissl dauert's noch ... Schön ausstrecken, die Hand.»*
Prof. Brenner (zur Schwester, in Bezug Gewebsproben): *«Super. Auf! Zu!»*
Schwester Kathrin gibt die entnommene Probe in ein Proberöhrchen und meldet, ob es brauchbares Gewebe oder bloß Schleimhaut ist.
Schwester Kathrin (zu Prof. Brenner): *«Ja.»* (Ja bedeutet immer, dass die Biopsie brauchbar ist.)
Prof. Brenner: *«Auf. Zu. Super.»* (Zu Herrn Innerwinkler:) *«... dauert noch ungefähr fünf Minuten, dann sind Sie befreit ... Tun Sie schön die Hand unten lassen, Herr Innerwinkler ... dauert nicht mehr lang ...»* (Zur Schwester:) *«So. Auf! Zu!»* (Zu Herrn Innerwinkler, klingt drohend:) *«Nicht hinaufgreifen ...!»*
Schwester Kathrin (in Bezug auf eine Gewebsprobe): *«A bisserl noch.»*
Prof. Brenner (auf dem Bildschirm den Weg der Zange verfolgend, zur Schwester): *«Auf. Zu.»* Prof. Brenner hält mit seiner linken Hand die ausfahrende linke Hand des Patienten hinunter.
Schwester Kathrin (bezüglich des Gewebes): *«... ganz ein kleines ...»*
Prof. Brenner: *«Auf! Zu!»* (Zu Herrn Innerwinkler:) *«Schön unten lassen noch, die Hand ...! Wir sind gleich fertig.»*
(Zur Schwester:) *«Auf. Zu!»*
Prof. Brenner saugt durch Herrn Innerwinklers Nase Schleim ab.

Schwester Kathrin (auf die letzte Gewebsprobe bezogen): *«Nix. Ich weiß nicht, ob es verwendbar ist.»*
Die Prozedur mutet nach einer Qual für Herrn Innerwinkler an, der sich hustend aufbäumt und sich anschließend, wie mir Prof. Brenner versichert, an nichts mehr erinnern kann. Auf dem Videomonitor ist Blut zu sehen.
Prof. Brenner (zur Schwester): *«So. Auf. Zu!»*
Schwester Kathrin: *«Ja ...»*
Prof. Brenner (immer schneller): *«Auf! Zu!»*
(Zu Herrn Innerwinkler:) *«Nicht hinaufgreifen.»* (Bezogen auf die Biopsien, zur Schwester:) *«Haben wir genug?»*
Schwester Kathrin: *«Ja, sind genug.»*
Prof. Brenner (nach kurzem Überlegen): *«Ja, mach' ma noch eine. Vielleicht.»*
Herrn Innerwinklers Sedierung hat nachgelassen, er bäumt sich und hustet immer heftiger.
Schwester Kathrin (bezogen auf die Biopsie): *«Ja!»*
Prof. Brenner: *«So, eine letzte. Auf! Zu!»*
Schwester Kathrin: *«Ja.»*
Herr Innerwinkler hustet und schnarcht nach dem Eingriff.
Die Diagnose, die Prof. Brenner ins Diktaphon spricht, lautet: *«Nosokomiale Pneumonie & Non Hodgin Lymphom.»*
Er fragt, am Pult sitzend und diktierend, die Schwester, wie viel Sedierung insgesamt gegeben worden sei. Die Schwester sagt: *«19 mg Dormicum.»*
Prof. Brenner sagt: *«Na, ordentlich!»*
Die Schwester richtet den Patienten auf. Sie sagt zu ihm: *«Ich wische Sie jetzt ab!»*
Prof. Brenner diktiert, ohne sich um die Vorgänge im Raum zu kümmern, den Untersuchungsbericht: *«Intubatio per os, enge Nasengänge.»* Er gibt *«19 mg Dormicum»* an. Acht Transbronchialbürsten seien genommen worden, der Verlauf der Untersuchung sei unauffällig gewesen. Schwester Kathrin und Prof. Brenner räumen schweigend Laborproben weg, Prof. Brenner

diktiert den Arztbrief zu Ende. Die Sanitätsgehilfen holen den erschöpft wirkenden Herrn Innerwinkler ab, der entgeistert und fassungslos um sich blickt. Die Atmosphäre entspannt sich wie unmittelbar nach einer Schlacht oder einem Gewitter.

3. Diskussion

Ein vorhin erwähnter Hauptindikator für paternalistisches Handeln ist in den geschilderten Fallstudien 1–5 gegeben: Der Arzt hat gegenüber dem Patienten einen klaren *Wissensvorsprung,* was ihm überhaupt die Option eröffnet, paternalistisch zu agieren. Der Patient gibt alle personalen Fähigkeiten (z. B. zur Autonomie) und Rechte (z. B. das Recht auf Selbstbestimmung) für die Dauer des Eingriffs an den Arzt ab. Der Patient überantwortet sich dem Arzt und der Schwester, wobei Ersterer für das Gelingen der Untersuchung und das Wohlergehen des Patienten verantwortlich zeichnet. Schon die liegende Position des Patienten während der Bronchoskopie bedingt von vornherein dessen Verkindlichung und Unterwerfung gegenüber einer durch unbekannte Apparaturen und fremde Personen beherrschten Situation. Prof. Brenner passt seine Sprechweise und den Tonfall an die regressive Situation des Patienten an und hat laut eigenen Angaben dessen Beruhigung und psychische Stabilisierung zum Ziel, die gleichermaßen für das Wohlergehen des Patienten und für eine erfolgreiche Untersuchung unerlässlich sind. Unmittelbar vor Beginn der Fiberbronchoskopie zeigt Prof. Brenner ein Verhalten, das als «paternalistische Täuschung», «paternalistisches Verschweigen» oder «paternalistisches Bagatellisieren», insgesamt wohl am ehesten als Form von *schwachem Paternalismus,* erscheint. Prof. Brenner versichert dem ängstlichen Patienten, dass «noch jeder» eine solche Untersuchung überstanden habe, wenngleich er mir gegenüber bekannte, dass es bei rund tausend Bronchoskopien durchaus einen Todesfall geben könne. Prof. Brenner erzählte von einem Kollegen, der bei einer Biopsie ein Gefäß verletzt habe. Der Kollege habe daraufhin das Bronchoskop herausgezogen, worauf es zu einer unstillbaren Blutung gekommen sei. Die Patientin sei kurz darauf auf der Intensivstation verstorben.

Das paternalistische Agens (Prof. Brenner) täuscht den Patienten bewusst darüber hinweg, dass Komplikationen, wie sie im Aufklärungsbogen angeführt sind, vorkommen, indem er behauptet, dass «noch immer alles reibungslos verlaufen» sei, mit dem Ziel, das Vertrauen des Patienten in das folgende Procedere zu stärken. Ob es sich um «echten» Paternalismus handelt, hängt davon ab, inwieweit tatsächlich ein Fall von Autonomieverlust vorliegt, der ein dann schwach-paternalistisches Infantilisieren und Täuschen des Patienten moralisch zulässig erscheinen ließe. Der Patient hat allerdings noch kurz zuvor sein Einverständnis zur Bronchoskopie gegeben und wurde zu diesem Zeitpunkt als autonomer und entscheidungsfähiger Mensch angesehen. Was bewegt den Arzt, ihn gleich darauf wie ein Kind zu behandeln und zu täuschen?

In seiner liegenden und dem Arzt überantworteten Position macht der Patient einen hilflosen und kindlichen Eindruck, was bei Prof. Brenner verschiedene Impulse auslösen mag, zum Beispiel den Impuls, den Patienten zu verhätscheln und zu verkindlichen. Daraus folgern wir: Wäre sich der Arzt der Autonomie des Patienten auch angesichts von dessen scheinbarer «Verdinglichung» bewusst und wären ihm durch kontinuierliche supportive Begleitung, Gespräche und Rollenspiel, etwa im Rahmen von «Philosophical Counselling» (Synonym: «Philosophische Praxis»), ein regelmäßiges Innehalten und Reflexion seines Tuns möglich, könnte er dem Patienten auch unter den erschwerten Bedingungen eines invasiven Verfahrens viel eher als Mitmenschen begegnen und ihn in seinem vorübergehenden Anderssein wahrnehmen und ihm begegnen.

Im Lichte dieser Überlegungen erscheint uns das Verhalten von Prof. Brenner nicht als Form von *schwachem Paternalismus,* sondern von *Pseudopaternalismus*. Es scheint aus dem Impuls heraus zu geschehen, den Patienten auf einer *Subjekt-Objekt-Ebene* zu «handhaben», wodurch eine zwischenmenschliche Begegnung erschwert bzw. nahezu ausgeschlossen wird.

Ein Argument für Prof. Brenners Vorgangsweise könnte lauten, dass es angesichts der erforderlichen Untersuchungsverfahren nur kontraintuitiv sei, den Patienten in seinem hilflosen Zustand – an den Untersuchungstisch gefesselt, unwissend und sediert – als vollwertige Person zu betrachten. Der Arzt könne sich nicht die ganze Zeit während des Bronchoskopierens vor Augen halten, *mit wem* er es zu tun habe, und müsse schließlich den Patienten *behandeln*, d. h. seinen Organismus den Bedingungen des Eingriffs unterwerfen und den Eingriff bestmöglich durchführen. Das mag durchaus zutreffend sein. Dafür, dass es sich bei Prof. Brenners von ihm selbst als Paternalismus gedeutetem Verhalten jedoch um Pseudopaternalismus handelt, spricht die folgende Annahme: Jemand kann nicht im Interesse einer Person handeln, auf die er nicht intentional gerichtet ist und der er nicht persönlich begegnet.

Wenden wir uns zur Überprüfung dieser These nochmals dem Arzt-Patient-Verhältnis im Eingriffsraum zu: Der in der Vorbereitungsphase zur Bronchoskopie fast kollegiale Umgang Prof. Brenners mit dem Patienten täuscht über die folgende, für die Beobachterin gefährlich und fast *brutal-kämpferisch* anmutende Untersuchungsprozedur hinweg. Es sind bewusst eingesetzte wohlmeinende Strategien, um «den Patienten der Untersuchungssituation anzupassen und sich selbst die Arbeit nicht zu erschweren» (Zitat Prof. Brenner). Dem Patienten im Sinn der Patientenaufklärung und eines *Partnerschaftsmodells* als mündiger Person unmittelbar vor dem Eingriff eine Filmaufnahme eines fiberbronchoskopischen Eingriffs zu präsentieren, wäre auch im Kontext seiner aktuellen Verunsicherung intuitiv abzulehnen. Dennoch muss der Patient als Mensch mit Wert und Würde betrachtet werden, da sonst seine gesetzlichen Rechte als Person missachtet würden. Wir können von einem während einer Fiberbronchoskopie pragmatisch motivierten vorübergehenden *Außer-Kraft-Treten der personalen*

Rechte des Patienten sprechen. In der Untersuchungssituation gelten weder die Würde noch die Autonomie von Patient im gewohnten Sinn. Man könnte bildhaft von seiner «wie einen Anzug abgelegten» Würde sprechen, die wie seine Kleidung abgestreift wird, welche er gegen ein steriles Patientenhemd eintauscht. Nach dem Abklingen der Sedierung gewinnt der Patient allmählich seine personalen Fähigkeiten zurück. In dieser Phase wird der Patient von seinen Behandlern paternalistisch daran gehindert, durch ausfahrende Armbewegungen die zusätzliche Sauerstoffzufuhr durch die Nasensonde zu unterbrechen oder spontan vom Untersuchungstisch aufzustehen, solange er noch nicht bei Kräften ist, obwohl ihm das Liegen unangenehm ist. Das erscheint hier als einziger Fall von moralisch gerechtfertigtem «echtem» Paternalismus, denn diese Intervention verfolgt keinen anderen Zweck als das Wohlergehen des Patienten.

4. Optimaler Untersuchungserfolg versus Wohlergehen des Patienten

Wir kommen auf die *Frage der Grenzziehung* zwischen paternalistischem Verhalten und nicht-paternalistischem bzw. pseudopaternalistischem Verhalten zurück: In den Fallstudien finden sich prima facie paternalistische Verhaltensweisen, wobei Prof. Brenner nach eigenen Aussagen zunächst davon überzeugt ist, dass sein einziges Motiv die Interessen und das Wohlergehen des Patienten seien. Näher dazu befragt, nennt Prof. Brenner jedoch den optimalen Untersuchungserfolg, auf den sein Verhalten primär abstelle, und dessen sekundärer und von Prof. Brenner zweifellos erwünschter Nebeneffekt das Wohlergehen des Patienten sei.

Zur Erörterung der Grenzziehungsproblematik greifen wir drei wiederkehrende Verhaltensweisen während einer Fiberbronchoskopie heraus und fragen nach der moralischen Bewertung von Prof. Brenners Vorgehen.

A. Im Fall von Prof. Brenners infantilisierenden Umgang mit dem Patienten zu Beginn und während des Eingriffs.
B. Im Fall einer bewusst am Patienten begangenen Täuschung, wenn Prof. Brenner dem Patienten weismacht, dass es bei Bronchoskopien nie ärgere Komplikationen gebe.
C. Unmittelbar nach der Untersuchung, wenn der Patient gegen seinen Willen am Aufstehen vom Untersuchungstisch gehindert wird.

Vor dem Hintergrund unserer bisherigen Überlegungen zum Paternalismus kommen wir zu folgender Betrachtungsweise: Feinbergs starker Paternalismus würde einen Verstoß gegen die Freiheit einer autonomen Person moralisch erforderlich machen. Im Fall A. dürfte allerdings kein *starker Paternalismus* vorliegen. Dass man hier nicht von «starkem Paternalismus» sprechen kann, liegt daran, dass es sich zu Beginn der Untersuchung beim Patienten noch um eine Person handelt, die mit ihrer Unterschrift im Rahmen eines *informed consent* ihr autonomes Einverständnis zur Untersuchung gab und deren Autonomie in der Folge von Prof. Brenner allem Anschein nach nicht wahrgenommen und deren Würde durch die Verkindlichung möglicherweise verletzt wird.

In Fall B. hat der Arzt gegenüber dem Patienten, der sediert und in seiner Autonomie als aktuell defizitär einzustufen ist, prima facie gerechtfertigterweise «schwach paternalistisch» gehandelt, um dem Patienten zu dessen Vorteil die Angst vor dem bevorstehenden Eingriff zu nehmen. Allerdings bleibt offen, ob hier echter Paternalismus vorliegt, da der Arzt schließlich zu verstehen gibt, primär im Interesse des bestmöglichen Untersuchungserfolgs gehandelt zu haben und sekundär im Interesse des Patienten, womit ein zentraler Indikator für einen Fall von Paternalismus, nämlich dass die Handlung primär zum Besten der paternalisierten Partei sein müsse, nicht erfüllt wurde.

Einzig und allein bei C. scheint ein Fall von schwachem Paternalismus vorzuliegen, da ein schwer sedierter, aktuell in der

Autonomie eingeschränkter Patient in seinem Interesse, aber gegen seinen aktuellen Willen am Aufstehen vom Untersuchungstisch gehindert wird, um ihn vor Schaden zu bewahren.

Daraus können wir schließen, dass prima facie zum Besten des Patienten vorgenommene Maßnahmen und Verhaltensweisen – wie bei A. und B. – vielfach unter falschen Voraussetzungen angewendet werden und es sich daher gar nicht um «echten» *Paternalismus,* sondern vielfach um *Pseudopaternalismus* handelt.

Daraus lassen sich die eher allgemeinen Fragen ableiten:

1. Ist Paternalismus zwischen Arzt und Patient grundsätzlich moralisch erforderlich oder bietet er sich vielfach zum Missbrauch an und sollte daher im Sinn des allgemein anerkannten Autonomieprinzips vermieden werden?
2. Wie würde sich ein Arzt-Patient-Verhältnis gestalten, das nicht oder nur wenig durch paternalistisches (oder auch: pseudopaternalistisches) Verhalten des Arztes gekennzeichnet ist?
3. Wie kann zwischen einem affektflachen bzw. affektstarren Verhalten des Arztes gegenüber dem Patienten und dessen Reduktion zum Untersuchungsobjekt einerseits und einer zu starken Emotionalisierung des Arzt-Patient-Verhältnisses andererseits ein vernünftiger Ausgleich geschaffen werden?

Im Folgenden sehen wir uns das Verhältnis von Prof. Brenner zu seinem Patienten näher an. Die Frage, ob es im Sinn des Ich-und-Du-Modells von Martin Buber zu einer Begegnung zwischen Arzt und Patient kommt, muss nach den klinischen Beobachtungen in Fall 1–5 negativ beantwortet werden.

Es sollen im Folgenden zwischen «Stufen der Begegnung» unterschieden und das Arzt-Patient-Verhältnis auf paternalistische Implikationen durchleuchtet werden, um zu zeigen, dass trotz der apparativen Beteiligung und des anonymen Ambientes eine Begegnung zwischen Arzt und Patient prinzipiell möglich ist.

5. Stufen der Begegnung bei Fiberbronchoskopien

Bezeichnen wir die in den Fallbeispielen beobachteten und am Patienten vorgenommenen «vorbereitenden Maßnahmen», EKG-Verkabelung, Stauerstoffzufuhr, Legen einer intravenösen Leitung, Sedierung, einschließlich dem ärztlichen Aufklärungsgespräch, das in einer knappen Aufzählung der Untersuchungsschritte bestand und vom Patienten in der aktuellen Stress-Situation vermutlich kognitiv nicht oder nur unzureichend verarbeitet wurde, als Stufe I eines Bronchoskopieverfahrens.

Stufe I:
Symmetriestufe: Arzt, Patient und Schwester könnten *sich als autonome und gleichwertige Personen begegnen*
Wenngleich der Patient den Status eines autonomen Entscheidungsträgers hat, stehen Arzt, Schwester und Patient in Stufe I der Fallbeispiele nichtsdestotrotz zueinander in *keinem* symmetrisch-gleichberechtigten Verhältnis. Der Objektstatus des Patienten konstituiert sich aus den folgenden Faktoren:

1. «Vertechnisierung»
Auf Grund des technischen Verhaltens und der beiläufig-distanzierten Art des Arztes, *zu* und nicht *mit* dem Patienten über den bevorstehenden Eingriff zu sprechen – wobei der Arzt schon durch ein hohes Sprechtempo den Anschein erweckt, dass das Folgende im Grunde eine Bagatelle sei –, kann in aller Regel keine zwischenmenschlich-intentionale Beziehung zwischen Arzt und Patient entstehen.

2. «Verdinglichung» und mangelnde Bezogenheit
Die intentionale Bezogenheit und das Interesse des Arztes scheinen sich primär auf die Untersuchung selbst zu richten, wobei der Patient dabei als unumgehbares «Untersuchungsobjekt» in Erscheinung tritt und somit alle an ihn gerichteten Sprechakte keiner individuel-

len Person und ihrem augenblicklichen Wohlbefinden gelten. Prof. Brenner ist überzeugt, im Interesse des Patienten zu handeln, indem er auf bestimmte Weise auf ihn einwirkt. Ausschlaggebend für diese Einschätzung des Arztes mögen Zeitdruck, Terminstress (zu viele Bronchoskopien und Pleurapunktionen in Folge), Zusatzbelastungen (Klagen der Schwester, akuter Personalmangel) und die fehlende Möglichkeit zur Reflexion der Rahmenbedingungen und des eigenen Rollenverständnisses sein. Prof. Brenner bewertet unabhängig vom aktuellen Wohlergehen des individuellen Patienten sein ärztliches Tun. Gerichtet und bezogen ist der Arzt demnach primär auf den Untersuchungserfolg und erst sekundär auf die Person des Patienten.

3. Mentale Verunsicherung des Patienten und des Arztes

Der Patient reagiert auf das nüchterne Ambiente im Eingriffsraum, mit ihm unbekannten Apparaturen und sich schablonenhaft verhaltenden, steril uniformierten fremden Menschen, mit Ängstlichkeit und persönlichem Rückzug. Seine schon mit der Patientenrolle einhergehende Regressionsbereitschaft wird nach dem Betreten des Eingriffsraums durch die mitleidvoll-hätschelnde Redensart von Arzt und Schwester offenbar noch forciert. Der Arzt wirkt ebenfalls verunsichert und depersonalisiert. Er tritt nicht als Person, sondern als Exekutivorgan der Institution bzw. des Systems in Erscheinung. Arzt und Schwester schlagen auf Grund dieses personalen Reduktionismus dem Patienten in der Regel das Beziehungsangebot aus, indem sie seine Fragen und Bemerkungen fast schamhaft ignorieren.

4. «Pseudopaternalismus» als Faktor ärztlichen Selbstschutzes

Prof. Brenner scheint sich vor der Persönlichkeit des Patienten und einer zu großen persönlichen Betroffenheit zu schützen, seiner Überzeugung nach im Sinn einer für alle Beteiligten wünschenswerten und den Untersuchungserfolg optimierenden «professionellen Distanz», da eine zu große emotionale Beteiligung einer reibungslosen Durchführung kurz aufeinander folgender Bronchoskopien abträglich wäre oder sie zumindest empfindlich belasten würde. Wie es zur unter Ärzten verbreiteten Auffassung kommt, eine persönliche Beziehung könne dem professionellen Fortkommen abträglich sein, ist unklar. Wie bereits angedeutet, hängen manche der Vorstellung an, dass ein allzu persönlicher Zugang zum Patienten die Durchführung einer invasiven Untersuchung erschweren würde. Zum Bemühen des Arztes um ein vernünftiges Maß an professioneller Distanz ist anzumerken: Gerade bei einem invasiven medizinischen Verfahren müssen, ungeachtet der aktuellen Gegenwehr des Patienten, dessen Körpergrenzen überwunden und der Patient in einem relativ begrenzten Zeitraum dem Untersuchungsziel zugeführt werden, was ein sachliches Herangehen an die per se belastende Situation vorauszusetzen scheint. Zwischen einem allzu distanzierten und verrohten Verhalten und der Reduktion des Patienten auf einen Untersuchungsgegenstand einerseits und einer zu heftigen Emotionalisierung des Arzt-Patient-Verhältnisses andererseits einen vernünftigen Ausgleich zu schaffen und die Richtung vorzugeben, wie ein solcher zu finden wäre, war ein Hauptanliegen dieser Studie.

Stufe II:
Verblassen von Personalität und Würde und damit korrespondierende Verhaltensweisen – Entwicklung einer «professionellen Distanz»

In Stufe II des Bronchoskopieverfahrens ändern sich die äußeren Bedingungen maßgeblich: Der Raum wird abgedunkelt, der Patient für den Eingriff bereit gemacht. Die Sedierung hat ein Verblassen seiner Personalität zur Folge und, damit einhergehend, den vorübergehenden Verlust seiner Autonomie, ferner die vollständige Überantwortung des Patienten an den Arzt.

Es ist kurz vor dem «Eingriff»: Die assistierende Schwester, Prof. Brenner und ich legen uns Röntgenschürzen um und tragen wegen des Aushustens des Patienten einen sterilen Mundschutz. Die Eingriffsdauer beträgt, abgestimmt auf die Höhe der Sedierung, zwischen 5 und 25 Minuten. Mir wird zunächst noch übel, wenn ich über dem röchelnden, sich bäumenden menschlichen Körper auf dem Videomonitor blutigen Bronchialschleim erblicke, der in messkrugähnliche Behältnisse abgesaugt wird. Später habe ich mich an diesen Anblick und die Bedingungen einer Bronchoskopie gewöhnt. Nachdem ich anfangs zurückgezogen von einem Winkel aus, hinter dem Stuhl mit den Kleidern des Patienten stehend, den Eingriff beobachtete, erscheine ich mir später überaus routiniert und fast unnatürlich locker. Die *Änderung der Beobachtungshaltung* hilft mir dabei, meine Rolle während eines Vormittags im Eingriffsraum, bei dem ich drei, vier Patienten vor, während und nach dem Eingriff erlebe, klaglos durchzuhalten. Prof. Brenner erzählt, dass medizinisch-technische Assistentinnen, die im Zuge ihrer Ausbildung bei Bronchoskopien zuschauen müssten, im Eingriffsraum kollabiert seien. Prof. Brenner bemerkt, dass das für ihn besonders unangenehm gewesen sei, sich auch noch um die kollabierten MTAs kümmern zu müssen, wo ihn schon der Eingriff voll beansprucht habe.

Nach einer Latenzzeit von mehreren Monaten macht sich bei mir wieder das anfängliche Entsetzen breit. Die Situation im Eingriffsraum erinnert im Rückblick an eine Filmsequenz über eine mit der Todesspritze durchgeführte Hinrichtung in einem US-Gefängnis: Der Patient liegt ähnlich wie ein Todeskandidat halbnackt auf dem Untersuchungstisch, an den er mittels Klettverschlussbändern fixiert ist. Er ist zu Beginn des Eingriffs noch ansprechbar, aber durch das Schlafmittel Dormicum stark somnolent und soll nicht mehr sprechen. Durch ein Nasenloch wird ihm während des Eingriffs per Sonde künstlich Sauerstoff zugeführt, worauf er jedes Mal von Arzt oder Schwester eigens hingewiesen wird, wenn er sich bäumt und nach Luft ringt. Der Patient schläft, gilt aber vor dem Arzt als «im Unterbewussten als prinzipiell erreichbar/ansprechbar». Durch das freie (meist rechte) Nasenloch, sofern die Nasengänge zu eng sind, unter Zuhilfenahme eines Mundbeißringes durch Mund und Rachen, wird ein Fiberbronchoskop in die Luftröhre und tief in den Patientenkörper eingeführt.

Prof. Brenner ist, was die Ansprechbarkeit und das Bewusstsein des Patienten betrifft, geteilter Auffassung. Einmal meint er, dass der Patient wegen der Sedierung nichts von den Gesprächen mitbekomme, dann wieder äußert er, dass seine an den Patienten gerichteten parolenhaften Zurufe während der Bronchoskopie vom Unterbewussten des Patienten aufgenommen würden, woran sich der Patient jedoch anschließend nicht mehr erinnere.

Stufe III:
Rückkehr zu Personalität und Würde: möglicher Höhepunkt der Begegnung zwischen Patient und Arzt/Schwester
Arzt und Schwester wenden sich in dieser Phase wieder vom Patienten ab und beginnen mit Aufräumarbeiten, während der Patient, auf dem Untersuchungstisch liegend, noch immer das Zentrum des abgedunkelten Raumes bildet. Allmählich wie in ein abgelegtes Kleid in sein *Personsein* zurückkehrend, wirkt der Patient inmitten des ihm unverständlichen Getriebes verloren, hilfs- und zuspruchbedürftig. Gerade jetzt, wo zwischenmenschliche Begegnung und Zuwendung geboten wären, kommt ihm kaum noch Beachtung zu.

Prof. Brenner verschwindet nach einem prüfenden Blick auf den Zustand des Patienten (er blickt auf die Monitore über dem Untersuchungstisch, auf die Kreislaufwerte) wortlos, was im Gegensatz zu dem vor dem Eingriff dem Patienten entgegengebrachten Interesse und der beschwichtigenden Kindersprache steht. Damit erhärtet sich der Verdacht, dass die Kindersprache und das einfühlsame Gehaben Prof. Brenners zu Beginn und während der Untersuchung primär darauf abstellten, den medizinischen Eingriff zu optimieren, und nicht als an den Patienten (seine Person) gerichtete zwischenmenschliche Zuwendung oder vorübergehende paternalistische Missachtung von dessen Autonomie gedacht waren. Gelegentlich lässt Prof. Brenner eine abschließende Bemerkung zum Zustand eines Patienten über dessen Kopf hinweg fallen, spricht aber kaum an ihn selbst gerichtet.

Die Patientin Frau Hopf hustet in Stufe III besonders stark. Prof. Brenner nimmt das zum Anlass, in Richtung zur Schwester zu bemerken, dass «das der Unterschied zwischen Rauchern und Nichtrauchern» sei, was sich in Anwesenheit der Patientin seltsam ausnimmt.

6. Schlussbemerkungen

Relevante Aspekte im Arzt-Patient-Verhältnis bei Fiberbronchoskopien:

Aspekt der Depersonalisierung. Die vorliegende Schilderung von Bronchoskopien enthält zahlreiche Passivwendungen, was auf die bereits erwähnte Depersonalisierung auf beiden Seiten, sowohl beim Arzt als auch beim Patienten, hindeutet; z. B.: «Der Patient wird sediert», nicht: «Der Arzt sediert den Patienten.» Sowohl auf der Arzt- als auch auf der Patientenseite erlischt der personale Charakter des Individuums beim intimen Vordringen mit einem Schlauch in den so genannten *Patientenkörper* durch einen weitgehend Unbekannten (den Arzt). Die Intimsphäre und körperliche Integrität des Patienten sind ab dem Betreten des Eingriffsraums hinfällig.

Die Grundstimmung von Arzt und Schwester ist angespannt, konzentriert, sachlich und bei persönlichen Äußerungen des Patienten vorsichtig und ausweichend. Als ein Patient in Stufe I der Bronchoskopie, der Vorbereitungsstufe, *aus Kaisers Zeiten* erzählt, wird sofort abgeblockt; Arzt und Schwester lassen sich nicht auf ein vom Patienten angeschnittenes Gesprächsthema ein. Auch als ein Patient an ihrem Ärger über die mangelnde Kooperationsbereitschaft des Endoskopiepersonals Anteil nehmen will, wird es vom Arzt übergangen.

Die Patienten stehen nach der Untersuchung unter der Nachwirkung von Dormicum und sind kognitiv eingeschränkt. Sie müssen wegen ihrer Speichel- und Schleimproduktion abgesaugt werden, schweigen oder bedanken sich überschwenglich beim Arzt. Einige behaupten, «nichts gemerkt» und «nichts gespürt» zu haben. Darauf erwidert Prof. Brenner in scherzhaftem Ton fast jedes Mal, dass auch er «noch nie etwas gespürt» habe. Im Alltag wäre eine Entgegnung dieser Art als Zeichen der Anerkennung einer Person als gleichberechtigtes soziales Wesen zu bewerten, die auf Lob mit Ironie reagiert. In der speziellen Untersuchungssituation erscheint die Bemerkung des Arztes jedoch missverständlich.

Aspekt der Hierarchie. Prof. Brenner hat auf der Brusttasche seines Arztmantels einen Aufdruck, bestehend aus seinem Namen und den akademischen Graden. Nach dem abgekürzten Professorentitel folgen Prof. Brenners Nachname und der Anfangsbuchstabe des Vornamens. Bei einer Schwester ist es umgekehrt: Auf den abgekürzten Schwesterntitel folgen der vollständige Vorname und der durch den Anfangsbuchstaben abgekürzte Nachname.

Beispiele:

A. o. Univ.-Prof. Dr. Brenner S.

Dipl.-Sr. Kathrin N.

Es ist wahrscheinlich, dass dem Patienten schon mit ihrer Benennung und Berufskleidung eine größere Nähe der Schwester gegenüber der hierarchischen Überordnung des Arztes suggeriert wird.

Aspekt des ärztlichen Kunstfehlers. Prof. Brenner erklärt, dass Risiken bei endoskopischen Eingriffen nicht auszuschließen seien, sich aber im Promillebereich bewegten. Bei tausend Bronchoskopien könne es schon einmal zu einem Todesfall kommen. Auch bei Gastroskopien könne es schließlich zu einer Perforation des Magens kommen. Eine Gefäßverletzung bei der Entnahme von Gewebsproben sei nicht auszuschließen, komme aber so gut wie nie vor. Er habe nach einem tödlichen Zwischenfall, den er miterlebt habe, eine Zeit lang nicht bronchoskopiert, der verantwortliche Assistenzarzt habe nach dem Todesfall das Fach gewechselt.

«Absaugen, Saugen, Sabbern, Schleimen» – orale Aspekte bei Bronchoskopien. Die Begriffe «Absaugen» und «Saugen» sind im klinisch-internistischen, intensivmedizinischen und geriatrischen Bereich von zentraler Bedeutung. Sie deuten einerseits auf die starke Regression des Patienten hin und führen andererseits zum Vergleich des Patienten mit einem Säugling, ebenso wie an Nabelschnüre erinnernde intravenöse Leitungen, Katheter, EKG-Verkabelung, Utensilien, wie der von Prof. Brenner zum Legen einer intravenösen Leitung angeforderte Stauschlauch, Nadeln und Bronchoskope. Blut- und Gewebsproben sowie Schleim und Sekret werden, analog zur Muttermilch, als das Innerste des jeweiligen Menschen aus diesem scheinbar hemmungslos und mechanisch hervorgepumpt. Was unter Haut und Muskelgewebe verborgen war, wird offengelegt und zugänglich gemacht. Der Patient entspricht einem Aquarium, in dem man sowohl die gesunden Anteile als auch die kranken erkennen und Letztere entfernen (den Patienten von Krankheit säubern) kann. Wie ein Aquarium beim Abpumpen und Absaugen verschmutzten Wassers, ist der Patient während der Untersuchung rundum verkabelt, bis alles Gewünschte aus ihm hervorgesaugt wurde. Es gelten keine persönlichen und körpereigenen Grenzen und Intimzonen; sie sind für die Dauer des Eingriffs und der Vor- und Nachversorgung aufgehoben. Das Geräusch des «Absaugers» von Schleim und Blut erinnert an eine Steigerung des aus Zahnarztpraxen geläufigen Speichelsaugers. Prof. Brenner erklärt, dass vor Bronchoskopien zur Verminderung des Speichelflusses Atropin gespritzt werde.

Wir fassen zusammen: Die Regression des Patienten und die vorübergehende Depersonalisierung von Arzt und Patient gehen eo ipso mit den Bedingungen einer Bronchoskopie einher. Beide Phänomene können als unerwünschte Sekundäreffekte bewertet werden. Das Ausmaß ihrer örtlichen Betäubung ist je nach

Konstitution und Patientenlaufbahn der Person variabel und hängt von der individuellen Einschätzung durch Prof. Brenner ab, der sich dabei an empirischen Kriterien (seinen bisherigen Erfahrungswerten) orientiert.

Aspekt der Vehemenz versus Aspekt der Angst (Zusammenfassung). Prof. Brenner tritt mit einer beträchtlichen Vehemenz an den Patienten heran, der unter seinem Zugriff vom «mündigen Menschen» zum «sprachlosen Säugling» wird. Die für die invasive Behandlung notwendige Vehemenz und Aggressivität kompensiert Prof. Brenner offenbar mit einer hätschelnden Babysprache, was er selbst als Ausdruck von Anteilnahme am Patientenschicksal interpretiert. Er spricht im Ton einer «guten Mutter» zum Patienten. Die liegende Position, das Verkabelt-Sein und Abgesaugtwerden sowie die «gründliche Inspektion der Bronchien» (Zitat von Prof. Brenner) bedingen eine klare Rollenverteilung: Prof. Brenner ist der «übermächtige Kontrollor» des Geschehens, in dessen Händen das Schicksal des Patienten liegt. Zaghafte Versuche des Patienten, sich mit einer Bemerkung in das Gespräch von Arzt und Schwester einzubringen, stellen, wie wir gesehen haben, Irritationen dar und werden meist übergangen.

Man kann daraus den folgenden Schluss ziehen: Offenbar gelingt es eher, die Körpergrenzen eines Fremden zu überwinden, betrachtet man ihn von Anfang an als reines Untersuchungsobjekt oder nicht ganz ernst zu nehmendes Kind. Man muss laut Prof. Brenner den Patienten paternalistisch blenden, täuschen, überreden, um einen produktiven Ablauf der Untersuchung zu gewährleisten. Prof. Brenner betont, dass alles zum Wohle des Patienten geschehe, er an Angstminderung vor dem Eingriff interessiert sei und dafür auch die eine oder andere paternalistische Maßnahme setze, und beruft sich dabei auf seinen Wissensvorsprung gegenüber einem medizinischen Laien.

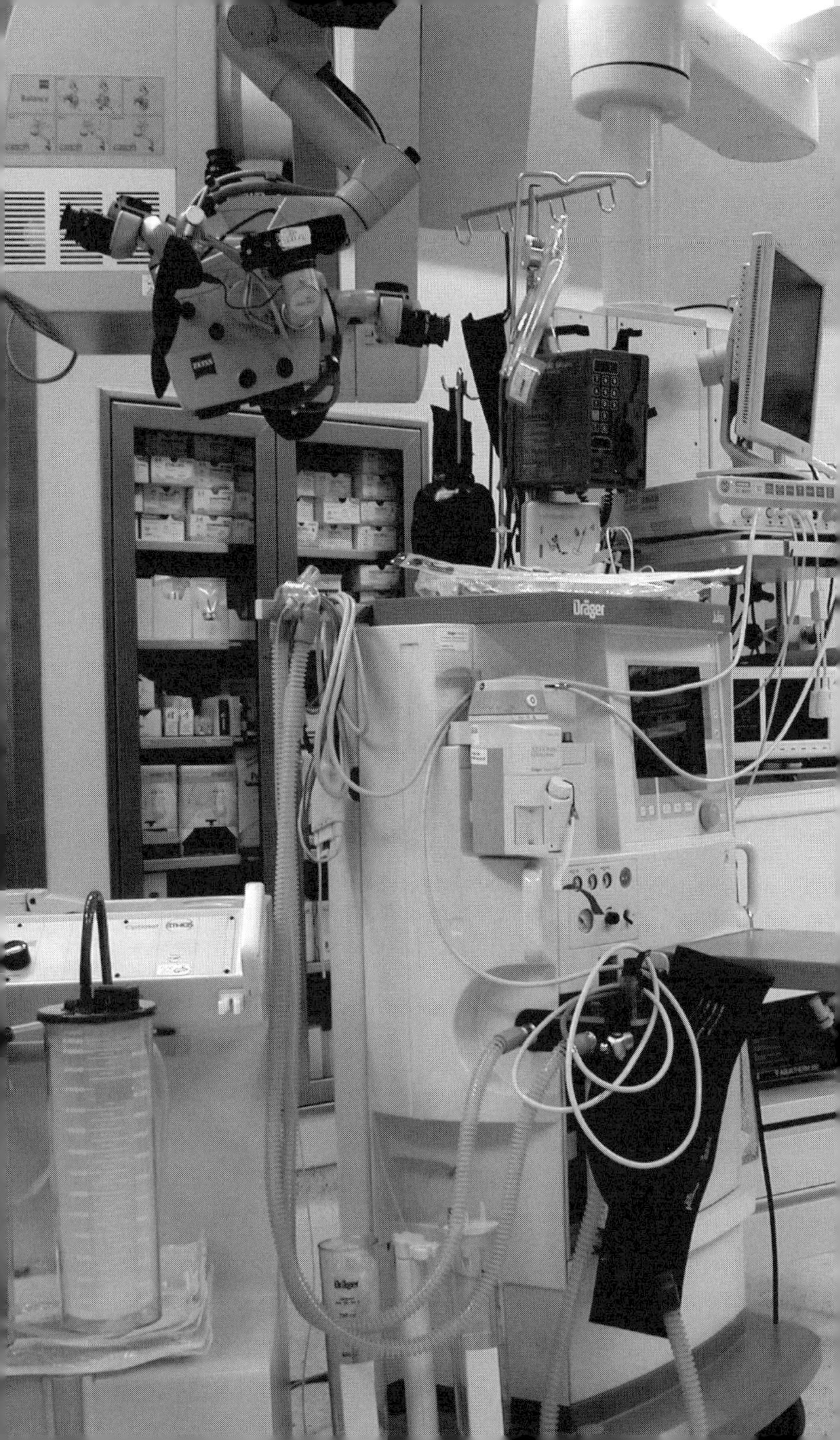
Dräger

Bei all unserm Bestreben, der Sterblichkeit abzuringen, was wir können, sollen wir ihr Gewicht mit Geduld und Würde zu tragen wissen.

(Hans Jonas)

Kapitel II

Zwischen Todesangst und Euphorie

Teilnehmende Beobachtung auf einer transplantationsmedizinischen Station

Gegen Ende der empirischen Forschung besuchte ich eine transplantationsmedizinische Station, um die Seite der Organempfänger näher kennen zu lernen. Dieser vorletzte Abschnitt der *teilnehmenden Beobachtung* wurde den zeitlich früheren vorangestellt, um die sukzessive Abnahme von Personalität, Autonomie und den damit einhergehenden Rechten zu demonstrieren.

Zuvor hatte ich dieser Station bereits im Rahmen *der teilnehmenden Beobachtung* auf einer neurochirurgischen Intensivstation mehrere Kurzbesuche abgestattet, um schon da einen Eindruck der *anderen Seite* der Organempfänger zu gewinnen.[26] Im Unterschied zu der geriatrischen Langzeitpflegestation und der neurochirurgischen Intensivstation, wo ich mich jeweils über einen längeren Zeitraum hinweg aufhielt, waren die Besuche der transplantationsmedizinischen Station über eine vergleichsweise kurze Zeit und in zwei nicht unmittelbar aufeinander folgenden Etappen angesetzt.

In der *ersten Etappe* fanden Gespräche mit Transplantatempfängern statt. In der *zweiten Etappe*, ein Jahr später, war ich darum bemüht, in die Krankengeschichten der Patienten aus der ersten Etappe Einsicht zu nehmen, um herauszufinden, was sich im Laufe eines Jahres im Leben der Patienten verändert hatte. Dabei wurde ich trotz freundlicher Aufnahme und Ankündigung ihrer Mithilfe durch Ärzte und eine Transplantationskoordinatorin wegen Zeitmangels wiederholt vertröstet, bis ich meinen Aufenthalt an der transplantationsmedizinischen Station beendete.

Mehr als an der geriatrischen Langzeitpflegestation und der neurochirurgischen Intensivstation kann ich hier von einer persönlichen Betroffenheit gegenüber dem Schicksal der Patienten berichten. Über weite Strecken der Darstellung ist daher die Gegenwart die Erzählzeit, um diese unmittelbare Betroffenheit auch sprachlich abzubilden. Aus demselben Grund erfolgt die anschließende Dokumentation in Ichform.

1. Die andere Seite: Organempfänger

Der Leiter der Universitätsklinik für Transplantationschirurgie, Prof. Kirchner, führt mich durch den Ambulanzbereich, um mir die Seite jener Menschen näher zu bringen, die auf ein rettendes Spenderorgan warten oder soeben eines transplantiert bekamen.

Prof. Kirchner erzählt von einem Patienten, der seit drei Jahren durch ein künstliches Herz am Leben erhalten werde, das er extern in einer Umhängetasche mit sich trage oder – zumal es zehn Kilo schwer sei – in einem Wagen vor sich her führe. Prof. Kirchner erklärt, das Kunstherz sei nur ein Überbrückungsorgan, bis für den großgewachsenen Mann ein geeignetes Spenderorgan gefunden worden sei. Der Patient sei schon ziemlich ungehalten, da andere bereits ein Spenderherz transplantiert bekommen hätten, obwohl sie erst später auf die Warteliste von Eurotransplant aufgenommen worden seien.

Im Ambulanzbereich sind mehrere Leute mit Mundschutz versammelt und warten als Transplantatempfänger auf Nachuntersuchungen, die in regelmäßigen Abständen erfolgen. Nachdem einem Herz, Leber, Niere oder Pankreas (Bauchspeicheldrüse) transplantiert worden ist, muss man sich laufend Kontrolluntersuchungen unterziehen, um die Verträglichkeit des Spenderorgans zu überwachen. Um sich keinen Infektionen auszusetzen, tragen alle Transplantatempfänger vorübergehend einen Mundschutz.

Dem langjährigen Kunstherzpatienten ist eine beträchtliche Beunruhigung anzumerken. Er bekommt einen neuen Brustgurt, der alle mit dem Kunstherz verbundenen Kabel und Leitungen zusammenhält. Nach einem Gespräch mit dem Kunstherzpatienten, in dem er seine Müdigkeit und seinen verlangsamten Lebensrhythmus beschreibt, führt mich Prof. Kirchner auf die Intensivstation der Transplantationschirurgie. Er sagt, dass ich ihm ein Zeichen geben soll, falls ich das Gefühl haben sollte, zu kollabieren. Prof. Kirchner macht mich darauf aufmerksam, dass ich «viel Blut sehen» werde.

Eine Ärztin nimmt mich in ein Umkleidezimmer mit, wo ich meine Straßenkleidung durch sterile Schwesternkleidung ersetze. In einer Gruppe von Ärzten, geführt von Prof. Kirchner, bewege ich mich durch zwei Säle mit Liegeflächen, die auf den ersten Blick wie Tische anmuten. Hierher kommen die transplantierten Patienten zur postoperativen Überwachung und Beobachtung. Die Säle machen auf mich den Eindruck von Autoreparaturwerkstätten, da auf den Tischen quasi «halbfertige» und «halb wiederhergestellte» Menschen liegen. Auf jedem Tisch liegt ein nackter Mann oder eine Frau, aus deren Bauchöffnungen blutverkrustete Schläuche und Leitungen hängen. Ich wage nicht, genau hinzusehen, habe aber auch hier – wenngleich ich von der Intensivstation nur den Anblick gesäuberter «unblutiger» Patienten kenne – sehr schnell das Gefühl, es nicht mit «echten Menschen» zu tun zu haben. Sofort nehmen auch diese Patienten etwas Unwirkliches, Puppenhaftes,

Objekthaftes an. Ich frage den Transplantationschirurgen Prof. Zuber, ob ein Mann, an dessen Liegefläche wir stehen, uns hören könne. Prof. Zuber sagt, dass er sich in einem halbwachen Dämmerzustand befinde – bedingt durch stark sedierende Medikamente. Der Mann ist Ende dreißig und empfing eine Leber. Prof. Zuber stellt ihm keine gute Prognose. Er sagt, der Patient sei schon zu lang hier (bald zwei Monate) und erhole sich nicht.

Wir gehen zur nächsten Liegefläche. Prof. Kirchner gibt Erklärungen zu einzelnen Patienten ab. Er sagt etwa, dass ein Patient «nicht mehr schnaufen habe können»; beim Radfahren sei ihm aufgefallen, dass er nicht mehr die gewohnte Leistung erbringe; darauf sei er zum Arzt gegangen. Dieser habe ihm mitgeteilt, dass er angesichts seiner Herzkrankheit nur durch ein Spenderorgan vor dem Erstickungstod bewahrt werden könne. Prof. Kirchner sagt: «Ein armer Teufel. Von heute auf morgen, keine vierzig Jahre alt. Er hatte keine Wahl, ob er das neue Herz will oder nicht. Wer will schon langsam ersticken?»

Die meisten Patienten können nach ein paar Tagen die postoperativen Überwachungsräume verlassen und werden auf eine gewöhnliche Versorgungsstation ohne Monitoring (apparative Überwachung) verlegt.

Prof. Kirchner lässt mich zuletzt durch eine Art Bullauge in den «sterilen Raum» blicken. Dort befindet sich eine vor wenigen Stunden herztransplantierte etwa sechzigjährige Frau in völliger Isolation. Prof. Kirchner sagt, dass die meisten Menschen die psychische Belastung nach einer Organtransplantation dem Verlust ihres Lebens vorzögen. Er fragt mich, was ich tun würde, wenn ich selbst oder mein Vater oder Sohn ein Spenderorgan zum Überleben benötigen würde.

Stationsklima. Auf der Transplantationsstation herrschen eine gedrückte Heiterkeit (wie wenn man den Tod in letzter Sekunde ausgetrickst, mit seinen eigenen Waffen – den Organen eines Toten – überlistet hätte) und ein auffallend kollegiales Verhältnis zwischen Ärzten und Patienten, das mit einer gleichzeitig wahrnehmbaren übertrieben wirkenden Ergebenheit der Patienten gegenüber den Leben spendenden Medizinern einhergeht. Ihre Blicke haften an Prof. Zuber, der mit mir durch die Zimmer geht, und sie scheinen alles dafür zu geben, um noch ein bisschen Lebenszeit zu gewinnen.

Prof. Zuber erklärt mir die von ihm beobachteten Stadien eines Transplantatempfängers. Zunächst glaube fast jeder Organempfänger, schuld am Tod eines anderen, dessen Organ er empfängt, zu sein. Dieses Gefühl müsse ihm genommen werden, indem man ihm sage, dass der andere unabhängig von ihm gestorben sei. Nach der Operation wolle der Transplantatempfänger wissen, wer der Spender gewesen sei. Er frage nach dem Alter, befürchte Krankheiten des Spenders, die auf ihn übergehen könnten. Prof. Zuber sagt, dass er dem Patienten empfehle, erst einmal gesund zu werden, über alles andere könnten sie sich später unterhalten. Am vierten oder fünften Tag akzeptiere der Patient in der Regel das neue Organ als sein Organ und äußere den Wunsch, nachhause zu gehen.

Prof. Zubers Todesbegriff. Prof. Zuber ist es ein Anliegen, mir den Tod zu erklären. Er sagt, es gehöre ein großes fachliches Wissen dazu, um den Hirntod zu begreifen. Während nach einem Herzstillstand der Mensch noch prinzipiell zu retten sei, sei nach dem Hirntod der Individualtod und damit der Tod des Menschen irreversibel eingetreten.

> *Der individuelle Tod ist ein kontinuierlicher Prozess. Im Allgemeinen tritt zunächst der Kreislaufstillstand auf, nach etwa 10 Sekunden kommt es zur Bewusstlosigkeit und zum Sistieren der Willkürmotorik. Abhängig von der Ischämietoleranz der einzelnen Gewebe komme es, zeitlich abgestuft, zum Gewebetod. Die geringste Toleranz gegenüber dem Sauerstoffmangel hat das Gehirn, es ist nach etwa 5 Minuten Ischämiezeit irreversibel geschädigt (Hirntod).*[27]

Prof. Zuber, der neben Prof. Kirchner der führende Transplantist der Gegend ist, erzählt, in einer Schulklasse einen Vortrag gehalten zu haben, um den Schülern den Hirntod und das Transplantationswesen näher zu bringen. Er sei vor eine Klasse unaufmerksamer Halbwüchsiger getreten, habe sich namentlich vorgestellt und gesagt, ihnen allen das Herz herausschneiden zu können. Allgemeines Staunen habe sich ausgebreitet, aber alle seien hellhörig geworden. Dann habe er den Schülern den Hirntod erklärt.

Prof. Zuber sagt, er habe rund hundert Menschen das Herz herausgeschnitten. Über zwanzig von ihm transplantierte Menschen seien hier in der näheren Umgebung. Er nennt es verantwortungslos, einen Hirntoten nicht zu melden. Ein Notarzt habe ihm erzählt, einen Notfallpatienten am Unfallort versterben lassen zu haben, der keine Überlebenschance gehabt habe. Prof. Zuber kreidet es ihm als nachlässig an, den Mann ersticken lassen zu haben, anstatt ihn zu intubieren und in eine Klinik zu transferieren, von wo aus man ihn als Organspender melden hätte können. Auf diese Weise habe der Unfallpatient noch zwei, drei andere Menschen auf der Warteliste von *Eurotransplant* mit in den Tod genommen.

Von transplantationsmedizinischer Seite wird das Verschweigen der Bestimmung des Hirntoten zur Organspende folgendermaßen gerechtfertigt:

> *Der Gesetzgeber nimmt die Zustimmung des Organspenders zur Organentnahme an, ermöglicht aber zu Lebzeiten einen bindenden Widerspruch. Diese Regelung bedeutet, dass die Zustimmung zur Organentnahme eine Entscheidung des Verstorbenen ist. Eine Konfrontation der Hinterbliebenen mit der Organentnahme während der Trauerarbeit entfällt.*[28]

Prof. Zuber sagt, er sehe sich die aus dem eigenen Haus stammenden künftigen Organspender häufig bereits auf der Intensivstation an. Er meint, dass er im falschen Beruf wäre, wenn er den Spendern im Operationssaal dann nicht mehr ohne Schwierigkeiten die Organe entnehmen könne. Prof. Zuber bemängelt, die

Meldebereitschaft in Intensiveinheiten sei nicht zufriedenstellend. Er werde häufig als «Totenvogel» bezeichnet, wenn er auf die Station komme, da die Pflegenden bei seinem Anblick schon wüssten, dass sie wieder einen Patienten verloren hätten. Mit dem Abhängen von der Beatmungsmaschine hätten sie weniger Probleme als mit der Bestimmung eines Hirntoten zum Organspender, was er ganz und gar nicht verstehe.

Prof. Zuber führt mich durch die Zimmer mit transplantierten Patienten. Einige von ihnen sind schon seit etlichen Jahren, einer erst seit drei Monaten mit einem Organ – Herz oder Leber – versorgt. Einem jungen Mann aus einem benachbarten Bundesland muss zum transplantierten Herzen ein Schrittmacher eingebaut werden. Er hat dunkle Ringe unter den Augen und fragt Prof. Zuber, wer ihn morgen operieren werde. Später sehe ich ihn rauchend vor dem Gebäude stehen, und Prof. Zuber, der mich hinausbegleitet, schimpft mit ihm halb im Scherz. Überhaupt ist der Ton, den er gegenüber den Transplantatempfängern anschlägt, ironisch und väterlich. Prof. Zuber hat etwas von einem väterlichen Militäroberst, der seinen Zöglingen strenge Verhaltensregeln auferlegt. Ihnen ist nicht erlaubt, ihre Immunsupressiva-Therapie einmal auszulassen, da eine Abstoßung des Transplantats zu befürchten wäre.

In einem Zimmer der Station für Transplantationsmedizin liegt ein Mann, bis an das Kinn zugedeckt, im Bett, den Prof. Zuber beim Hinausgehen mit der Bemerkung hänselt, dass es nicht sein dürfe, dass er es nicht mehr schaffe – was dieser vorher scherzhaft äußerte –, da dann der Ort X keinen Mesner mehr habe, der ins Wirtshaus gehe. Alle Patienten im Zimmer lachen, auch der betroffene Mesner im Bett, und wir gehen lachend hinaus. Im Korridor frage ich Prof. Zuber nach der Prognose dieses etwa sechzigjährigen Mannes. Prof. Zuber sagt, er sei vor Jahren herztransplantiert worden und habe jetzt durch chronischen Alkoholismus Leberzirrhose. Deshalb habe er ihn mit den Wirtshausbesuchen gehänselt. Der Mann würde eine zweite Transplantation aufgrund des schlechten Zustandes seines Herztransplantats nicht überstehen, erhalte keine neue

Leber und werde daher aller Wahrscheinlichkeit nach in diesem Jahr versterben.

2. *Besonderheiten der Station*

Stationsklima. Es herrscht eine Atmosphäre zwischen Todesangst und Euphorie. Die meiste Zeit ist es ruhig. Man begegnet kaum Patienten, Besuchern oder Personal in den Korridoren. Die Patienten scheinen voneinander abgekapselt, auch wenn sie sich von einem Bett zum anderen unterhalten, meist klagend oder scherzend. Über weite Strecken machen die Patienten einen Eindruck von Warten und Innehalten.

Prof. Zuber betritt mit einem Schulterzucken oder Auflachen die Krankenzimmer. Darauf angesprochen, sagt er, sein Auftritt solle Mut zusprechen. Die Transplantationsmedizin erscheint für manchen Todgeweihten wie eine letzte Religion. Nur der Glaube daran kann ihn vielleicht noch retten.

3. *Arzt-Patient-Verhältnis*

Mehr als in anderen klinischen Kontexten sehen sich hier Arzt und Patient in die Augen und wägen ab, ob sie einander Vertrauen schenken können. Am unbeliebtesten sind bei den Ärzten jene Patienten, die einen Vertrauensbruch begehen und therapeutische Maßnahmen missachten oder selbstständig beenden, nicht zu Kontrolluntersuchungen erscheinen, Diäten nicht einhalten, ihr neues Organ nicht vorschriftsmäßig handhaben, «klaghaft» sind oder den Arzt kritisieren.

Es scheint so, als ob mit einer Organtransplantation ein Geschenk ausgegeben würde, und nun komme es darauf an, das Geschenk sorgsam zu warten. Derjenige, der es geschenkt hat, reagiert verärgert, wenn es nicht angemessen gewürdigt wird. Die meisten Patienten sind verstört angesichts des Verlaufs ihres Schicksals und der ungewohnten Bindung an Arzt und Klinik. Ein inneres Organ, also ein sehr tief sitzender persönlicher Teil, hat sie im Stich gelassen. Ein beträchtliches Misstrauen gegenüber dem eigenen Leib kann daraus entstehen, *«weil etwas aus mir selbst Verrat an mir begangen hat»*, eine Verunsicherung darüber, dass es nun nicht mehr wie früher ist, dass kein Verlass auf das eigene Innere ist. Man muss sich von etwas trennen, einem Teil seiner selbst, und bekommt dafür etwas anderes, das von einem schon verstorbenen Fremden stammt und das *entfremdete Eigene* ersetzen soll. Der Körper wird in einer Atmosphäre zwischen Verunsicherung und Hoffnung häufig abgewertet und nur noch technisch-pragmatisch bzw. reduktionistisch-objekthaft gesehen.

Multifunktionalität von Arzt- und Patientenrolle. Sowohl die Rolle des Arztes als auch die Rolle des Patienten sind multifunktional. Ist der Patient einerseits im wörtlichen Sinn von «patiens» erleidend und erduldend, erfordert es andererseits eine autonome Entscheidung, den Schritt zu setzen, sich ein Organ transplantieren zu lassen. Dabei ist zu beachten, dass die Autonomie des Patienten angesichts der Extremsituation der Todesnähe graduell herabgesetzt ist, der Patient aber vor dem Arzt als tendenziell autonom handlungsfähig gilt und auch so behandelt wird.

Der Patient ist einerseits das «unautonome Behandlungsobjekt» des Arztes im Operationssaal und wird andererseits als kognitiv einsichtsfähiger Manager seines Schicksals gefordert, wogegen der Arzt gleichermaßen als Berater des Patienten und als Lebensretter des Patienten fungiert.

Der Arzt erscheint auch als *gute Mutter*, die dem Patienten Trost spendet und Zuspruch gibt. Er ist *Richter* und bestimmt, ob, wann und wem ein Organ transplantiert werden soll, und als Operateur Vollstrecker des Urteiles. Er ist *strenger Vater*, der Anweisungen erteilt und Urteile fällt (Prognosen stellt), der belohnt (ein Organ schenkt) oder bestraft (kein Organ schenkt). Durch seine Multifunktionalität erscheint der Arzt einerseits subjekthafter, d. h. menschlicher und zugänglicher als auf anderen medizinischen Stationen. Der Arzt übt auf der anderen Seite einen enormen Druck auf den Patienten aus und setzt dabei seine ärztliche Suggestivwirkung ein, um den Patienten vom unbedingten Nutzen einer Organtransplantation oder vom Gegenteil zu überzeugen.[29]

Phasen der Begegnung. Zwischen Arzt/Transplantationschirurg und Patient/Organempfänger lassen sich die folgenden Phasen der Begegnung unterscheiden:

Phase A: Phase der Voruntersuchung
Phase A bedeutet für den Patienten eine Woche stationären Aufenthaltes. In dieser Phase kommt es zum Erstkontakt zwischen Arzt und Patient. Die zum Teil invasiven Voruntersuchungen dienen dazu, genaue medizinische Befunde einzuholen, um sich ein umfassendes Bild vom Krankheitsstatus des Patienten zu machen. Die Vorgeschichte des Patienten wird erhoben und seine Eignung als Organempfänger geprüft. Am Ende von Phase A findet ein Aufklärungs- und Informationsgespräch durch den Arzt statt, in dem er dem Patienten das Ergebnis der Voruntersuchungen, die Prognose sowie daraus resultierende Optionen eröffnet.

Phase B: Phase des Wartens
In dieser oft jahrelang dauernden Phase wartet der Patient darauf, über das Eintreffen eines passenden Spenderorgans informiert zu werden. Er hat sich bereits in Phase A dem Arzt gegenüber verpflichtet, einem Ruf an die Klinik unverzüglich Folge zu leisten. Prinzipiell steht ihm in Phase B immer noch die Möglichkeit offen, das für ihn vorgesehene Fremdorgan einem anderen Patienten auf der Warteliste von *Eurotransplant* zu überlassen.

Organtransplantation.

Phase C: Postoperative Phase

Die postoperative Phase, in der sich der Patient zur Überwachung und Nachbehandlung im stationären Bereich befindet, dauert durchschnittlich eine Woche, im Fall von Komplikationen entsprechend länger. In Phase C gilt es abzuwarten, wann, ob und wie heftig Abstoßungsreaktionen des Organismus des Patienten gegen das transplantierte Fremdorgan auftreten. Der Transplantationschirurg Prof. Zuber sagt, dass eine Abstoßungsreaktion nach den ersten Wochen normal sei. Durch die Vergabe von Immunsuppressiva ist die Infektgefahr bei Transplantatempfängern erhöht. Der körperliche und physische Stress für den Patienten erreicht in Phase C seinen Höhepunkt.

Phase D: Nachsorgephase

Der Patient wird aus der stationären Pflege entlassen und kehrt in sein soziales Umfeld zurück. Er muss zunächst täglich, dann in zunehmend größeren Abständen zu Kontrolluntersuchungen in die transplantationsmedizinische Ambulanz. Die Nachsorgephase umfasst praktisch das gesamte restliche Leben des Patienten.

Ärztliches Suggestivverhalten versus beziehungsethischer Kontraktualismus

Für den medizinischen Laien ist die Vorstellung zunächst stark verunsichernd und befremdlich, nur noch mittels eines Fremdorgans zu überleben. Der Arzt leistet daher auch Pionierarbeit, wenn er jemanden in relativ kurzer Zeit vom Sinn einer Organtransplantation überzeugen und sein Vertrauen gewinnen kann. Er erhöht faktisch mit jeder erfolgreichen, de facto schon mit jeder erfolgten Transplantation die Erfolgsquote der noch relativ jungen Disziplin der Transplantationschirurgie. Wie bereits angedeutet, agiert der Arzt im Aufklärungs- und Informationsgespräch stark suggestiv. Dabei haben sich am Ende von Phase A zwei mögliche ärztliche Grundhaltungen gezeigt, wobei der Patient in beiden Fällen durch das Verhalten des Arztes in die Objektrolle gedrängt wird. Zur selben Zeit ist aber die Kapazität des Patienten gefordert, autonome Entscheidungen zu fällen.

Die zwei zu beobachtenden ärztlichen Grundhaltungen sind:

(1) Der Arzt schließt nach den Voruntersuchungen die Option der Organtransplantation gänzlich aus und lässt dem Patienten keine andere Wahlmöglichkeit.

(2) Der Arzt empfiehlt die Organtransplantation auf eine stark suggestive Weise, die keine anderen Optionen und damit auch keine Autonomie (als «Freiheit der Wahl») einschließt.

Unter welchen Voraussetzungen es sich bei einem ärztlichen Verhalten wie (1) und (2) um Pseudopaternalismus, d. h. die Autonomie missachtende Interventionen unter dem Deckmantel des Paternalismus handelt, wird im Anschluss an die Fallbeispiele diskutiert. Dabei wird wie in Kapitel I die These vertreten, dass das Suggestivverhalten des Arztes auf einer Ebene von Wünschen und Intentionen ersten Ranges nicht zum Besten des Patienten, sondern im Interesse und zum Vorteil Dritter geschieht; etwa im übergeordneten Interesse von Wissenschaft und Forschung, im Fremdinteresse anderer Patienten oder im Eigeninteresse des Arztes. Das Wohlergehen des Patienten wird vom Arzt lediglich auf einer Ebene von Intentionen und Wünschen zweiten Ranges angestrebt und ist in der Wertigkeit dementsprechend positioniert. Der eigentliche und primäre Zweck, zu dem der Arzt im Aufklärungsgespräch Druck auf den Patienten ausübt, ist nicht, wie bei moralisch indiziertem Paternalismus gefordert, der Patient. Dennoch kommt es vor, dass der Arzt sein Verhalten für paternalistisch hält. Man kann aus diesem Grund auch von einem graduellen Autonomieverlust und einer Depersonalisierung des Arztes sprechen, ein Phänomen, das in medizinischen Institutionen unter hohem Belastungs- und Verantwortungsdruck häufig auftritt.

Erstaunlicherweise scheint sich gerade dort, wo die Regression und der Autonomieverlust des Patienten am größten sind, eine Chance aufzutun, dass Arzt und Patient füreinander gleichwertige Dialog- und Kontraktpartner werden. Der Patient ist zwar durch die außerordentlichen Bedingungen einer Organtransplantation psychophysisch stark in Mitleidenschaft gezogen und regrediert reaktiv, gilt aber dennoch vor dem Arzt über weite Strecken als substanziell autonomer Entscheidungsträger.

Der Arzt erweist dem Patienten einen Dienst, wenn er ihm Verhaltensregeln für dessen weitere Lebensführung gibt, die der Patient zu befolgen verspricht, zumal sie ihm die Transplantation überhaupt erst ermöglichen. Erweckt ein Patient beim Arzt bereits im Vorgespräch zu einer Organverpflanzung den Eindruck, die Anweisungen nicht oder nur ungenügend zu befolgen, wird er mit einer eher geringen Wahrscheinlichkeit ein Organ erhalten. Die zwischenmenschliche Begegnung von Arzt und Patient bestimmt über das weitere Schicksal des Patienten.

Die *implizite Regression* erreicht bei Transplantatempfängern ihren Höhepunkt, so dass von einem kindlich ergebenen Verhalten und einer fast religiösen Anbetungs- und Beschwörungshaltung des Patienten gegenüber dem Arzt gesprochen werden kann. Wir bezeichnen es als *implizite* und *verborgene* Regression, die sich vor allem in der Haltung des Patienten zeigt. Im Unterschied dazu wird die *explizite Regression* schon an der körperlichen Verfassung des Patienten deutlich, wenn dieser etwa Windeln trägt und künstlich per Magensonde ernährt wird.[30]

Die *vorbereitenden Untersuchungen* zu einer Organtransplantation werden von vielen Patienten als grenzüberschreitend, schmerzhaft und entwürdigend wahrgenommen. Der eigene Körper muss anderen überlassen werden, was nur auf einer Grundlage des Vertrauens gelingen kann. Der Arzt erscheint als Leit- und Identifikationsfigur des Patienten. Der Arzt als unmittelbare Bezugsperson ist es auch, der dem in der Autonomie eingeschränkten, stark regressiven Patienten den nötigen Respekt entgegenbringen kann, um trotz der Ausnahmesituation auf dessen verbliebene autonome Ressourcen zurückzugreifen, sie hervorzuholen und zu stärken.

4. Patientenversorgung

Nachdem einem Patienten die Option der Organtransplantation eröffnet wurde, werden in Phase A umfassende Untersuchungen an ihm durchgeführt. Der Patient wird nach etwa einer Woche mit einem Pager versehen und aus dem stationären Bereich entlassen. Sobald der Pager piepst und die Nachricht kommt, dass sich ein geeignetes Spenderorgan gefunden habe, sollte der Patient so schnell wie möglich auf die Station kommen.

Die Wartezeit auf ein Organ beträgt bei einem Herzen durchschnittlich zwei bis drei Jahre und bei einer Leber zwischen sechs und zwölf Monaten. In Phase B, der Wartephase vor einer Organtransplantation, erfolgen überbrückende Behandlungen. Nach der Transplantation beträgt die Aufenthaltsdauer im Intensivpflegebereich durchschnittlich eine Woche. Der postoperative Patient wird anschließend auf die Station verlegt. In Phase C wird er gegen anfangs fast immer auftretende Abstoßungsreaktionen behandelt.

Eine weitere Behandlungsschiene ist Phase D *(Nachsorgebereich)*. Der bereits transplantierte Patient kommt zu regelmäßigen Nachuntersuchungen ambulant in die Klinik, so etwa ein Herzempfänger alle neun Monate zur *Herzmuskelbiopsie*.

Selektion der Organempfänger. Den Patienten auf der Warteliste von *Eurotransplant* wird durch die ernsthaften Vorgespräche mit dem Arzt bewusst gemacht, dass nicht jeder ein Fremdorgan erhalten kann und dass man dazu bestimmte Voraussetzungen mitbringen muss:

1. ein gewisses Lebensalter und andere körperliche Voraussetzungen;

2. laut Prof. Zuber «ein gewisses Maß an Intellekt und Einsichtsfähigkeit», um die postoperative Therapie sicherzustellen (chronische Einnahme von Immunsuppressiva, regelmäßiges Erscheinen in der Ambulanz zu Kontrolluntersuchungen, Einhaltung von Diäten, Unterlassung gesundheitsabträglichen Verhaltens wie Rauchen et cetera);
3. den Willen zu Disziplin und Gehorsam im Sinn einer absoluten Unterwerfung unter die das Fremdorgan betreffenden ärztlichen Schutzbestimmungen und Verhaltensanweisungen.

Verdacht auf Paternalismus. Zwei zentrale Indikatoren für medizinischen Paternalismus bestehen bereits vor der Transplantation:

(1) das fundierte medizinische Expertenwissen des Arztes, der auf der Basis medizinischer Befunde und beruflicher Erfahrungswerte in hinreichendem Ausmaß über die Prognose des Patienten Bescheid weiß, um sich mit guten Gründen für oder gegen eine Organtransplantation zu entscheiden;

(2) das ärztliche Wissen um das persönliche Wohlergehen des Patienten, das schon in Phase A gegeben ist. Der Arzt weiß besser, was für den Patienten gut und am zuträglichsten ist und wie er sein prä- und postoperatives Leben führen soll, als der Patient selbst.

Der Patient kommt als medizinischer Laie an die Monopolstellung ärztlichen Wissens selbst beim besten Informationsstand nicht heran. Daraus folgt, dass gerade an einer Transplantationsstation das gegenseitige Vertrauen das Fundament der Arzt-Patienten-Beziehung bildet. Gerade hier tut sich aber die Gefahr des Missbrauchs auf.

Autonomie. Der Arzt lässt dem Patienten in vielen Fällen wenig Spielraum, um gegen eine Organtransplantation zu optieren, indem er ihm als medizinischer Experte klarmacht, dass es die letzte noch verbliebene Chance sei, und darauf hinweist, dass die Zeit dränge. Vor dem Hintergrund dieser Bedingungen – massive Bedrohung des Patienten, Zeitdruck, Wissen um tödliche Gefahr und keine alternative Wahlmöglichkeit mit realer Überlebens-chance – erscheint die Praxis des *informed consent* (Zustimmung des Patienten zur Behandlung nach seiner umfassenden Aufklärung) als rein bürokratischer Akt. In den wenigsten Fällen lehnt der Patient eine Behandlung ab, dem der Arzt mitteilt, dass es seine letzte Chance sei und er andernfalls in nächster Zeit qualvoll sterben müsse.

Der Patient überträgt dem Arzt die Verantwortung für sein Wohlbefinden und verliert damit vorübergehend die Autonomie. Sobald er nach der Organtransplantation das Bewusstsein wiedererlangt, wird er wieder als *autonom entscheidungsfähig* betrachtet. Die Autonomie des Patienten ist jedoch schon vorher, in Phase A und B, empfindlich verringert durch die Situation der Todesnähe, seiner *Verdinglichung* im Operationssaal und des schutzlosen Ausgeliefertseins an Arzt und Medizin. Unmittelbar vor, während und nach der Transplantation ist die Autonomie des Patienten wohl am beschränktesten. Nach der Organtransplantation bleibt die Autonomie weiterhin defizitär, da der Patient sich an die Anordnungen des Arztes halten und diesen vor jeder Entscheidung, wie auf Urlaub zu fahren, berufstätig zu sein, Sport zu treiben, um Rat und um Erlaubnis fragen muss. Der Patient hat in einem *stillschweigenden Pakt*, welcher jeder Organtransplantation vorausgeht, ein implizites Versprechen gegeben, dem Arzt in jeder Hinsicht die Treue zu halten.

5. *Fallbeschreibungen*

Das Menschenmögliche. Es handelt sich um einen Grenzgang, der mit jeder Organtransplantation aufgenommen wird. Die Grenze liegt zwischen Leben und Tod und betrifft das derzeit Menschenmögliche einer lebensrettenden und lebensverlängernden Organtransplantation.

Bei fast jedem Patienten genügt die Aufforderung, zu erzählen, wie es dazu gekommen sei, um ihn zum Reden zu bringen. In fast allen Gesprächen wird der Arzt zwischen den Zeilen zum Lebensretter stilisiert, der die ganze Hoffnung des Patienten in sich trägt. Der Transplantationschirurg, an den der Patient, mehr als Patienten anderer medizinischer Stationen, persönlich gebunden ist, fungiert als Navigator auf der Reise in ein neues Leben.

Mir fällt auf, dass ich im Gespräch mit Patienten bevorzugt *Umschreibungen* für das Faktum der Organtransplantation verwende, anstatt es direkt auszusprechen. Die meisten Gesprächspartner schildern ihre Geschichte weit ausholend, mit Akribie und detailgetreu. Am genauesten wird der Augenblick geschildert, als die Nachricht kam, dass das Organ eingetroffen sei.

Die Gespräche werden vom Transplantationschirurgen Prof. Zuber vermittelt. Er stellt mich dem jeweiligen Gesprächspartner vor und erklärt ihm kurz, dass es sich um eine wissenschaftliche Studie handle. Prof. Zuber sagt, dass ich die persönlichen Daten des Patienten erfragen müsse und dass sie selbstverständlich anonymisiert würden.

Die Patienten zeigen keinerlei Interesse am Inhalt der Studie. Bei meinem Erscheinen in den Krankenzimmern wirken viele zunächst nervös und verunsichert. Sie sind umso erleichterter, als sie erkennen, dass nichts Bedrohliches auf sie zukommt, sondern eine willkommene Abwechslung mit der Möglichkeit zur Reflexion.

Entscheidend ist, dass stets Prof. Zuber die Patienten darauf vorbereitet, von mir befragt zu werden. Und es ist auch Prof. Zuber, der die Auswahl der Gesprächspartner trifft. Alle stationären Patienten sind sofort einverstanden, nur von den ambulanten Patienten haben es manche eilig wegzukommen und lehnen kurzfristig ab.

Prof. Zuber hat die Rolle eines «allmächtigen Übervaters», der neues Leben zu schenken und zu einem *zweiten Geburtstag*, wie viele den Tag ihrer Organverpflanzung nennen, zu verhelfen vermag. Die Transplantatempfänger erscheinen mehr als Patienten anderer Stationen darum bemüht, dem Arzt zu gefallen und in seiner Gunst zu stehen.

Viele Patienten haben ein großes Mitteilungsbedürfnis. Sobald das Gespräch auf die Organtransplantation kommt, erscheinen sie im Denken sprunghaft und in der Rede zerfahren. Von der Herkunft des Organs und dem Organspender ist meist nur flüchtig die Rede. Aus fast jeder Schilderung geht hervor, dass der Organspender das Opfer eines Verkehrsunfalles und noch jung gewesen sei. Es erweckt den Eindruck, als ob diese klischeehafte Vorstellung für Transplantatempfänger noch am erträglichsten wäre. Mancher deutet ein Achselzucken an, wenn es um den Organspender geht, und macht eine allgemeine Bemerkung wie: «Tot ist tot» – oder: «Da habe ich kein schlechtes Gewissen.»

Einige interessieren sich nicht für die Herkunft ihres Organs und sind dazu übergegangen, den menschlichen Körper als Ersatzteillager, ähnlich Fahrzeugkarosserien, «technisch» zu betrachten.

Im Folgenden werden Fälle von Patienten geschildert, die in stationärer oder ambulanter Behandlung auf der Station sind. In der Beurteilung der Gespräche ist jeweils einzubeziehen, um welche Phase (A–D) es sich handelt, in welcher der Patient ist. Den Aussagen jedes Patienten ist ein bestimmtes Motto entnommen, das ein exemplarisches Merkmal seiner Einstellung gegenüber der Organtransplantation widerspiegelt.

Stationäre Patienten

Fall 1

Hannes Lutz, 50 Jahre, Landesbediensteter
«Der rote Faden»
(Voruntersuchungs- und Wartephase)

Herr Lutz ist ein fünfzigjähriger und jünger wirkender athletischer Mann. Er hat eine gewählte Ausdrucksweise und ist sofort gesprächsbereit. Das fast zwei Stunden dauernde Gespräch findet im Wartebereich der Station – am Ende des Korridors – statt. Es ist großteils ein Monolog von Hannes Lutz, der sich um Ordnung und

Fassung bemüht und die meiste Zeit unsichtbare Fusselchen von seiner Hose und seinen Pulloverärmeln zupft. Mehrmals überlegt er den Wortlaut einer von mir gemachten Bemerkung und korrigiert mich, als würde es bei jeder Formulierung um Feinheiten gehen. Er ist seiner Umwelt gegenüber aufmerksam und wach und bemerkt sofort, dass mich das Sonnenlicht blendet. Daraufhin nimmt er eine andere Sitzposition ein, um mir Schatten zu spenden.

Gegen Ende des Gesprächs versichert er mir mehrmals, dass nun wirklich der letzte Satz komme, redet dann aber immer noch weiter. Während des Erzählens beginnt er wieder mit dem Wegzupfen unsichtbarer Fusselchen von seiner Kleidung, als wolle er auch an seinem äußeren Erscheinungsbild, und nicht nur innerlich, alles in Ordnung bringen. Im Lauf des Gesprächs verweist Hannes Lutz auf seine beruflich erprobte Strategie eines «klaren Konzeptes», die er nun auch im Fall der bevorstehenden Lebertransplantation erproben wolle. In diesem Zusammenhang erwähnt er den «roten Faden», der für ihn wichtig sei und an dem er sich in der Wartephase auf das Organ orientieren wolle.

Laut seiner Schilderung wird Hannes Lutz vor rund dreißig Jahren im Rahmen einer Blutspende auf «Unregelmäßigkeiten» aufmerksam gemacht. Der Verdacht auf Hepatitis wird vom behandelnden Arzt ausgesprochen. Eine massive Gewichtsabnahme im Stellenwert von dreißig Kilogramm setzt ein, worauf eine internistische Untersuchung die Diagnose einer chronischen Hepatitis B und einer Leberzirrhose ergibt. Eine während sechs Monaten veranlasste *Interferon*-Therapie ruft starke Nebenwirkungen, wie hohes Fieber, hervor.

Hannes Lutz gibt an, vor sieben Jahren seine Gallenblase geopfert zu haben. Zwei Jahre später wird er neuerlich mit einem allerdings nebenwirkungsärmeren *Interferon* therapiert. Ende August diesen Jahres, unmittelbar vor einer geplanten Flugreise, ergibt eine Oberbauchsonographie bei Hannes Lutz einen verdächtigen Befund. Computertomographie und Magnetresonanz-

Untersuchung weisen nach, dass auf Hannes Lutz' Leber Tumoren sind. Für eine Tumorpunktion geht Hannes Lutz, er sagt: «brav», über Nacht an die Klinik. Die Tumorpunktion hat das Ergebnis, dass es sich um einen bösartigen Lebertumor (HCC) handelt, der aber noch nicht gestreut ist, also noch nicht metastasiert. Hannes Lutz wird *dringend* zur Transplantation geraten.

Der zuständige Transplantationschirurg Prof. Zuber klärt Hannes Lutz in einem Gespräch, das an dem Tisch stattfand, wo wir jetzt sitzen, im Beisein von dessen Frau über mögliche Risiken einer Organtransplantation auf. Hannes Lutz sagt, er habe großen Wert auf die Einbeziehung seiner Gattin gelegt, zumal sie alles aus erster Hand erfahren sollte und schließlich auch unmittelbar betroffen sei. Er hält kurz inne und verweist darauf, dass das bisher Gesagte *die Faktenlage* sei. Er räumt ein, dann gebe es noch den persönlichen Aspekt. Er sagt, es klinge alles «sehr lustig», aber die Frage sei, wie man damit umgehen solle.

Prof. Zuber habe ihn darauf hingewiesen, dass *Eile* angebracht sei. Er sei nun vor der Entscheidung gestanden, sich zu den vorbereitenden Untersuchungen (Phase A) stationär aufnehmen zu lassen. Seit 22. September diesen Jahres befinde er sich im Haus. Heute, am 12. Oktober, habe ihn Prof. Zuber bei *Eurotransplant* angemeldet. Er sei ab sofort auf der offiziellen Warteliste. Zu den verschiedenen überbrückenden Therapien (Phase B) zähle eine Chemoembolisation, um den Tumor zu verkleinern und um Zeit zu gewinnen. Hannes Lutz zitiert eine Ärztin der Station, die gesagt habe, er hätte möglicherweise noch einen schönen Urlaub verbracht, doch wäre das mit Sicherheit sein letzter gewesen.

Er spricht von einer «zweiten Chance». Medizinisches Personal und Ärzte charakterisiert er als freundlich und zugewandt. Er erwähnt ein «Gefühl des Sich-Wohlfühlens». Man sei «keine Nummer auf der Station». Der Umgang mit Patienten sei «persönlicher». Im Zuge der vorbereitenden Untersuchungen habe er ein Gespräch mit Frau Dr. Schenk geführt, einer Fachärztin für Psychiatrie und Neurologie. Auf meinen Einwurf, dass es gewiss eine psychisch belastende Situation für ihn sei, reagiert Hannes Lutz eher abschwächend. Im Gespräch mit Frau Dr. Schenk sei es um «Ängste» gegangen. Hannes Lutz sagt, das Wichtigste für jeden Menschen in einer solchen Lage sei, sich selbst Informationen zu beschaffen.

Er habe sich vor allem über das Internet informiert, aber irgendwann einen Schlusspunkt gesetzt, da es sonst ins Grenzenlose ausgeartet wäre. Er habe alles geregelt; für seine Gattin und die zweiundzwanzigjährige Tochter sei gesorgt. Es liege alles in seinem Schreibtisch bereit, falls es zum Schlimmsten kommen sollte. Mit seiner Gattin sei er übereingekommen, einmal und nicht wieder über «den Ernstfall» zu sprechen. Am Ende dieser Aussprache seien sie beide in Tränen ausgebrochen. Daraufhin sei er das Ganze systematisch angegangen und habe alles Nötige erledigt. Der «rote Faden» sei ihm dabei hilfreich gewesen. Er selbst habe sich als Patient viel leichter mit den Gegebenheiten abgefunden als seine Frau und seine Tochter.

Hannes Lutz sagt, die Umgebung reagiere unterschiedlich auf seine Situation. Manche hätten sich Infos besorgt und ihn damit verblüfft, andere verhielten sich hilflos und plump, indem sie ihn als «arm» und seine Frau als «noch ärmer» bezeichneten. Er habe keine Symptome wahrgenommen, bis auf eine zunehmende Müdigkeit; so habe er unmittelbar nach dem Frühstück und gleich nach dem Mittagessen mehrere Stunden geschlafen. Menschen seiner Umgebung hätten ihm gesagt, dass er ein graues Gesicht habe. Hannes Lutz sagt, die Gespräche mit seinem Bettnachbarn Friedrich Weiß, der mir von Prof. Zuber als «einer mit *derselben* Krankengeschichte wie Herr Lutz» vorgestellt wurde, seien für ihn stützend. Von Friedrich Weiß habe er viel gelernt. Manchmal redeten sie lange Zeit hindurch nichts, dann wieder entwickle sich ein angeregter Gedankenaustausch.

Einer Selbsthilfegruppe wolle er nicht beitreten. Bevor er sich zur Transplantation entschlossen habe, habe er verschiedene Ärzte aufgesucht. Fünf Ärzte hätten fünf unterschiedliche Meinungen ergeben. Er orientiere sich nunmehr an dem «roten Faden» und gehe diesen Weg, wie er es auch im Beruf getan habe. Da er pragmatisiert sei und nur halbtags gearbeitet habe, werde er danach möglicherweise zur Einschulung neuer Mitarbeiter herangezogen. Es sei für ihn derzeit leichter, auf der Station als einem neutralen Ort zu sein, als zuhause, wo ihn so viele Erinnerungsstücke, z. B. eine von einer Reise mitgebrachte Südseemuschel, von seinem «roten Faden» ablenkten. Er habe seiner Frau neulich Kummer gemacht, als er ihr versprach, am Wochenende mit ihr Pilze zu suchen. Letztlich sei er gegen seine Ankündigung wegen anhaltenden Fiebers doch nicht entlassen worden. Seine Frau sei arg enttäuscht gewesen. In Zukunft mache er ihr nur noch Versprechungen, die er auch einhalten könne, und nur wenn er seine Entlassung schwarz auf weiß habe. Er habe auch sein neues Rennrad testen wollen, das er sich «für danach» gekauft habe. Einmal rutscht Hannes Lutz das Wort «meine Hinterbliebenen» für seine Angehörigen heraus. Er bemerkt es und meint lächelnd, dass man sich seinen Humor erhalten müsse.

Der Chirurg Dr. Braun erklärt, bei Herrn Lutz würden Chemoembolisationen durchgeführt. Dabei würden Gefäße verschlossen, worauf sich der Tumor im besten Fall verkleinere.

Fall 2
Kurt Auer, selbstständig, 55 Jahre
«Wohl oder übel»
(Nachsorgephase)

Kurt Auer ist ein sympathischer und freundlicher Mittfünfziger. Im Gespräch bleibt er allerdings reserviert und gibt nur wenig Einblick in seine Gedanken und Gefühle.

Seit dreieinhalb Jahren hat Kurt Auer ein Herztransplantat. Er wirkt äußerlich gesund und hat eine frische Gesichtsfarbe. Er hat eine Frau und zwei Töchter. An seinem Hals zeugt ein großes

Heftpflaster vom Zweck seines Aufenthaltes. Die Wunde rührt von der Herzbiopsie her, die vierteljährlich stationär durchgeführt wird.

Kurt Auer scheint sich lächelnd mit seiner Lage abgefunden zu haben, bringt jedoch im Verlauf des Gesprächs seine Unzufriedenheit darüber zum Ausdruck, nicht mehr so leistungsfähig wie früher zu sein. Er gehört zu jenen Patienten, welche den Status nach der Transplantation nicht idealisieren, sondern kritisch betrachten. Er weist auf die zwanzig Tabletten hin, die er täglich einnehmen müsse. Der ganze Tag sei nach der Tabletteneinnahme ausgerichtet. Es sei ihm nicht möglich, einfach wegzufahren, da er bestimmte Zeiten für die Medikamenteneinnahme einzuhalten habe. Auch habe er von den Medikamenten massive Nebenwirkungen, die er zum Beispiel morgens durch den Verzehr eines Jogurts bekämpfe. Kurt Auer ist noch immer halbtags in seiner Firma als Textilwarenhändler aktiv. Er sagt, bis zu Mittag arbeite er, und räumt lächelnd ein, dass ihm länger zu arbeiten nicht mehr möglich sei. Kurt Auer erzählt, dass bei ihm eine Herzschwäche festgestellt worden sei. Er sei zunächst sechs Monate lang ambulant versorgt worden und «noch nicht im Computer», d. h., auf der Warteliste von *Eurotransplant* gewesen, da er noch beruflich einiges zu regeln gehabt habe.

Kurt Auer sagt, er habe der Transplantation nicht sofort zugestimmt, sondern gezögert. Es sei eine schwere Entscheidung gewesen. Ihm sei von den Ärzten gesagt worden, dass fünfzig Prozent der Patienten in der Wartezeit versterben würden. Das habe einen gehörigen Druck auf ihn ausgeübt. Ein weiteres halbes Jahr später habe er das Transplantat empfangen. Am Wochenende sei ein Anruf gekommen, dass es so weit sei. Kurt Auer sei in die Klinik geeilt, doch sei die Transplantation auf sonntagmorgens verschoben worden. Der Spender sei unter Medikamenteneinfluss gestanden, und die so genannte Schwebezeit bis zum Ablaufen der Wirkung der Medikamente sei einzuhalten gewesen. Das Organ sei eingeflogen worden.

Kurt Auer erzählt schmunzelnd vom Desinfektionsbad *(Betaisodona)*, in das er vor der Transplantation gekommen sei, und von einer «Enthaarungsprozedur». Postoperativ sei er etwa sechs Stunden im Tiefschlaf gelegen. Er habe keine Erinnerung an Gespräche nach dem Erwachen. Nach dreizehn Tagen sei er nachhause entlassen worden. In der ersten Woche nach der Transplantation sei er noch täglich ambulant zur Blutabnahme und zu Infusionen auf die Station gekommen, später nur noch einmal pro Woche. Bei der jedes dreiviertel Jahr stattfindenden Herzbiopsie würden acht Probestücke entnommen. Das Ergebnis würde benotet werden. Kurt Auer sagt, es gebe eine Skala von 0 bis 8. 0 sei am besten. Bei 2 dürfe man nicht mehr heimgehen und werde stationär aufgenommen.

Am Ende der Voruntersuchungsphase werde ein Abschlussgespräch geführt. Der behandelnde Arzt habe zu Kurt Auer gesagt, dass die Entscheidung bei ihm liege. Kurt Auer sagt, *das Ethische* verdrängt zu haben. Auf die Frage, ob er über die Identität des Organspenders etwas wisse, nickt Kurt Auer heftig und gibt an, dass es ein zwanzig- bis dreiundzwanzigjähriger Schwede gewesen sei, vermutlich ein Motorradunfallopfer.

Kurt Auer erzählt, dass er nur noch kurz ins Wasser hinein und gleich wieder heraus gehen könne, da ihm Schwimmen nicht möglich sei. Auch Steigungen würden ihm schwer fallen, er werde von jeder Anstrengung müde. Die Nebenwirkungen der Medikamente seien massiv, Folgeerkrankungen zahlreich. Kurt Auer sagt, dass er es in den Beinnerven habe und dass er auch ein Medikament gegen Durchblutungsstörungen einnehmen müsse. «Zucker» habe er noch keinen, doch viele andere Transplantatempfänger seien zuckerkrank geworden.

Aus Kurt Auers Augen sprüht der Ehrgeiz, und es scheint mir, als würde er gern wieder Sport treiben können. Ich frage ihn nicht nach Gefühlen, da er sich seit der Frage nach der Identität des Organspenders merklich zurückgezogen hat. Das Gespräch mit Kurt Auer hinterlässt den Eindruck, die Transplantation sei für ihn ein in Kauf genommenes Übel gewesen, zu dem er sich nur angesichts fehlender Alternativlösungen entschloss.

Fall 3
Friedrich Weiß, 60 Jahre, Schlosser im Ruhestand
«Das Geburtstagsgeschenk»
(Postoperative Phase)

Friedrich Weiß wurde mir von Hannes Lutz (Fall 1) als «Vorbild» und «faszinierender Mensch» angekündigt. Während des Gesprächs mit Friedrich Weiß liegt Hannes Lutz im Nachbarbett und hört einige Zeit über Kopfhörer Musik. Anschließend zupft er, bis zum Hals zugedeckt, an einem Plüschtier und postiert es schließlich auf dem Nachtkästchen.

Als ich zu Friedrich Weiß komme, liegt er im Bett und trägt einen sterilen Mundschutz gegen die Infektionsgefahr. In den folgenden Tagen liegt er ohne Mundschutz im Bett. Er ist ein vom Land stammender kultivierter Mann. Er wirkt geschwächt und spricht mit einer leisen, dünnen Stimme.

Am vierten September, als er beim Holzhacken gewesen sei, habe ihn die Ärztin verständigt, dass eine geeignete Leber eingetroffen sei. Friedrich Weiß sagt, er habe Holz gehackt, damit alles gerichtet sei. Er habe vor der Organtransplantation noch alles Wichtige erledigen wollen. Nach dem Anruf der Ärztin habe er sich gewaschen; ein Rettungsfahrzeug habe ihn zum Krankenhaus gebracht. Dort sei er den routinemäßigen Vorbereitungsprozeduren unterzogen worden, dem Desinfektionsbad und der Ganzkörperrasur. Nach der Transplantation sei er eine Woche auf der Intensivstation gelegen. Bald darauf sei sein Bauch zu einer Kugel geworden. Er sei punktiert worden, und 4,5 Liter reine Gallenflüssigkeit seien abgeleitet worden. Im Anschluss sei er nochmals operiert worden. Aufgrund seines geschwächten Immunsystems leide er an einer Herpesinfektion, dem normalerweise ungefährlichen Cytomegalie-Virus und Brechdurchfall.

Friedrich Weiß verkündet, dass morgen sein Geburtstag sei. Er habe nach seiner Anmeldung bei *Eurotransplant* eine große Hoffnung verspürt. Im Zuge der Voruntersuchungen habe er ein

Gespräch mit der Psychiaterin Frau Dr. Schenk gehabt, die ihm das Antidepressivum *Gladem* verschrieben habe. Friedrich Weiß hat Tränen in den Augen, als er davon spricht, sobald er von hier entlassen werde, nochmals zu Frau Dr. Schenk zu gehen, da er sicher noch etwas von ihr brauche.

Als Friedrich Weiß vom Bergsteigen und Tourenskigehen erzählt und anmerkt, seine Tourenski noch nicht weggeworfen zu haben, er könne sie ja gegebenenfalls abschneiden und zum Gehen verwenden, widerspricht ihm Hannes Lutz heftig und sagt, dass das gewiss nicht nötig sei. Er bekräftigt Friedrich Weiß im Glauben, dank des neuen Organs in kurzer Zeit wieder voll leistungsfähig zu sein. Friedrich Weiß betont das Faktum des neuen Organs und gibt zu verstehen, welches Geschenk und welche Chance das sei. Nun habe er morgen Geburtstag – und er habe ein neues Organ! Friedrich Weiß gibt sich so, als ob er der glücklichste Mensch wäre und als ob es nichts Schöneres gebe, als ein Organ transplantiert zu bekommen.

Fall 4
Sonja Bauer, 55 Jahre, Landwirtin und Inhaberin einer Buschenschank
«Umsorgt wie eine Prinzessin»
(Postoperative Phase)

Zu Sonja Bauer werde ich nicht ohne sterile Schürze und Mundschutz vorgelassen, da ihr erst vor einer Woche ein Herz transplantiert wurde. Sie liegt in einem abgedunkelten Einzelzimmer und scheint über meinen Besuch (über das Aufsehen, das sie mit der Organtransplantation erregt) erfreut. Sie bedeutet einer Schwester, ihr erst später das Mittagessen zu servieren.

Sonja Bauer ist eine ländlich wirkende kurzhaarige Frau mit schlichten, kompakten Gedanken. Ihre Wangen sind auffallend rot. Das Gespräch scheint sie nicht anzustrengen, sondern zu freuen. Sie wirkt auf mich wie eine von allen Seiten umsorgte Prinzessin;

ein einfaches Mädchen, das auf einmal, mit einem neuen Herzen, Prinzessin spielen darf. Da es außer einem Rollstuhl in dem schmalen Zimmer keine Sitzgelegenheit gibt, erlaubt mir Sonja Bauer, mich zu ihr aufs Bett zu setzen.

Da ich Sonja Bauer so kurz nach der Transplantation nicht überfordern möchte, räume ich ein, jetzt wohl besser zu gehen und vielleicht ein andermal wiederzukommen. Sonja Bauer winkt ab und erzählt, im Jahr '84 eine Herzklappe erhalten zu haben. Zwei Jahre später habe ihr der Arzt mitgeteilt, dass sie ein neues Herz bekommen solle. Sonja Bauer sagt, dass sie sich erst im November des Vorjahres, fünfzehn Jahre später, zur Transplantation entschlossen habe. Sie habe die ganze Zeit einen Druck gespürt, als ob ihre Leber zu groß gewesen wäre. Bei der Voruntersuchung habe sie schlechte Blutwerte gehabt. Seit dem zweiten Januar sei sie auf der Warteliste von *Eurotransplant* gewesen, und am vergangenen Donnerstag sei sie operiert worden. Sonja Bauer sagt, ihre Angehörigen kämen sie jetzt häufig besuchen, weil sie «neugierig» seien. Sie meint, dass sich die häufigen Besuche auf ihren Status als Organempfängerin und nicht auf sie als Mensch und Person bezögen. Sie bekennt, dass die Besuche für sie anstrengend seien.

Fall 5
Klaus Schwarz, 63 Jahre, Dipl.-Ing., Architekt im Ruhestand
«Der Mensch als Maschine»
(Nachsorgephase)

Klaus Schwarz ist ein unauffällig aussehender Mann mit einem Schnauzbart. Er liegt im Bett und ist an eine Infusion angeschlossen. Auf mein Versprechen, ihn nicht lang aufzuhalten, meint er, dass die Infusion ohnehin länger laufe. Er spricht langsam und überlegt. Als die Rede auf seine Transplantation kommt, richtet er den Blick schräg zur Decke empor; sein Sprechtempo wird schneller. Klaus Schwarz sagt, seit 1957 leide er an Hepatitis C, er wisse aber erst seit 1997 um diese Diagnose. Er sagt: «Siebenundfünfzig habe ich eine Hepatitis C *abgefangen.*» Dann seien eine Leberzirrhose und Leberkrebs hinzugekommen. Plötzlich sei ein sonographischer Befund nicht in Ordnung gewesen. In den Jahren bis zur Transplantation sei er ständig medizinisch überwacht worden. In der Leberambulanz sei der Versuch einer *Interferon*-Therapie unternommen worden, doch sei damals noch keine Kombinationstherapie angeboten worden. Schließlich sei der Tumormarker hinaufgegangen. In H. habe der Hepatologe einen vier Zentimeter großen Tumor auf der Leber geortet. Der Mediziner habe schonungslos zu ihm gesagt, dass das Einzige, was noch helfen könne, ein Organaustausch sei. Im Herbst vor drei Jahren sei Klaus Schwarz zu den Voruntersuchungen in die Klinik gekommen. Ein halbes Jahr später habe er das neue Organ erhalten.

Den Zustand nach der Transplantation beschreibt Klaus Schwarz genauer und drastischer als alle anderen Gesprächspartner. Er sagt, er habe nach dem Erwachen das Gefühl gehabt, als ob eine Straßenbahn über ihn drübergefahren sei. Er sei überall festgebunden gewesen. Einen Tag später habe er bei geschlossenen Augen Depersonalisationsphänomene erlebt. Er habe sich selbst im Bett liegend und seinen Lebensfilm vorbeilaufen gesehen. Sobald er die Augen geöffnet habe, sei dieser Eindruck vergangen.

Klaus Schwarz spricht bei abgewandtem Blick und mit fassungslosem Gesichtsausdruck. Unaufgefordert vertieft er die Schilderung seines postoperativen Erlebens. Da die vielen Schläuche an ihm und um ihn herum aus Venül gewesen seien, habe es stark nach Venül gerochen. Er habe plötzlich bei geschlossenen Augen geglaubt, in einem mit Venül austapezierten Zimmer zu sein. Aus den Wänden des Zimmers seien Figuren mit einer Hand, einem Bein, einem Kopf gewachsen. Er habe das Gefühl gehabt, zu fliegen. Das sei drei Nächte lang so geblieben.

Ich nenne das Wort «Halluzinationen». Klaus Schwarz sagt, dass man es auch «Jenseitserlebnisse» nennen könne. Er scheint es auf die Wirkung der Medikamente zurückzuführen. Er fährt mit der

Beschreibung fort und sagt, dass das Krankenzimmer plötzlich ein alter Wintergarten geworden sei.

Klaus Schwarz gibt zu verstehen, dass er nicht wissen wolle, woher das Organ sei. Er erwähnt, früher Automechaniker gewesen zu sein. Als solcher betrachte er auch seine Situation. Wenn bei einem Auto ein Teil auszutauschen sei, könne man ihn auch von einem fahruntüchtigen Autowrack abziehen.

Klaus Schwarz sagt, dass 35 Jahre vor seiner Transplantation sein Vater gestorben sei. Er habe sich daraufhin seine eigene Lebenserwartung ausgerechnet. Er sei zu dem Ergebnis gekommen, ohne Behandlung und Transplantation das Jahr 2000 nicht mehr erlebt zu haben. In den Jahren '57, '58, '59, auf Kur in F., sei es ihm nämlich nicht gut gegangen. Klaus Schwarz sagt, dass er jetzt wieder Rad fahren und bergsteigen könne. Zuhause habe er seine Familie, ein großes Haus mit Garten, wo immer etwas zu tun sei. Er züchte Bienen und repariere die Fahrzeuge der ganzen Familie. Seine Frau und er erledigten einen unbezahlten Job, wenn sie die Enkelkinder für die im Obergeschoss lebende Tochter hüteten.

Klaus Schwarz erzählt, dass sein Nachbar zu ihm gesagt habe: «Einer muss für dich sterben», bevor er zur Organtransplantation in die Klinik gerufen worden sei. Er sei an dem Tag auf der Alm gewesen; prächtiges Wetter habe geherrscht. Er habe Motorradfahrer gesehen. Abends habe Prof. Zuber angerufen und ihm mitgeteilt, dass eine Leber eingetroffen sei.

Klaus Schwarz gibt an, gerade mitten in einer Autoreparatur und ganz schmutzig gewesen zu sein. Er habe sich die Hände gewaschen und einen Bissen der Jause verzehrt, die seine Frau vorbereitet gehabt habe. Es sei einen Tag vor seinem Geburtstag gewesen. Klaus Schwarz sagt, dass er früher gern sauniert habe; Transplantatempfängern sei es jedoch wegen der Infektionsgefahr verboten. Nach der Transplantation sei er einen Monat stationär in der Klinik verblieben. Nach zehn Tagen habe ihn Prof. Zuber heimschicken wollen, doch durch ein Loch im Zwerchfell sei es zur Komplikation gekommen und er sei noch länger geblieben.

Fall 6
Fritz Nagler, 62 Jahre, Angestellter im Ruhestand
«Es wird schon werden»
(Nachsorgephase)

Fritz Nagler befindet sich im Bett von Hannes Lutz, der zu diesem Zeitpunkt bereits nachhause entlassen worden ist. Im Nebenbett liegt Friedrich Weiß, noch sediert nach einer Bronchoskopie.

Fritz Nagler ist ein erschöpft wirkender freundlicher Mann mit einer einfachen und unverblümten Ausdrucksweise. Da er schlecht hört, bittet er mich, etwas lauter zu sprechen. Fritz Nagler erscheint mir infolge seines Schwächezustandes stark regressiv. Er berichtet, in den acht Monaten nach seiner Herztransplantation insgesamt nur vier bis sechs Wochen zuhause gewesen zu sein. Vor der Transplantation habe er unter starker Atemnot gelitten. Im Februar 2001 habe er das neue Herz erhalten. 1983 wurde an ihm eine Bypass-Operation durchgeführt, 1994 eine zweite Bypass-Operation. Nach den Voruntersuchungen habe er zwei Jahre lang auf das Herz gewartet. Auf die Frage, wie es ihm gehe, sagt Fritz Nagler, dass es ihm vom Herzen her nicht schlecht gehe. Doch habe er viele Viren eingefangen; einmal eine Lungenentzündung, einmal einen Pilz auf der Lunge gehabt, mehrmals das Cytomegalie-Virus (CMV). Er sei schwach, fühle sich aber sonst gut. Er habe achtundzwanzig Kilogramm abgenommen seit Februar (seit der Transplantation). Auf meine Frage, wie seine Gattin reagiert habe, erwidert Fritz Nagler, dass sie eine starke Frau sei. Fritz Nagler bemerkt stolz, drei Söhne, eine Tochter und elf Enkelkinder zu haben.

Ambulante Patienten

Fall 7
Johann Mirkovic, etwa 60 Jahre, Angestellter
«Es ist alles ganz normal und in Ordnung»
(Nachsorgephase)

Johann Mirkovic ist ein ambulanter Patient, der sich nach der Kontrolluntersuchung (Blutabnahme) bereit erklärt, mir ein paar Fragen zu beantworten. Die meisten ambulanten Patienten haben es eilig, nach der Blutabnahme um halb acht Uhr morgens so schnell wie möglich wieder die Station zu verlassen. Johann Mirkovic setzt sich im Wartebereich der Ambulanz auf einen Stuhl und presst das etwa zehnminütige Gespräch hindurch einen Mulltupfer auf seine angestochene Armvene. Er ist eher kräftig gebaut, hat eine gesunde Gesichtsfarbe, dichtes lockiges graumeliertes Haar und ist im Gespräch freundlich und einsilbig. Seine Sätze kommen abgehackt und scheinen etwas offen zu lassen. Er scheint am Ende seiner Bemerkungen abzuwarten, ob ich ihm glaube oder noch weiter nachfragen will. Er lächelt nach jedem Satz vielsagend und erweckt den Eindruck, als handle es sich bei einer Organtransplantation um eine Bagatelle. Johann Mirkovic umreißt seinen Fall mit wenigen Worten, als ob es nichts Besonderes wäre. Er sagt, nach einem Schlaganfall in den Ruhestand getreten zu sein. Er habe massive Atemprobleme gehabt und sei vor die Entscheidung gestellt worden, sich ein Herz transplantieren zu lassen. Nach drei Monaten Wartezeit habe er ein Herz erhalten. Nach der Transplantation sei er neun Tage auf der Intensivstation gelegen. Zwölf Tage später sei er nachhause entlassen worden. Er nehme acht Tabletten am Tag.

Ich frage nach der Reaktion seiner Familie auf die Transplantation. Er antwortet, seine Familie habe «geschaut» (gestaunt). Auf die Frage nach seinem Wissen um die Herkunft des Organs, gibt Johann Mirkovic prompt an, dass es das Herz eines neunzehnjährigen Burschen aus Saarbrücken in Deutschland sei. Er habe nicht danach gefragt; es sei ihm von selbst mitgeteilt worden. Als es um die näheren Umstände der Organtransplantation geht, wird Johann Mirkovic für einen Augenblick redselig: Er sei um 20.45 Uhr abends zuhause angerufen worden. Er sei unentschlossen gewesen, ob er nun in die Klinik kommen solle oder nicht. Um fünf Uhr morgens sei alles vorbei gewesen.

Fall 8

Mahmud Antessari, 49 Jahre, persischer Abstammung, Dipl.-Ing. im Bauwesen

«Den Dingen das nötige Gewicht beimessen»

(Nachsorgephase)

Mahmud Antessari ist ein ambulanter Patient, der mir durch seinen dunkleren Teint, seine dynamische Körpersprache, sein Temperament, die sportliche Figur und eine starke Parfumnote auffällt. Im Widerspruch zu seinem sonstigen Erscheinungsbild steht, dass er einen Mundschutz trägt, wodurch man nicht sein ganzes Gesicht sieht.

Mahmud Antessari setzt sich nach der Blutabnahme im Stationskorridor neben mich und beginnt sofort zu reden. Er ereifert sich über die aktuelle politische Lage und scheint mich für eine Journalistin zu halten. Mehrmals gibt er mir den Tipp, etwas in meinen Artikel hineinzunehmen. Eingangs frage ich Mahmud Antessari, welches Organ er empfangen habe. Er erwidert kurz und schnell: «Herz», und spricht zunächst bei einem anderen Thema weiter. Vor elf Jahren habe er das Herz erhalten. Er schaffe es, voll berufstätig zu sein, was ungemein wichtig für ihn sei. Als ich ihn, so wie jeden Patienten, nach seinen «Rahmendaten» (Alter, Beruf et cetera) frage, gibt er mir seine Visitenkarte. Er betont, wie wichtig der Beruf für ihn und alle Menschen sei. Mahmud Antessari sagt, dass «Menschsein Tätigsein und Aktivsein bedeute». Er prangert soziale Missstände und Kassengebühren an. Vor der Transplantation habe er sich kraftlos gefühlt und sei nicht einmal geringfügig belastbar gewesen. Jetzt sei er sogar im Außendienst, er überwache den Straßenbau.

Die Geschichte seiner Transplantation schildert Mahmud Antessari folgendermaßen: Er habe unter Atemnot gelitten und sei schlaflos gewesen. Um zwei Uhr morgens sei der Anruf gekommen, dass ein geeignetes Spenderorgan gefunden worden sei. Mahmud Antessari gibt an, kurz überlegt zu haben, selbstständig mit dem Auto zur Klinik zu fahren. Seine Frau habe ihn jedoch davon abgebracht. Er sei mit dem Taxi gekommen. Zehn Tage nach der Transplantation sei es ihm sehr gut gegangen. Dann seien massive Abstoßungsreaktionen eingetreten, die sich symptomatisch als Zittern und mit hohem Fieber bemerkbar gemacht hätten. Er sei mit starken Medikamenten therapiert worden, da er einen Wasserbauch gehabt habe. Es sei noch zu etlichen Abstoßungen gekommen. Nach neun Monaten habe er seine Arbeit wieder aufgenommen.

Auf meine Frage, wie es ihm persönlich ergangen sei, gibt Mahmud Antessari an, dass er gefürchtet habe, sein Kind könne die persische Sprache verlernen, wenn er versterben sollte. Zu diesem Zeitpunkt sei sein Sohn viereinhalb Jahre alt gewesen.

Seine Frau beschreibt Mahmud Antessari als «sehr tapfer». Er betont, man müsse «selber kämpfen».

Wie Hannes Lutz, der am Beginn der Wartephase steht, sagt auch Mahmud Antessari in der Nachsorgephase, dass man «realistisch sein» müsse. Er nehme zehn, zwölf Tabletten am Tag. Er räumt ein, dass sich die Wertigkeiten verschieben würden. Seine Frau und er würden sich nicht mehr wegen Kleinigkeiten streiten. Es gehe darum, den Dingen die nötige Gewichtung beizumessen.

Mahmud Antessari sagt, Gesundheit sei der oberste Wert, dann folge der Job. Zur Identität des Organspenders kann er nur soviel sagen, dass es ein «großer Mann aus Österreich» gewesen sei. Es hätte bei ihm aber wegen seines eher kleinen Wuchses ebenso gut eine Frau sein können, bekennt er lachend und betont, dass man sich stets seinen Humor erhalten müsse. (Vgl. die entsprechende Bemerkung von Hannes Lutz in Fall 1.) In Bezug auf die Organspende und damit verbundene Umstände meint Mahmud Antessari, dass der Mensch ein Opfer seiner Vorurteile sei. Zum Schluss zitiert er Sokrates: «Ohne Gott kann man auch ein gutes Leben führen.»

Fall 9
Adolf Tischberger, 59 Jahre, Kraftfahrer im Ruhestand
«Unsicherheit und Skepsis»
(Wartephase)

Adolf Tischberger ist auch unter den ambulanten Patienten, hat jedoch noch kein Transplantat erhalten, sondern steht in der Phase des Wartens auf eine Herz-Lungen-Transplantation. Ihm sind eine gewisse Unsicherheit und Skepsis anzumerken. Er ist in Begleitung seiner Gattin und wartet auf einen Arzt. Um den Arzt nicht zu verpassen, bleiben wir am Korridor der Station. Während seine Frau die meiste Zeit am Ende des Korridors Ausschau hält, erzählt er mir seine Geschichte.

Adolf Tischberger ist ein kleiner, kränklich wirkender Mann mit rot geplatzten Äderchen im Gesicht und einer großen Weitsichtigkeitsbrille. Er hat breite fächerartige Hände, mit denen er beim Sprechen heftig gestikuliert. Er erscheint ratlos und hilflos, da er seit einer Lungendrucksenkung nicht mehr schlafen könne. Seine Gattin bestätigt das, als sie auf dem Stationskorridor hinzukommt. Seit dieser Maßnahme sei es überhaupt zu Ende mit Schlafen. Davor habe er es wenigstens gegen drei Uhr morgens zu etwas Schlaf gebracht, wenn er sich kalt abgeduscht und nass ins Bett gelegt habe. Jetzt sei seine Atemnot so groß und überkomme ihn in den Beinen ein unerträgliches Kribbeln, von der Hüfte abwärts, weshalb weder er noch seine Frau schlafen könnten. Dass etwas mit ihm nicht stimme, habe er daran gemerkt, dass er nicht einmal aufrecht sitzend schlafen habe können. Er sei appetitlos gewesen, ihm sei schwindelig und übel geworden. Als er vor drei Jahren in der Klinik gewesen sei, habe man ihn heimgeschickt, da das Herz «noch nicht so schlecht» gewesen sei. Seit der erwähnten Lungendrucksenkung sei es schlechter geworden, und kein Schlafmittel könne dagegen helfen. Die Organtransplantation *müsse* sein. Es sei laut Auskunft der Ärzte der einzige Ausweg.

Adolf Tischberger sagt, dass ihm seine Gattin mit unermüdlichen Massagen eine große Unterstützung sei. Vor dem Beginn der Voruntersuchungen sei es ihm allerdings wesentlich besser gegangen. In einer Privatklinik, wo er gewesen sei, habe er wieder schlafen können. Der Leidensdruck und das Kribbeln seien ungeheuer groß. Als ich ihn frage, wie es zu der Krankheit gekommen sei, sagt Adolf Tischberger, dass er vor elf Jahren einen Herzstillstand erlitten habe. Ein Jumbo sei gekommen, ein Notarzt; nach acht Minuten sei er «wieder da» gewesen. Bei Adolf Tischberger und seiner Frau ist ein gewisser Argwohn gegenüber dem, was man mit ihm vorhat, zu bemerken.

6. Diskussion

Die folgenden, aus den Fallgeschichten stammenden Zitate dokumentieren die Stimmung und verbreitete Verhaltensweisen im Verhältnis zwischen Arzt und Patient, insbesondere beim so genannten Aufklärungs- und Informationsgespräch:

(1) Hannes Lutz gibt an, vor sieben Jahren seine Gallenblase geopfert zu haben.

Trotz des Versuchs, alles «realistisch zu betrachten» und genauso strategisch vorzugehen wie in seinem Beruf, liegt eine persönliche, stark emotionale Bindung und Identifikation des Patienten mit seinem Körper vor, weshalb Hannes Lutz den Verlust seiner Gallenblase als «Opferung» bezeichnet.

(2) Die Tumorpunktion zeigt das Ergebnis, dass es sich um einen bösartigen Lebertumor handelt, der aber noch nicht «gestreut» sei, also noch nicht metastasiere. Daraufhin wird Hannes Lutz dringend zur Transplantation geraten.

Im Anschluss an die Eröffnung der medizinischen Befunde gibt der Arzt dem Patienten den Hinweis, dass die Transplantation *dringend* geboten sei. Der Patient möchte näher informiert werden. Das Arzt-Patient Verhältnis ist jedoch nicht personbezogen genug, um vom Arzt als Patient genau über die Umstände einer Transplantation aufgeklärt zu werden. Hannes Lutz ist zur Recherche auf das Internet angewiesen und fühlt sich bald von Informationen überflutet. Er holt eine Reihe von ärztlichen Meinungen ein, die stark divergieren und ihn noch weiter verunsichern.

(3) Der Transplantationschirurg Prof. Zuber habe ihn darauf hingewiesen, dass Eile angebracht sei, sagt Herr Lutz. Er sei nun vor der Entscheidung gestanden, sich zu den vorbereitenden Untersuchungen stationär aufnehmen zu lassen.

Wenn der Arzt dem Patienten die Option einer Organtransplantation eröffnet, mit suggestiven Worten wie: «Es eilt», kann das vom Patienten wohl nur so verstanden werden, als dass für ihn *keine andere Möglichkeit* mehr bestehe.

(4) Kurt Auer sagt, er habe der Transplantation nicht sofort zugestimmt, sondern gezögert. Es sei eine schwere Entscheidung gewesen. Ihm sei von den Ärzten gesagt worden, dass fünfzig Prozent der Patienten in der Wartezeit versterben. Das habe auf ihn einen gehörigen Druck ausgeübt. Ein weiteres halbes Jahr später habe er das Transplantat empfangen.

Der Patient hat nach dem ärztlichen Aufklärungsgespräch zunächst gezögert und Skepsis gegenüber der Organtransplantation gezeigt. Daraufhin hat der Arzt ihm zu verstehen gegeben, dass er sich beeilen müsse. Der Arzt hat diese Aussage mit der Bemerkung untermauert, dass die Hälfte der potenziellen Organempfänger auf der Warteliste von *Eurotransplant* in der Wartezeit verstorben sei.

Das Verhalten des Arztes kann als Eingriff in die Autonomie im Sinn eines das Patientenwohl verfolgenden Paternalismus bewertet werden, sofern der Arzt tatsächlich im alleinigen Interesse des Patienten die Suggestivaussagen getroffen hat. Ebenso kann es sich hier jedoch um *Pseudopaternalismus* handeln. Gerade in medizinischen Kontexten, wo es um Vertrauen und Fürsorge geht, besteht die Gefahr, pseudopaternalistisches Verhalten allzu leicht mit paternalistischem Verhalten zu verwechseln. Im Einzelfall wäre zu prüfen, ob die Bedingungen für paternalistisches Handeln erfüllt wurden oder nicht.

(5) Am Wochenende sei ein Anruf gekommen, dass es so weit sei. Kurt Auer sei in die Klinik gekommen, doch sei die Transplantation auf sonntagmorgens verschoben worden. Der Spender sei unter Medikamenteneinfluss gestanden, und die Schwebezeit bis zum Ablaufen der Wirkung der Medikamente sei einzuhalten gewesen.

In den «Empfehlungen des Obersten Sanitätsrats zur Durchführung der Hirntoddiagnostik» wird dem Hirntoddiagnostiker dazu geraten, die Abflutungszeit von Pharmakapräparaten abzuwarten, da eine Hirntoddiagnostik durch Medikamenteneinfluss beeinträchtigt werde (vgl. Kapitel IV). Es könnte andernfalls zu Phänomenen kommen, die als Indikatoren für Hirntod gelten, jedoch auf den Einfluss von Medikamenten zurückzuführen sind.

In diesem Fall ist es wahrscheinlich, dass der Hirntod des Spenders noch nicht endgültig erwiesen war, als Kurt Auer bereits davon verständigt wurde, ein Organ zu erhalten. Dafür spricht Prof. Rauchs Hinweis in Kapitel IV, dass sich Hirntoddiagnose und Spenderkonditionierung häufig zeitlich überschneiden würden. Mit «Spenderkonditionierung» sind neben lebenserhaltenden Maßnahmen wie Flüssigkeitszufuhr zur Aufrechterhaltung des Metabolismus auch bestimmte Voruntersuchungen des mutmaßlichen Organspenders gemeint, wie etwa die Entnahme eines Lymphknotens zur Feststellung der Kompatibilität der Spenderorgane mit einem künftigen Organempfänger.

Vor diesem Hintergrund spricht vieles dafür, dass zum Zeitpunkt von Kurt Auers Benachrichtigung darüber, dass ein geeigneter Spender für ihn gefunden worden sei, der Hirntod des mutmaßlichen Spenders *noch nicht endgültig feststand* und der da noch als Patient geltende Mensch *bereits zum Spender konditioniert* und als solcher medizinischen Checks unterzogen wurde.

Mit anderen Worten führt das zur moralisch fragwürdigen Situation, dass mitunter Menschen, deren Hirntod noch nicht endgültig nachgewiesen ist, bereits *bei einem hohen Verdacht,* d. h. sobald eine Reihe von klinischen Indikatoren für Hirntod sprechen, die Hirntoddiagnostik aber de facto noch nicht vollkommen abgeschlossen ist, als Organspender dem Transplantationskoordinator und dem künftigen Transplantatempfänger gemeldet und dem Transplantationsteam «angeboten» werden.

(6) Am Ende der Voruntersuchungsphase werde ein Abschlussgespräch geführt. Der behandelnde Arzt habe zu Kurt Auer gesagt, dass die Entscheidung bei ihm liege.

Der Arzt verfügt auch im transplantationsmedizinischen Kontext über einen vom Patienten nicht aufholbaren Wissensvorsprung. Indem er dem Patienten suggeriert, dass dieser allein über sein Schicksal entscheide, will er ihm wohl das Gefühl vermitteln, autonom zu sein. Andererseits kann sich der Patient durch eine solche Aussage auch verunsichert und allein gelassen fühlen. Dem Patienten fällt die Entscheidung schon deshalb schwer, weil er vom weiteren Procedere und seinen medizinischen Befunden (bzw. den Kausalzusammenhängen mit dem Procedere) nichts oder nur wenig versteht. Vielleicht wäre es ihm lieber, mit dem Arzt gemeinsam zu befinden und zu entscheiden.

Eine Bemerkung des Arztes wie: «Die Entscheidung liegt bei Ihnen» kann (a) eine wohlmeinende ärztliche Intervention sein, um den in der Autonomie geschwächten Patienten als Subjekt zu respektieren, ihm würdevoll zu begegnen und seine autonomen Ressourcen zu stärken. Es kann sich aber ebenso gut um (b) einen paternalistisch motivierten Verstoß gegen die Autonomie des

Patienten handeln, wenn der Arzt durch bewusstes Suggestivverhalten und selektive Aufklärung mögliche Behandlungsalternativen verschweigt und dem Patienten nur die eine Option der Transplantation offen lässt, die er durch sein Expertenwissen für die bestmögliche Lösung hält.

Die Aussage kann (c) auf ein pseudopaternalistisches Verhalten des Arztes schließen lassen, der sich aus Zeitmangel und Überlastung nicht die Mühe macht, den Patienten vollständig aufzuklären und ihm deswegen nur eine Option offen lässt.

(7) In der Stadt X habe der Hepatologe einen vier Zentimeter großen Tumor auf der Leber geortet. Der Mediziner habe schonungslos zu Klaus Schwarz gesagt, dass das Einzige, was noch helfen könne, ein Organaustausch sei.

Nach der Entdeckung eines Tumors wird dem Patienten, wie dieser sagt, vom Arzt «schonungslos» mitgeteilt, dass eine Organtransplantation die *einzige Möglichkeit* zum Überleben sei. Somit wird dem Patienten keine Wahl gelassen. Der *informed consent* ist hier lediglich als Formalakt zu betrachten.

(8) Im Herbst vor drei Jahren sei Klaus Schwarz zu den Voruntersuchungen in die Klinik gekommen. Ein halbes Jahr später habe er das neue Organ erhalten.

Die Voruntersuchungen gelten als Testphase zur Evaluation, ob und inwieweit eine Person als Transplantatempfänger tauglich ist. Der Patient steht in dieser Phase unter massivem körperlichen (invasive Untersuchungsmethoden) und psychischen Stress (Zustand diffuser Bedrohung, wenn noch kein richtungweisender Befund erhoben ist).

Der Patient muss sich einerseits für ihn unerwarteten psychisch und physisch belastenden medizinischen Eingriffen fügen (daraus ergeben sich der Autonomieverlust und der *Objektstatus* des Patienten) und weiß gleichzeitig, dass diese Phase in einem Gespräch mit dem Arzt gipfelt (damit verbunden sind Autonomiezuschreibung und der *Subjektstatus* des Patienten). Der Arzt teilt dem Patienten mit, woran er leidet und was ihm zu erwarten und zu hoffen bleibt. In dieser mehrfach belasteten Situation und im hierarchischen Verhältnis von Experten und Nichtexperten muss sich der Patient ein Bild seiner Lage machen und möglichst rasch entscheiden.

(9) Johann Mirkovic sagt, nach einem Schlaganfall in den Ruhestand getreten zu sein. Er habe massive Atemprobleme gehabt und sei vor die Entscheidung gestellt worden, sich ein Herz transplantieren zu lassen oder nicht. Nach drei Monaten Wartezeit habe er ein Herz erhalten.

Innerhalb von hundert Tagen erfährt der Patient von seiner tödlichen Krankheit, entscheidet sich zur Transplantation und erhält nach drei Monaten Wartezeit ein Fremdorgan. Es ist davon auszugehen, dass neben der somatischen auch die psychische Verarbeitung dieser Umbrüche erst allmählich und nachträglich erfolgen kann.

(10) Als Adolf Tischberger vor drei Jahren in der Klinik gewesen sei, habe man ihn heimgeschickt, da das Herz noch nicht so schlecht gewesen sei.

Manche Patienten mit massiven Beschwerden werden damit vertröstet, dass ihr defektes Organ noch nicht «schlecht genug» sei. Ein solcher Fall ist mir bei einem weiteren ambulanten Patienten begegnet. Es handelte sich um den Bewohner einer Obdachlosensiedlung, für dessen Lebertransplantation ich mich bei Prof. Zuber persönlich einsetzte. Prof. Zuber zeigte sich bereit, sich den Patienten Georg Ornig nach eigener Aussage «nochmals genau anzuschauen».

Georg Ornig, der einen Container bewohnt und mittellos ist, leidet an chronischer Hepatitis, hat einen aufgetriebenen Bauch, gelbliche Haut und ist bis auf die Knochen abgemagert. Seinen vormals exzessiven Alkoholkonsum hat er komplett eingestellt und ist stark nikotinabhängig. Nach der ambulanten Untersuchung des Patienten teilte mir Prof. Zuber lächelnd mit, dass er Georg Ornig «unmöglich auf die Warteliste setzen könne».

Auf die Frage nach Gründen entgegnet Prof. Zuber, dass Georg Ornigs Werte «noch nicht schlecht genug» seien, und fragt mich, ob ich nicht seine vom Rauchen gelb verfärbten Finger gesehen hätte. Die Suchtpersönlichkeit Georg Ornigs sei ein Ausschlussgrund für eine Organtransplantation, zumal davon auszugehen sei, dass es «so jemand schwer falle, die ärztlichen Anweisungen nach einer Organtransplantation zu befolgen». Prof. Zuber bescheinigt Georg Ornig darüber hinaus einen zu minderen Intellekt, um die Anweisungen überhaupt zu begreifen.

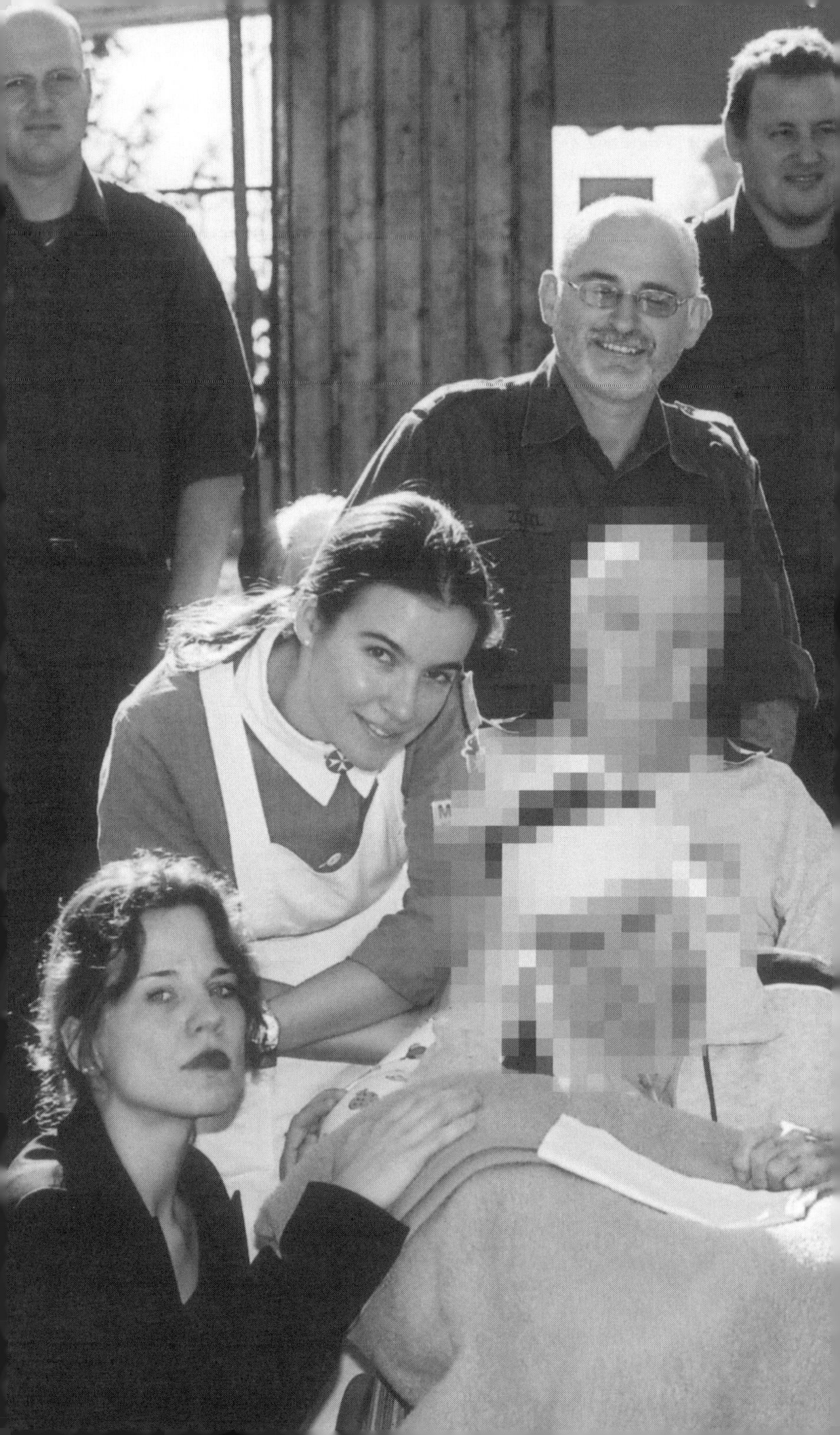

Den Menschen, zu dem ich Du sage,
erfahre ich nicht.
Aber ich stehe in einer Beziehung zu ihm,
im heiligen Grundwort Ich-Du.

(Martin Buber)

Kapitel III

Zwischen Wachkoma und Demenz

Teilnehmende Beobachtung auf einer geriatrischen Langzeitpflegestation

Ein Jahr lang hielt ich mich regelmäßig an einer erst seit wenigen Wochen bestehenden *geriatrischen Langzeitpflegestation mit Schwerpunkt Basale Stimulation in der Pflege* auf. Auf dieser Station waren allerdings nicht nur altersbedingte geriatrische Pflegefälle, sondern auch jüngere Menschen, die vollständig pflegebedürftig waren. Die Patientenklientel bildeten anfangs jedoch überwiegend ältere Menschen mit demenziellem Zustandsbild. Unter den Stationsbewohnern waren auch einige Wachkomatöse.[31] Auf Grund der fehlenden Autonomie von Apallikern und ihrer daraus hervorgehenden qualitativen Ähnlichkeit mit Hirntoten, welchen es an den entsprechenden personkonstitutiven (*kognitiven* und *moralischen*) Fähigkeiten mangelt, wurde auf diese Patienten im Rahmen der *teilnehmenden Beobachtung* ein besonderes Augenmerk gelegt. Wie auf keiner anderen Station dieser Studie, ausgenommen die neurochirurgische Intensivstation (Kapitel IV), handelt es sich um hochgradig in der Autonomie eingeschränkte Menschen. Diese Patienten gelten für Anhänger eines aus Fähigkeiten konstituierten Personkonzeptes als depersonalisiert und unautonom, quasi als «lebende Tote», zumal sie ja personal hochgradig (Demente) oder gänzlich (Apalliker) ihren Körpern «vorausgestorben» sind.

Im Lauf des Jahres wurde die Station sukzessive umstrukturiert. Das dabei angestrebte Ziel war, eine Station ausschließlich für Apalliker zu schaffen und in der Förderung Wachkomatöser über die Stations- und Landesgrenzen hinaus Pionierarbeit zu leisten. Das neu zusammengesetzte hochmotivierte Stationsteam wollte öffentlichkeitswirksam demonstrieren, dass von manchen Bioethikern als depersonalisierte Großhirntote abgewertete Apalliker noch immer Mitmenschen sind, deren Ressourcen geweckt und gefördert werden können. Der Sozialpsychiater Klaus Dörner spricht bei schwer Dementen und Apallikern, wie an früherer Stelle erwähnt, von *Angehörigen einer anderen, außergewöhnlichen und extremen Seinsweise*. Es liegt nach Dörner beim Betrachter, seinen Blick auf Angehörige einer anderen Seinsweise so weit abzuwandeln, dass diesen Menschen immer noch Wert und Würde zukommen. Die Pflegenden, die auf dieser Station meine hauptsächlichen Ansprechpartner waren, betrachteten die für manche Bioethiker schon verstorbenen Großhirntoten noch als Quasi-Personen und Mitmenschen. Die Patienten wurden nicht nur medizinisch versorgt, sondern im Rahmen der Bezugspflege als mit Rechten ausgestattete Personen betrachtet, wenngleich fast alle vor dem Gesetz den Personstatus verloren hatten. Gerichtlich bestellte Sachwalter oder Angehörige mussten in rechtlichen und persönlichen Belangen der Patienten ihre stellvertretende Zustimmung geben, z. B. zu einer medizinischen Behandlung, denn die Patienten galten selbst als *nicht einwilligungsfähig*.

Der *allgemeine Teil* befasst sich zunächst mit einem Paradigmenwechsel in der Pflege betreffend den Umgang mit unautonomen bzw. in der Autonomie hochgradig defizitären Menschen und wendet sich Besonderheiten der Patienten, Besonderheiten in der Patientenversorgung sowie konkreten Patientenschicksalen zu. Unter dem Titel *Teilnehmende Beobachtung* wurde im zweiten Teil die *um Objektivität bemühte Analyse der Beobachterin* der Dokumentation von Teamsitzungen und der Diskussion des Problems des Paternalismus im Kontext der Langzeitpflege vorangestellt.

Vorweg ist anzumerken, dass ich mich bei der Patientenauswahl nicht allein an einer Brauchbarkeit für die Studie, sondern vor allem an meinem intuitiven Zugang orientierte. Da ich bei der Aufzeichnung der Krankengeschichten noch nicht wissen konnte, ob es sich dabei auch um diejenigen Patienten handeln würde, die ich im Lauf meiner Besuche näher kennen lernen sollte, besteht keine völlige Übereinstimmung zwischen medizinischen Anamnesen und persönlichen Eindrücken. Wie «draußen im Leben», habe ich «drinnen auf der Station» einige von mir über ihre Krankengeschichten dokumentierte Personen später kaum und andere, die mir ursprünglich nicht aufgefallen waren, dafür umso besser kennen gelernt. Die Besuchsfrequenz war bis zu täglich, die Aufenthaltsdauer schwankte jeweils zwischen zwei und acht Stunden. Als Erzählzeit wird auch hier die Gegenwart gewählt, um die Unmittelbarkeit des Erlebens und das an der Station erlebte Gefühl der Zeitlosigkeit wiederzugeben. Der Bericht erfolgt in Ichform.

A. Allgemeiner Teil
Paradigmenwechsel in der Pflege

1. *Einführung*

Institutioneller Rahmen. Es handelt sich um eine Langzeitpflegestation eines geriatrischen Krankenhauses, in der Folge «Station» genannt. Der exakte Stationsname lautet: Geriatrische Langzeitpflegestation mit Schwerpunkt Basale Stimulation in der Pflege, im Institutionsjargon «Station für Basale» oder schlicht «Basale». In dem Gebäude, das ein Neubau und erst seit wenigen Wochen in Verwendung ist, befinden sich außerdem eine Station für Akutgeriatrie, zwei weitere Stationen für geriatrische Langzeitpflege und eine Station für Palliativmedizin. Im Erdgeschoss ist ein Assessmentcenter, wo zweimal wöchentlich in Anwesenheit eines Arztes und einer Sozialarbeiterin über Aufnahme oder Nichtaufnahme von potenziellen Pfleglingen mit deren Angehörigen oder gesetzlichen Vertretern und nur im seltensten Fall mit den betreffenden Anwärtern selbst entschieden wird. Die Station ist durch eine automatisch öffnende Tür zu betreten. Man gelangt zunächst in einen weitläufigen Aufenthalts- und Speisebereich, wo fast immer Patienten in Rollstühlen um Tischen herumsitzen. Auf beiden Seiten führen Türen in die Patientenzimmer; am Ende des Aufenthaltsbereichs ist auf der rechten Seite die Leitstelle; dahinter befinden sich eine Teeküche und das Stationsschwesternzimmer. Die Patientenzimmer sind Zweibettzimmer und mit TV-Geräten und Balkonen ausgestattet. Die Wände sind hell und freundlich; farblich überwiegen Gelbtöne.

Ärztliche Alleinverantwortung. Die Ärztin kommt etwa zweimal wöchentlich zur Visite auf die Station. Die Pflegenden sagen, dass die Ärztin seit einiger Zeit mit Patienten Feldenkraisübungen mache und diese daher besser kenne. In erster Linie sind es hier aber die Pflegenden, die für die Patienten zuständig sind. In allen schwierigen Entscheidungen und moralischen Grenzfragen trägt die Ärztin jedoch die alleinige Verantwortung. So liegt etwa die Entscheidung, wann ein wachkomatöser Patient als moribund, also als «sterbend» betrachtet wird, allein bei ihr. Die Pflegenden sagen, ab einem bestimmten, in aller Regel von der Ärztin festgelegten Zeitpunkt werde ein Wachkomatöser als Sterbender betrachtet und im Sterbeprozess begleitet und unterstützt. Von da an würden ihm keine lebenserhaltenden Medikamente mehr verabreicht, bisweilen werde die Nahrungszufuhr eingestellt. Der Patient erhalte Flüssigkeit, um nicht auszutrocknen. Im Medizinjargon wird das als «Minimaltherapie»[32] bezeichnet. Die Pflegenden berichten, dass es oft ein Prozess von mehreren Tagen sei, bis ein Patient verstorben sei. Die Stationsschwester fügt hinzu, dass man immer wieder im Interesse und zum Besten des Patienten auf dessen Tod hoffe, besonders dann, wenn dieser «schwer sterben» könne.

Stationsklima. Das interne Klima und die Stimmung des Stationsteams sind in Anbetracht des Schweregrads der Beeinträchtigungen und der hohen Mortalitätsrate der Patienten überraschend heiter und optimistisch. Die kritische gesundheitliche Situation, der extreme bzw. vollständige Autonomieverlust und die körperliche Abhängigkeit der Patienten scheinen im Vergleich zu anderen Stationen die Distanz zu den Pflegenden noch deutlich zu verringern. Dabei scheint ein erstaunliches Ausmaß an gegenseitigem Respekt zwischen Pflegenden und Patienten zu bestehen. Es wird jedoch im Laufe der teilnehmenden Beobachtung immer fragwürdiger, ob es sich dabei nicht auch um eine Gegenreaktion der Pflegenden auf die unbewusste Instrumentalisierung der Patienten handeln könne.

Förderungsmaßnahmen. Die Station ist nach einem speziellen Pflegestil benannt, der aus Deutschland stammenden *Basalen Stimulation.* In einer hausinternen Übersicht werden die Prinzipien Basaler Stimulation wie folgt beschrieben:

Basale Stimulation ist ein Konzept zur Förderung der Wahrnehmung von wahrnehmungsbeeinträchtigten Menschen über deren Sinnesorgane. Es wurde in den 70er Jahren von Professor Fröhlich (Sonderpädagoge und -psychologe) für schwerstbehinderte Kinder entwickelt. [...] Den Betroffenen werden Informationen über sich selbst und ihre Umwelt angeboten, wodurch sie die Chance erhalten, wieder mehr von dem wahrzunehmen, was ihnen verloren ging. [...] Wir müssen bei allen Angeboten (Stimulationen), die wir den Patienten zuführen, einen für sie lebensgeschichtlichen Zusammenhang herstellen (Biographie). Das bedeutet für das gesamte Personal eine intensive Auseinandersetzung mit den Patienten und ihren Angehörigen. Die Pflegeperson entwickelt gemeinsam mit dem Patienten die individuelle Pflege. [...][33]

Der für Basale Stimulation zuständige Pfleger Heinz zieht in Zweifel, ob es das Phänomen *Bewusstlosigkeit* überhaupt gibt. Er berichtet von Kliniken in Deutschland, die er besucht habe und wo man im Rahmen des Konzeptes der *Basalen Stimulation in der Pflege* mit Apallikern ins Kino und auf Urlaub gehe. Heinz ist dafür, Wachkomatösen eine normale Umgebung zu bieten und sie nicht abgeschirmt in Krankenbetten zu halten. In einer reizarmen Umgebung könnten Wachkomatöse kaum auf ihre Ressourcen zurückgreifen. Bei jenen Wachkomatösen, die im Rahmen der Basalen Stimulation normal behandelt worden seien, hätten sich immer wieder erstaunliche, neurologisch nicht erklärbare Reaktionen eingestellt. Pfleger Heinz berichtet, ursprünglich an einer Intensivstation und danach im Operationssaal beschäftigt gewesen zu sein. Heinz sagt, in einer Intensivstation laufe man Gefahr, angesichts der Unmenge von Maschinen den im Bett liegenden Menschen zu übersehen. Der Operationssaal sei ihm wie eine «Reparaturwerkstätte» erschienen, in welcher die Person nicht mehr vorhanden sei. Er habe daher für sich entschieden, dass das nicht alles sein könne, und sei zur Langzeitpflege gewechselt.

Vereinsgründung «Initiative für Menschen im Wachkoma». Bei stationsinternen Projektgruppensitzungen kann ich mit praktischen Ideen zur geplanten Öffnung der Station nach außen beitragen. Unterstützung erhalte ich dabei vom Inhaber einer Werbe- und PR-Agentur Manfred Gutmann, der sich unentgeltlich in den Dienst der Sache stellt und ein Logo für einen geplanten Verein sowie die zur Gründung erforderlichen Vereinsstatuten entwirft. Vorgesehen sind eine öffentlichkeitswirksame Exkursion mit wachkomatösen Patienten zu einem Zirkus und Streichelzoo sowie eine offizielle Ausschreibung an Schulen mit der Aufforderung, in den Unterrichtsfächern Werken, Bildnerische Erziehung, Philosophie, Deutsch und Musikerziehung etwas der sinnlichen Stimulation Dienendes herzustellen, das im Rahmen der Basalen Stimulation Verwendung finden kann. Die oben genannten Projekte sollen in einem öffentlichkeitswirksamen Charity-Event gipfeln. Ziel dabei ist, auf die Situation von Apallikern aufmerksam zu machen, die mit einem häufig irreversiblen Großhirndefekt manchmal jahrelang im Wachkoma liegen. Der geplante Verein *Initiative für Menschen im Wachkoma* soll dazu dienen, Spendengelder für Wachkomapatienten einzuspielen. Ursprünglich wird vereinbart, mit dem Erlös der Schlussveranstaltung von der Krankenkasse nicht bewilligte Pflegebedarfsmittel, spezielle Rollstühle und Spezialessbesteck, anzuschaffen. Der Ausflug in einen Streichelzoo wird zu einem innovativen und medienwirksamen Event. Unterstützt von Heeressanitätern, die in Zirkusnähe ein Zelt mit Notfallausstattung errichten, wird das Unternehmen von Medien dokumentiert und kann als erfolgversprechend gelten, wenngleich manche Patienten, die jahrelang nicht aus ihren Krankenbetten kamen, danach gestresst wirken und bei der Rückkehr im geriatrischen Krankenhaus fiebern. Trotz des erfreulichen Auftaktes zerschlägt sich die Zusammenarbeit zwischen Manfred Gutmann und den Pflegenden. Pfleger Heinz beabsichtigt, mit den gewonnenen Geldmitteln weitere Therapeuten, z. B. eine Musiktherapeutin und Schwester Marias Maltherapie zu finanzieren. Knapp vor der

Vereinsgründung spalten sich die Lager. Pfleger Heinz meldet der Geschäftsleitung des Krankenhauses, dass die Projektideen allein von ihm und von anderen Stationsmitgliedern seien. Die künftige Abwicklung der Projekte fällt damit in stationsinterne Hand.

2. *Besonderheiten im Zustandsbild der Patienten*

Zur Zeit der *teilnehmenden Beobachtung* befinden sich 25 Patienten auf der Station. Streng genommen handelt es sich dabei um *Bewohner*, die sich über Monate, Jahre und meist für den Rest ihres Lebens auf der Station befinden und sie nicht mehr selbstständig verlassen können. Bis auf einen halbseitig gelähmten jungen Mann, der an den Folgen einer Hirnblutung laboriert, gelten alle als so genannte *Langzeitpflegefälle*. In Bezug auf Alter und körperlichen bzw. kognitiven Einschränkungsgrad ist das Patientenkollektiv stark heterogen. Einige Patienten leiden nach Herzinfarkt, Schlaganfall oder Gehirnblutung an den Folgeerscheinungen, wie Lähmungen, Kommunikationsdefiziten, einem reduzierten Allgemeinzustand und dem vorübergehenden oder dauernden Verlust kognitiver Fähigkeiten, andere Patienten an einer schleichenden Erkrankung, wie Demenz.

In einer hauseigenen Informationsbroschüre wird die Zielgruppe des geriatrischen Krankenhauses folgendermaßen beschrieben: «Patienten, die in hoher Abhängigkeit leben und in ihren Interaktionen hochgradig eingeschränkt sind.» Als *Betreuungsziel* wird definiert:

> *Durch bestimmte Techniken der Interaktion, wobei Berührung eine zentrale Rolle spielt, soll der Aufbau einer stabilen Körperidentität und -wahrnehmung, auch im Sinne einer kommunikativen Interaktion, gefördert werden.*[34]

Zur Zeit der *teilnehmenden Beobachtung* sind mehr weibliche als männliche Patienten auf der Station. Der jüngste Patient ist siebenundzwanzig, die älteste Patientin über neunzig Jahre alt. Fast alle Patienten sind bettlägerig und werden im Zuge der so genannten *Rollstuhlmobilisierung* für einige Stunden am Tag aufrecht in einen Spezialrollstuhl gesetzt. Es handelt sich um eine therapeutische Strategie im Rahmen der Basalen Stimulation.

Viele Patienten sind tetraplegisch, d. h. vollständig gelähmt. Die meisten haben auf Grund ihrer kognitiven Einbußen Sachwalter für ihre persönlichen Belange und nach menschlichem Ermessen keine Aussicht, je wieder autonom und sozial integriert zu sein. Zu Beginn meiner *teilnehmenden Beobachtung* befinden sich drei Wachkomatöse (Apalliker) auf der Station. Das Pflegeteam betrachtet Apalliker als gesellschaftlich ungeliebte Menschen, für welche die Umwelt kein Verständnis hat. Die Pflegenden berichten, dass es mit Angehörigen von Apallikern häufig Konflikte gebe, wenn ihnen nicht klar zu machen sei, dass das Leben eines Wachkomatösen durchaus noch wert- und würdevoll sowie schützenswert sei.

Wenn Patienten der Station einen Wunsch äußern, der gesundheitsschädigende Folgen haben könnte, z. B. nach Alkohol, Schmerzmitteln, Zigaretten, wird er in den meisten Fällen erfüllt. Die Ärztin gibt an, keinen Grund zu haben, Menschen in diesem Stadium noch etwas vorzuenthalten. Lediglich bei vormals Alkoholkranken werde darauf geachtet, dass sie nicht rückfällig würden. Im Lauf der Zeit werden immer mehr Apalliker aufgenommen, die meisten anderen Patienten auf übrige Stationen verlegt. Für die schwer hospitalisierten Menschen bedeutet das, innerhalb weniger Monate zweimal zu übersiedeln. Viele überleben ihre zweite Umsiedlung nicht.

Autonomie. Die meisten Patienten sind schon auf Grund von körperlichen sowie kognitiven Defekten in der Autonomie stark eingeschränkt oder vollkommen unautonom und können keine oder kaum je autonome Handlungen setzen. Sie würden daher für Anhänger eines in Fähigkeiten gründenden Personkonzeptes nicht als vollwertige Personen gelten, sondern als partiell oder vollständig «depersonalisiert». Nur wenige Patienten sind in der Lage, selbstständig zu essen, sich fortzubewegen oder ihre Notdurft zu verrichten. Fast alle Patienten sind inkontinent, haben Harnkatheter oder tragen Netzhosen und Vorlagen («Windeln»). Bei unserem ersten Rundgang durch die Station betont die Ärztin, wie zentral die Aufrechterhaltung gewisser grundlegender Fähigkeiten und Fertigkeiten, wie etwa selbstständiges Essen und Waschen, für jeden Menschen sei. Für die Patienten bedeute es einen beträchtlichen Zuwachs an Autonomie und Lebensqualität, sich Fähigkeiten wie Nahrungsaufnahme, Ankleiden und Fortbewegung teilweise zu erhalten oder wiederzuerlangen.

Die Ärztin warnt mich zu Beginn der *teilnehmenden Beobachtung* vor dem «unangenehmen Anblick» mancher Patienten beim Essen. Jenen Patienten, die nicht über spezielle PEG-Sonden ernährt werden, wird während der Mahlzeiten durch einen Angehörigen oder eine Physiotherapeutin assistiert. In einem eigenen *Esstraining* unterstützt die Physiotherapeutin den Patienten beim Handling des Löffels. Alle Patienten haben beim Essen große Lätze umgebunden, zumal sie den Löffel nicht treffsicher führen können. Manche demente Patientinnen schmieren sich ihre Breikost ins Gesicht.

Langzeitpflegefälle. Im Krankenbericht fast jedes Patienten findet sich unter der Rubrik Sozialanamnese der Hinweis: «Patient kommt zur Langzeitpflege ins geriatrische Krankenhaus, da eine anderweitige Versorgung aus medizinischen und sozialmedizinischen Gründen nicht möglich ist.» Gelegentlich heißt es ergänzend: «[...] derzeit nicht möglich ist.»

Diese stehende Wendung täuscht darüber hinweg, dass die meisten Patienten nicht nur vorübergehend, sondern bis zum Lebensende auf der Station *verwahrt* und *versorgt* werden. Ein Pflegeschüler meint hinter vorgehaltener Hand, dass eine Station wie diese eine «Endlagerstätte für hoffnungslose Fälle» sei. Wie auf der Transplantationsstation kaum je explizit über das Faktum der Organspende gesprochen wird, wird auf dieser Station über die Bestimmung der meisten Patienten geschwiegen, nie mehr entlassen zu werden.

Regression. Die Patienten sind schon auf Grund ihrer körperlichen Defizite stark regressiv und bedürfen der ständigen Pflege und Versorgung. Die Regression der Patienten ist keine implizite Regression, sondern eine explizite, also offensichtliche Regression. Die Patienten regredieren offenkundig, zumal sie nicht nur innerpsychisch, sondern auch faktisch den Status von Säuglingen und Kleinkindern einnehmen: Viele Patienten werden durch Schläuche wie durch Nabelschnüre ernährt (Sondennahrung) bzw. von den Pflegenden mit dem Löffel gefüttert (Breikost). Sie sind in der Sprache regrediert, aphasisch (der Sprache nicht mächtig) oder nicht ansprechbar (Apalliker). Viele müssen wieder zu essen lernen (Esstraining), zu gehen lernen (mit Gehhilfe), ihre Notdurft zu kontrollieren lernen (Inkontinenz). Sie schmieren mit Kot und treiben Unfug (ruhelose Alzheimerpatienten).

Jene Patienten, die vor der Modernisierung des Krankenhauses auf anderen Stationen jahrelang im Bett gehalten wurden, werden von den Pflegenden der Station als «besonders bedauernswert» und «schwer hospitalisiert» bezeichnet. In vielen Fällen besteht die Traumatisierung der Patienten im jähen Wegfallen der gewohnten, die Identität konstituierenden Existenzbedingungen, im Verlust der häuslichen Umgebung und des Lebensraumes, des sozialen Umfeldes sowie in der Verpflanzung in eine Langzeitpflegeeinrichtung und der damit verbundenen Depersonalisierung.

Sündenbockfunktion. Dass dieser Ort für viele die Endstation bedeutet, ist den kognitiv einsichtsfähigeren unter den Patienten am ehesten anzumerken. Diese Patienten werden von den Pflegenden häufig als «ungehorsam, nörgelnd, schwierig und unzufrieden» bezeichnet. Es scheint so, als ob es diesen Menschen trotz äußersten

Bemühens und innovativer Versorgungstechniken der Pflegenden, wie z. B. Massagen im Rahmen der Basalen Stimulation, Ergotherapie, Magnetfeldresonanztherapie, Physiotherapie, Unterwassermassage, nicht recht zu machen wäre. Diese wenigen lästigen Patienten fungieren als die heimlichen Sündenböcke der Station. Sie werden vom Stationsteam ruhiggestellt, oft auch «zum Besten des Patienten und der gesamten Station» gegen ihren Willen mit Psychopharmaka behandelt. Bleiben sie dennoch in den Augen der Pflegenden «unkooperativ, uneinsichtig und undankbar», werden diese Patienten auf andere Stationen verlegt, wo ihnen nicht so viel Aufmerksamkeit und Zuwendung zukommt.

Amelie Gärtner zählt für die Pflegenden zu den *lästigen Patienten* und hat auf der Station Sündenbockfunktion. Sie gilt als klaghaft und ist noch zur Äußerung persönlicher Wünsche fähig. Sie drängt z. B. hartnäckig darauf, nachhause zu kommen, wird aber unter dem Hinweis auf ihren desolaten körperlichen Zustand, nach einem doppelten Oberschenkelhalsbruch ist sie laut Pflegeinformation *nicht mobil*, in ihren Wünschen nicht respektiert. Amelie Gärtners Post wird an ihre Tochter nach Deutschland weitergeleitet, obwohl sie sie selbst lesen kann. Die Tochter ist Sachwalterin von Amelie Gärtner, wenngleich die beiden Frauen drei Jahrzehnte lang keinen Kontakt zueinander hatten. Gerade bei den heimlichen Sündenböcken und Nörglern unter den Patienten flackert allem Anschein nach so etwas wie eine Rest-Persönlichkeit und Rest-Autonomie auf, was innerhalb des stark ritualisierten Stationsalltages jedoch eher als störend empfunden und in aller Regel psychopharmakologisch behandelt wird.

Apalliker

Der Begriff «apallisches Syndrom» wurde erstmals vom Neurologen Kretschmer 1940 beschrieben und weist auf ein klinisches Zustandsbild hin, bei dem die Funktion des Großhirns (Hirnmantel = Pallium) ausgefallen, die Funktion des Hirnstamms dagegen erhalten geblieben ist. Eine entsprechende Bezeichnung, die dasselbe Krankheitsbild beschreibt, ist der so genannte «vegetative state» bzw. «permanent vegetative state» (PVS). Ein Apalliker oder Wachkomatöser ist ein großhirngeschädigter Mensch, der noch selbstständig atmet, aber ansonsten, was den Verlust personaler Fähigkeiten betrifft, dem Status eines Stammhirntoten nahe kommt. Die Bezeichnung «vegetativ» weist auf die beim Apalliker enthemmten vegetativen Funktionen hin. 1994 definierte die Multi Society Task Force das persistent vegetative state oder apallische Syndrom als einen klinischen Zustand mit dem Fehlen jeglicher Wahrnehmung der eigenen Person wie der Umwelt bei erhaltenem Schlaf-Wach-Rhythmus und erhaltenen lebenswichtigen vegetativen Funktionen und Hirnstammfunktionen. Dieser Zustand kann permanent bestehen oder sich über mehrere Stadien zurückbilden, wobei die Rückbildung in jedem Stadium zum Stillstand kommen kann.[35]

Grundsätzlich können eine traumatische und eine nichttraumatische Ätiologie unterschieden werden. Jede Form des schweren Schädel-Hirn-Traumas kann in ein apallisches Syndrom münden. Unter den nichttraumatischen Ursachen sind vor allem hypoxische Hirnschäden (hervorgerufen durch Sauerstoffunterversorgung) nach Herz-Kreislauf-Stillstand und schweren pulmonalen Erkrankungen (vgl. Patient Stefan Weninger), Beinahe-Ertrinkungstod (vgl. Patientin Maria Burghart) oder Beinahe-Strangulationstod (vgl. Patientin Anna Clemencic) zu erwähnen. Darüber hinaus können ausgedehnte Schlaganfälle, Hirnblutungen, Subarachnoidalblutungen, aber auch ausgedehnte Hirntumoren sowie Entzündungen des Gehirns und seiner Häute in einem apallischen Syndrom enden.[36]

Als Hauptsymptome sind folgende zehn Punkte zu nennen:

1. fehlende Bewusstseinstätigkeit und fehlende Wahrnehmung der eigenen Person und der Umwelt
2. Augen öffnen spontan oder nach Stimulation
3. erhaltener Schlaf-Wach-Rhythmus

4. Fehlen jeglicher wiederholbarer und sinnvoller adäquater oder willentlicher Reaktionen auf optische, akustische oder taktile Reize oder Reize aus dem Körperinneren
5. Fehlen jeglichen Sprachverständnisses oder jeglicher Sprachproduktion
6. Fehlen willkürlicher Bewegungen bei typischer Körperhaltung
7. Vorliegen enthemmter vegetativer (hypothalamatischer) Funktionen
8. Vorliegen autonomer Hirnstammfunktionen (Atmung, Kreislauf, Temperaturregulation)
9. Blasen-Mastdarm-Inkontinenz
10. erhaltener Hirnstamm und primitive Reflexe[37]

Es werden acht Remissionsstadien beschrieben.[38] Eine beginnende Rückbildung kündigt sich vornehmlich dadurch an, dass der Patient beginnt, optisch zu fixieren und schließlich auch nachzublicken. Letztendlich greift er nach Gegenständen und führt sie zum Mund. Ein zunehmendes Sprach- und Situationsverständnis setzt ein, und schließlich beginnt der Patient, geordnet zu sprechen. Das Ausmaß der Rückbildung hängt jeweils vom Schweregrad der initialen Schädigung ab. Prinzipiell ist eine komplette Remission möglich.[39]

Die Pflegenden beklagen den Bettenmangel für die Frührehabilitation von Patienten mit apallischem Syndrom. Der Wachkomatöse bedarf von Anfang an einer kontinuierlichen und intensiven Betreuung, in die auch die Familie eingebunden werden soll. Dabei steht nicht so sehr die medikamentöse Behandlung im Vordergrund. Das eigentliche Bestreben im Umgang mit Wachkomapatienten ist, ihre Bewusstseinstätigkeit zu fördern. Dazu sind die folgenden Förderungsmaßnahmen besonders geeignet: multisensorische Stimulationsprogramme, Physiotherapie, Ergotherapie, Logopädie, Musiktherapie sowie im Langzeitbereich eine Reihe komplexer gezielter Pflegekonzepte, wie Basale Stimulation, das Affolter-Konzept und die Kinästhetik, wobei in diesem Rahmen nur auf das Konzept der Basalen Stimulation näher eingegangen werden kann. Bei Apallikern besonders zu beachten ist die Notwendigkeit der künstlichen Ernährung, meist durch PEG-Sonden, und die Atemunterstützung durch Trachealkanülen in einem offenen Tracheostoma sowie die Versorgung durch eine suprapubische Harnableitung. Deswegen besteht die Gefahr häufiger Aspirationspneumonien (Lungenentzündungen durch Einatmen von Wasser) und kommt es häufig zu Cystopyelitiden (Blasen-, Nierenentzündungen) und septischen Zuständen, die rechtzeitig erkannt und entsprechend therapiert werden müssten.[40]

Gegner eines Großhirntodkriteriums plädieren dafür, Apalliker als schwerst kranke und schwerst behinderte Menschen anzuerkennen, für welche eine lückenlose Betreuungskette vom Akutstadium über die Frührehabilitation bis in den Langzeitpflegebereich erforderlich sei.

Gerade die Apalliker werden von Pflegenden häufig als ihre «liebsten Patienten» bezeichnet. Pflegehelfer Andreas gibt an, dass es für ihn schön sei, mitzuerleben und zu spüren, wenn sich der Körper der apallischen Anna Clemencic unter seinen Berührungen entspanne, langsam nachgebe und weich werde. Er betrachtet taktile Berührung als Schlüssel zur Seele eines Apallikers. Der Pflegehelfer gibt an, dass es sich bei den Massagen von Wachkomapatienten um Reiz-Reaktions-Muster und um eine Art Zwiesprache handle.

Vertreter eines in der höheren Hirntätigkeit konstituierten Personkonzeptes und Hirntodbefürworter würden das bestreiten und die so genannten *Äußerungen* als rein physiologisch bezeichnen. Kritiker einer Fürsorgepflicht gegenüber Apallikern würden argumentieren, dass es sich dabei um subjektive Projektionen der Pflegeperson handle und der apallische Mensch nur ein Spiegelbild der Empfindungen der Pflegeperson sei, wenn diese noch etwas Menschlich-Personales an ihm fände. Mit dem unumkehrbaren Defekt gewisser Großhirnregionen ist für den Teilhirntodanhänger jeder personale Charakter des Menschen erloschen, und es handelt sich nur noch um einen menschlichen Organismus im Krankenbett, zu dem keine personale, d. h. zwischenmenschlich-intentionale Beziehung aufgenommen werden kann.

Demente. Demenzpatienten haben charakteristische Eigenschaften und werden vom Stationspersonal im Allgemeinen als «äußerst schwierig» bezeichnet. Auf Grund dieser «Schwierigkeit» ist es häufig unmöglich, Demente zuhause und innerfamiliär zu versorgen.

In der geriatrischen Fachliteratur wird das Zustandsbild *Demenz* wie folgt definiert:

> *Bei Demenz handelt es sich um eine erworbene globale Beeinträchtigung der höheren Hirnfunktionen. Sie ist die Folge einer Erkrankung des Gehirns mit unterschiedlicher Ätiologie und verläuft gewöhnlich chronisch-fortschreitend. [...] Bei Demenz ist also die Informationsverarbeitung beeinträchtigt.*[41]

Als häufigste Demenzformen gelten die Demenz vom Alzheimer-Typ (50–60% aller Demenzfälle), die Multiinfarktdemenz (10–20 %), die Demenz vom Mischtyp (12–16%), die Alkoholdemenz.[42]

An Symptomen sind bei etwa 80–90% aller Demenzkranken angeführt: Apathie, Antriebshemmung, Passivität, Stereotypien, Agitiertheit, Rastlosigkeit, Störung der Impulskontrolle, Aggressivität, Angst- und Panikreaktionen, Weglaufen, Umherirren, ständiges Suchen, Horten, Verstecken, wiederholtes Fragen, Rufen oder Schreien, Tag-Nacht-Umkehr.[43]

3. Besonderheiten in der Patientenversorgung

I. Förderungsstrategien

In einem Informationsfolder über das *Patientenkollektiv* und die *Patientenversorgung* werden die Erfolge und unerwünschten Nebeneffekte der modernen Notfallmedizin gegeneinander abgewogen. Pfleger Heinz meint, dass Menschen in schwer lebensbedrohlichen Zuständen mit Hilfe der High-tech-Medizin immer öfter am Leben erhalten werden könnten. Die Kehrseite der Medaille seien allerdings massive Folgeschäden nach missglückten Reanimationen. Regeneration und Rehabilitation der Patienten würden viel Zeit in Anspruch nehmen.

Der Folder gibt zu bedenken, dass von Folgeschäden betroffene Patienten meist zu früh von einem Akutbereich in einen Langzeitbereich transferiert würden, ohne entsprechende weitere Förderungen zu erhalten. Viele junge Menschen würden so nicht selten als Langzeitpflegefälle in geriatrischen Einrichtungen landen. Für schwerst wahrnehmungsbeeinträchtigte Patienten gebe es zu wenig Betreuungsplätze, wo sie eine qualifizierte Förderung erhielten.[44]

Im Folgenden werden Förderungsstrategien genannt, unter deren Einsatz eine alternative Umgangsweise mit unautonomen bzw. nicht einwilligungsfähigen Menschen und damit ein Paradigmenwechsel in der Pflege eingeleitet werden sollen.

Daraufhin werden die von Ärzten und Pflegenden der Station als «paternalistisch» bezeichneten häufigsten medizinischen Eingriffe präsentiert, die ebenfalls unter *Besonderheiten in der Patientenversorgung* subsumiert werden.

Basale Stimulation in der Pflege. Im hausinternen Informationsfolder über Basale Stimulation sind die grundlegenden Basis- und Aufbauelemente erklärt:

1. Somatische Stimulation: es werden Erfahrungen über Haut und Muskulatur vermittelt,
2. Vestibuläre Stimulation: an Erfahrungen des Gleichgewichtssystems wird angeknüpft,
3. Vibratorische Stimulation: Vermittlung von Erfahrungen v. a. über den Skelettapparat. Aufbauelemente: taktil/haptische Stimulation: Erfahrung über Tasten und Greifen. Orale/olfaktorische Stimulation: Angebote über Geschmacks- und Geruchssinn. Auditive Stimulation: bewusstes Hören.

4. Visuelle Stimulation: Erfahrungen werden über das Sehen vermittelt. [...]
   Geeignet ist die Basale Stimulation vor allem bei wahrnehmungsbeeinträchtigten Menschen im apallischen Syndrom, Alzheimerpatienten, dementen Patienten, Patienten nach Schlaganfällen sowie Menschen mit starken Bewegungseinschränkungen. [...][45]

Abschließend fasst Pfleger Heinz den Grundgedanken Basaler Stimulation in der Pflege zusammen:

Mit schwerstwahrnehmungsbeeinträchtigten Patienten wird in der Basalen Stimulation über vertraute Gegenstände und/oder akustische, taktile, olfaktorische, visuelle Reize Kontakt aufgenommen. Wachkomatöse werden beruhigenden Waschungen unterzogen. Um ihnen ein Gefühl ihres Körperschemas zu vermitteln, werden sie über einen etwa dreißigminüten Zeitraum gewaschen und massiert, wobei ihnen jeder einzelne Körperteil verbal nähergebracht wird.[46]

Bezugspflege. Mit den Prinzipien Basaler Stimulation eng verbunden ist eine besondere Art der Pflege, die so genannte Bezugspflege.

Zu Beginn meiner *teilnehmenden Beobachtung* hoffen die Pflegenden, nach einem Personalzuwachs mit der Bezugspflege beginnen zu können. Jeder Pflegende ist dabei konstant über einen Zeitraum von etwa einem Jahr für zwei Patienten zuständig. Das macht es ihm möglich, mit den Patienten intensiv in Beziehung zu treten und selbst geringfügige Veränderungen und Fortschritte laufend wahrzunehmen. Pfleger Heinz spricht von einer *Wahrnehmungssensibilisierung* im Umgang mit dem Patienten.

Nach dem Prinzip von Basaler Stimulation und Bezugspflege ist ein Mensch nicht für sich allein und als isoliertes Objekt der Behandlung mit Einschränkungen und Störungen zu betrachten; er ist systemisch mit seiner Umgebung verbunden und durch seine Sinne mit der Außenwelt in ständiger Wechselwirkung.

Der auf medizinischen Stationen und insbesondere auf Intensivstationen zu verzeichnende Persönlichkeitsverlust führt nach Überzeugung der Pflegenden zu einer Verdinglichung des Patienten. Man kann annehmen, dass bei einem nur via Monitor bestehenden Verhältnis zwischen Intensivmediziner und Patient der Beziehungsaspekt stark reduziert ist oder völlig abhanden kommt. Das bedingt einen zusehends unpersönlichen, technischen, anonymen Zugang des Arztes zum Patienten, wobei der Arzt kaum noch ans Krankenbett tritt und nur noch indirekt über Maschinen und das Pflegepersonal Kontakt mit dem Patienten aufnimmt.

«Person-Imago» oder «Semantik des Schleims». Eine weitere Besonderheit in der Patientenversorgung ist die individuelle bzw. personbezogene Interpretation somatischer Phänomene von Wachkomatösen. Für die Pflegenden hat die Schleimproduktion von Apallikern unterschiedliche Qualität und Bedeutung. Die Semantik des Schleims ist ihrer Ansicht nach

1. auf einer interpersonellen Ebene der Versuch des Patienten, mit seiner Umwelt in Kontakt zu treten, und bedarf der besonderen Aufmerksamkeit;
2. auf einer somatischen Ebene gesundheitsbedrohlich. Der Schleim muss möglichst rasch abgesaugt werden.

Die unterschiedlichen Bedeutungen der Schleimproduktion sind:

Einmal positiv konnotiert: Schleim als Ausdruck für Kontakt- und Beziehungsaufnahme, Schleim als Kommunikationsmittel;

einmal negativ konnotiert: der Schleim muss sofort abgesaugt werden, um einem drohenden Infekt entgegenzuwirken.

Die wechselnde Semantik des Schleims wird an folgender Episode deutlich:

Bei der Exkursion mit Wachkomatösen zu einem Zirkus produziert die Apallikerin Maria Burghart ungewöhnlich viel Schleim. Ein den Ausflug begleitender Heeressanitäter, der mit Maria

Burghart nicht vertraut ist, streift sich sogleich sterile Handschuhe über, um ihr den Schleim abzusaugen; eine mit Maria Burghart vertraute Pflegerin hält ihn davon ab.

Die Pflegerin begreift die vermehrte Schleimproduktion als ein *positives Zeichen* und einen Hinweis auf Mara Burgharts affektive Beteiligung an der Zirkusvorstellung (1.). Der Schleim wird Maria Burghart belassen und als Kommunikationsmedium und Alternativsprache, in diesem Fall zum Ausdruck von Applaus, aufgefasst. In ihrem Zimmer wird Maria Burghart dagegen regelmäßig der Schleim abgesaugt (2.). Im Stationsjargon heißt das: «*Die Patientin* wird abgesaugt», und nicht: «*Der Schleim* der Patientin wird abgesaugt.»

Aus Sicht des Stationsteams bedarf es im Kontakt mit kognitiv defizitären Patienten permanent *einfühlsamer Ergänzungen*. Das Anlernen von Pflegepersonal besteht daher auch darin, Neulinge mit Eigenheiten der Patienten vertraut zu machen. Ohne *empathische Ergänzungsmodi* können die Patienten nach Ansicht der Pflegenden nicht adäquat wahrgenommen und verstanden werden. Wenn keine Beziehung zwischen Patient und Pflegenden entsteht, droht die Gefahr einer Fehlinterpretation oder Missachtung bzw. Missdeutung ungewöhnlicher, der extremen Seinsweise der Patienten entsprechender Ausdrucks- und Kommunikationsformen.

Während einer *beruhigenden Waschung* der apallischen Maria Burghart fasst die Schwester deren motorische Signale als *Zeichen der Interaktion* auf. Vermehrte Schleimproduktion, Lidzucken, Wenden des Kopfes und Ähnliches werden als willentliche und *höchstpersönliche Äußerungen*, nicht etwa als unwillkürliche Rückenmarksautomatismen (Spinalmotorik) interpretiert. Das Pflegepersonal ist übereingekommen, mit Apallikern so umzugehen, *als ob* sie ansprechbar wären, hören, sehen und verstehen könnten. Es entsteht ein *imaginärer Dialog*, der sich aus einfühlsamen Worten der Pflegenden und quantitativ wechselnder Schleimproduktion sowie motorischen Äußerungen der Wachkomatösen zusammensetzt. Maria Burghart wird als jemand verstanden, der vieles wahrnimmt und begreift, sich aber nicht auf gewohnte Weise äußern kann. Die Schwester imaginiert den *Normalzustand* und spricht mit Maria Burghart, *als ob* sie es verstünde. Das krachende Geräusch der Luftröhrenkanüle wechselt in Geschwindigkeit und Lautstärke. Die Schwester führt einen imaginären Diskurs, so, als ob Maria Burgharts physiologische Veränderungen Antworten und Reaktionen wären.

In der *biographischen Anamnese* von Maria Burghart ist vermerkt, dass sie vor ihrem folgenschweren Badeunfall gern Vögel beobachtet habe. Aus diesem Grund wird sie während ihrer Rollstuhlmobilisierung in der Nähe eines Fensters positioniert. Während Maria Burghart beim offenen Fenster sitzt, tröpfelt Schleim aus ihrer Luftröhrenkanüle. Es wird vom Pflegepersonal als positives Zeichen ihrer Anteilnahme und als Fortschritt aufgefasst.

Allerdings besteht hier das Risiko einer empathischen Überinterpretation von Patientenäußerungen, dass Pflegende jede vermehrte Schleimproduktion als Gefühlsausbruch eines Apallikers und Indiz des Erfolgs ihres Pflegestils deuten und ihr primäres Interesse darauf richten, in der Institution unter den ersten zu sein, die einen Apalliker dazu bewegen konnten, mit seiner Umwelt in Kontakt zu treten und *Reaktionen* zu zeigen.

Visionen der Rückholung und personale Ressourcen. Der Wendung «Ins-Leben-Zurückholen» liegt die Vorstellung zugrunde, dass Apalliker außerhalb oder jenseits des Lebens seien. Nach Meinung der Ärztin ist Wachkoma ein Schwebezustand zwischen Leben und Sterben: Die wachkomatösen Patienten sind durch ihre vitalen Körper noch mit der Welt verbunden, während ihr Geist entflohen scheint.

Die Pflegenden berichten von laufenden Fortschritten von Apallikern und haben die Vision innovativer Verfahren und Rückholtechniken in der Bezugspflege. Pfleger Heinz holt eine speziell ausgebildete Asiatin auf die Station, die mit einem neuen

Verfahren an Wachkomatösen in einer TV-Show auftrat. Über die Kontrolle des Pulsschlages stellt die Asiatin Prognosen über «Rückholmöglichkeiten» und «Ressourcen» bei Wachkomatösen. Mit jenen Patienten, welchen von der Asiatin eine positive Prognose gestellt wird, arbeiten die Pflegenden besonders motiviert und kümmern sich in der Folge intensiver um sie als um die Wachkomatösen mit einer schlechteren *Rückholprognose.*

Die Pflegenden scheinen – bedingt durch ihre Sonderstellung und ihre Privilegien auf der «Vorzeigestation» der Institution – zusehends Größen- und Allmachtsfantasien zu entwickeln. Sie planen Fernsehauftritte und wollen Niki Lauda als Ehrenpräsidenten ihres zu dem Zeitpunkt noch in Gründung befindlichen Vereins *Initiative für Menschen im Wachkoma.* Pfleger Heinz ist überzeugt, dass nur seine Station optimale Möglichkeiten zur Entfaltung persönlicher Ressourcen biete. Patienten, die infolge der Umstrukturierung verlegt werden, sterben laut seinen Angaben nach kurzer Zeit.

Mobilisierung. Unter dem Stationsmotto *Fördern durch Fordern* suchen die Pflegenden einen anderen Zugang zu Apallikern als den einer bloß medizinischen Versorgung. Als zentraler therapeutischer Ansatz zur Förderung und Reintegration nach traditioneller Auffassung voll pflegebedürftiger Patienten gilt die Mobilisierung. Seit einiger Zeit sind auch Wachkomatöse davon nicht ausgenommen und werden rollstuhlmobilisiert. Damit wird vor allem bezweckt, auf körpereigene Ressourcen zurückzugreifen und den Patienten zu mehr Selbstbewusstsein, Autonomie und Würde zu verhelfen. Bei Wachkomatösen gilt es schon als Erfolg, sie aus der dauerhaft im Bett liegenden Position in eine im Rollstuhl sitzende zu befördern.

Biographische Anamnese und Geschichtlichkeit. In der Teeküche tauschen sich die Pflegenden über ihre Erfahrungen mit Patienten aus. Sie interessieren sich für deren früheres Leben, um etwas für die Pflege daraus abzuleiten. Zu jedem Patienten erzählt man sich

Geschichten. Teilweise entsprechen sie nicht den Krankengeschichten, und viele Geschichten werden von einem zum anderen Mal unterschiedlich erzählt.

Der Patient Robert Bergmann wird zum Beispiel von einer Schwester als «ursprünglicher Apalliker» bezeichnet, während Pfleger Heinz felsenfest behauptet, Robert Bergmann sei «nie ein Apalliker» gewesen. Mal heißt es, Robert Bergmann sei früher Autoverkäufer gewesen, dann war er angeblich Lagerarbeiter.

Mittels einer *biographischen Anamnese* werden Vorlieben, Hobbys, Ängste, Fähigkeiten und bevorzugte Geschmacksrichtungen der Patienten erhoben. Vor seinem biographischen Hintergrund kann man dem Patienten *der Person entsprechend begegnen, die er einmal war.* Der Patient wird als Quasi-Person betrachtet. Die Pflegenden verstehen zum Beispiel einen Patienten, der nach einer Sauerstoffunterversorgung des Gehirns einen bleibenden Großhirndefekt davontrug, als einen Menschen, der dispositional leidenschaftlicher Fußballfan ist, dieses Fan-Sein aber derzeit nicht ausleben kann. Man kann von einem Als-ob-Status dieses Mannes als *einer Person, die im Grunde ein Fußballfan ist,* sprechen. Mit Fantasie und Einfühlungsvermögen imaginieren die Pflegenden im Umgang mit wachkomatösen und dementen Menschen diejenigen Personen, die sie früher einmal waren. Ein Patient im apallischen Syndrom wird nicht nur als das aufgefasst und begriffen, was er phänomenologisch und physiologisch ist, als ein künstlich ernährter, regelmäßig umzulagernder, schwitzender und gelegentlich krampfender Körper. Jeder Mensch soll in der Bezugspflege als *Person* mit einer individuellen Geschichte verstanden werden. Der biographische Verlauf, *wie es* zur aktuellen Situation kam, wird berücksichtigt und in regelmäßigen Teamsitzungen mit Patientenangehörigen reflektiert. Details aus der Vergangenheit erhellen die Situation des Patienten, die nicht als statisch und endgültig betrachtet wird. Indem der Patient als *historisches Wesen* gilt, wird der Gefahr entgegengewirkt, ihn reduktionistisch als am rein biologischen Leben erhaltenen menschlichen Organismus zu betrachten. Eine historische

Entwicklungsgeschichte der Person wird entworfen. Im Rahmen einer zur Rekonstruktion der Person dienenden biographischen Anamnese wird von den Angehörigen, stellvertretend für den Patienten, der folgende Fragenkatalog bearbeitet.

Welchen Beruf übten Sie aus? War Ihnen Ihr Beruf wichtig? Mit welchen Dingen beschäftigten Sie sich besonders gern (Hobbys)? Welche Gegenstände benutzten Sie dazu? Hören Sie gern Musik? Welche Art von Musik? Hören Sie gern spezielle Radiosendungen? Sind Sie lärmempfindlich? Gibt es bestimmte Geräusche, die Sie an positive Erfahrungen erinnern könnten? Spielen Sie ein Musikinstrument? Singen Sie gern? Sehen Sie gut/mittel/schlecht? Sehen Sie gern fern? Lesen Sie gern? Beobachten Sie gern (Menschen, Tiere oder anderes)? Welche Farben mögen Sie gern? Malen oder zeichnen Sie gern? Was sehen Sie sich gern an (Blumen, Bilder, Fotos ...)? Was riechen Sie gern? Essen Sie gern? Was essen Sie gern? Was essen Sie überhaupt nicht? Welche Geschmacksrichtungen bevorzugen Sie? Welche Mahlzeit ist für Sie am wichtigsten? Sind beim Essen Rituale für Sie wichtig? Was trinken Sie gern? Wieviel trinken Sie pro Tag? Sind sie wärme- oder kälteempfindlich? Wann führen Sie üblicherweise Ihre Körperpflege durch? [...] Befinden Sie sich gern in Gesellschaft? Welche Charaktereigenschaften haben Sie Ihrer Meinung nach? Gab es in Ihrem Leben besonders einschneidende Erlebnisse? Wen würden Sie als Ihre Bezugspersonen bezeichnen? Wie kann man an Ihnen erkennen, dass Sie Angst haben bzw. sich besonders unwohl fühlen, wenn Sie es nicht in Worten ausdrücken können? Sind Sie schmerzempfindlich? Wie drückt sich Schmerz bei Ihnen aus? Wie sind Sie mit Schmerzen umgegangen? Wann sind Sie meist zu Bett gegangen? Haben Sie Einschlaf- oder Durchschlafstörungen? Nehmen Sie Schlaftabletten ein? Wählen Sie zum Einschlafen eine bestimmte Lage? Gibt es eine Position, auf der Sie gar nicht schlafen können? Schlafen Sie auch gern tagsüber? Gab es bedeutende Lebenssituationen/-ereignisse?[47]

Empathische Ergänzungen. Die Schwestern machen sich Vorstellungen von Anna Clemencic, wie sie früher einmal war. Sie wollen Anna Clemencics gegenwärtige Situation einer Wachkomatösen besser verstehen und fragen nach ihrer Geschichte. Durch ihren Vater erfahren die Pflegenden von ihrer achtzehnjährigen Tochter. Einige Schwestern sprechen von ihr wie von einer Freundin. In der Teeküche erzählen sich die Schwestern, Anna Clemencic sei eine schwierige Jugendliche gewesen und habe seit dem fünfzehnten Lebensjahr getrunken. Die Stationsschwester fragt sich, weshalb sie mit neununddreißig Jahren keine Mensis habe. Eine andere Schwester erwähnt ein gelegentlich aus der Vagina austretendes Sekret und mutmaßt, dass das vielleicht eine Art Menstruationsblutung sei. Die Pflegenden haben in Erfahrung gebracht, dass Anna Clemencic schwer arbeiten musste und in einer Gärtnerei oder auf einem Bauernhof als Schwarzarbeiterin beschäftigt war. Jedes zweite Monatsgehalt habe sie ihrer Tochter gegeben, das andere jeweils versoffen. Schwester Maria möchte herausfinden, wo Anna Clemencic zuletzt beschäftigt war. Auf die Frage, ob man ihr etwas angemerkt habe, als ihr Vater zu Besuch war, berichtet Schwester Maria von einer Träne, die Anna Clemencic über die Wange gerollt sei, während der Vater ihren Kopf gehalten und ihr Gesicht gestreichelt habe.

Die Schwester ist der Überzeugung, Anna Clemencic habe beim Besuch ihres Vaters *geweint.* Auch in der Pflegeinformation findet sich die Eintragung, dass bei ihr schon des Öfteren eine Träne zu beobachten gewesen sei. Die betreffende Pflegeperson ließ allerdings in ihrer Notiz darüber offen, ob das etwas zu bedeuten habe, und gab zu verstehen, nicht entscheiden zu können, ob Anna Clemencics Tränen als *Ausdruck von Gefühlen* (Rührung, Trauer) oder *rein physiologisch* zu verstehen seien.

Schwester Maria berichtet von unterschiedlichen Stimmungslagen bei Anna Clemencic. Sie sagt, Anna Clemencic sei im Befinden wechselhaft, habe «ruhigere Perioden» und «Perioden epileptischer Krampfzustände». Das so genannte *Krampfen* wird bei ihr als besondere Art gedeutet, sich Ausdruck zu verschaffen. Pflegehelfer Andreas erkannte Anna Clemencic von früher wieder, als sie noch nicht im Wachkoma war. Er war an einer psychiatrischen Station beschäftigt, und sie begegnete ihm dort in einem weißen Trainingsanzug. Er sagt, Anna Clemencic sei ihm in Erinnerung geblieben, weil sie zu den hübscheren Patientinnen gezählt habe.

II. Medizinische Eingriffe

Neben den Förderungsstrategien ist unter den Besonderheiten in der Patientenversorgung eine Reihe von invasiven medizinischen Maßnahmen erwähnenswert, die mit einer Überwindung und Missachtung von Körpergrenzen einhergehen und bei nicht einwilligungsfähigen Patienten eine Zustimmungserklärung (informed consent) des Patientensubstituens, in der Regel eines Angehörigen oder gerichtlich beeideten Sachwalters, erforderlich machen. Da man es mit in der Autonomie stark defizitären bzw. vollständig (substanziell) unautonomen Menschen zu tun hat, deren reduzierter Allgemeinzustand auch die Fähigkeit zu autonomen Handlungen nahezu vollkommen ausschließt, kann es sich per definitionem nur um Interventionen im Sinn von schwachem/sanftem Paternalismus handeln, der für viele nicht als echter Paternalismus gilt. Schwacher Paternalismus erscheint bei den meisten Patienten schon auf Grund des hochgradigen oder völligen Autonomieverlusts und der daraus resultierenden Handlungsfähigkeit bzw. der Gefahr selbst- oder fremdgefährdender Handlungsweisen als moralisch indiziert.

PEG-Sonde. Primarius Daum nennt als häufigsten paternalistischen Eingriff das Legen einer PEG-Sonde. Nahezu alle auf der Station untergebrachten Patienten wurden zumindest vorübergehend durch Sondennahrung ernährt. Die Wachkomatösen auf der Station werden ausnahmslos über PEG-Sonden ernährt; andere Patienten mit PEG-Sonden vermögen noch teilweise oral Nahrung aufzunehmen. Man belässt ihnen die PEG-Sonden für den Fall, dass sie einmal die Nahrungsaufnahme verweigern oder nicht ausreichend Nahrung zu sich nehmen sollten. Eine PEG-Sonde wird mittels eines chirurgischen Eingriffs gelegt.

Der Begriff PEG steht für perkutane endoskopische Gastrostomie. Das bedeutet, mithilfe eines Instrumentes mit optischem System (Endoskop) wird eine Sonde von außen durch die Bauchdecke (also perkutan) direkt in den Magen (Gastrostomie) gelegt.[48]

Es ergibt sich die Schwierigkeit, dass bei manchen Patienten noch *autonome Reste* vorhanden sein können, die sich in Form von Behandlungsverweigerung und Auflehnung gegen therapeutische Interventionen äußern und die Durchführung einwilligungsbedürftiger medizinischer Maßnahmen erschweren können. Diese autonomen Reste, die ein dementer Patient gelegentlich aufweist, werden laut Primarius Daum einer fachärztlichen (psychiatrischen) Prüfung unterzogen. Im Gespräch von Psychiater und potenziellem PEG-Sonden-Empfänger wird erhoben, ob der Patient bewusst und willentlich, etwa in suizidaler Absicht, die Nahrungsaufnahme verweigert oder ob ihm alters- bzw. krankheitsbedingt der natürliche Schluckreflex verloren gegangen ist. Am Ende des Gesprächs muss entschieden werden, ob es zum Besten des Patienten ist, ihm mittels einer invasiven medizinischen Maßnahme eine direkt in den Magen leitende Sonde zu legen. Primarius Daum sagt, dass sich die Erhebung auf Grund der reduzierten Kommunikationsfähigkeit der Patienten häufig «äußerst mühsam» gestalte.

Tracheostoma. Die meisten Patienten haben ein Loch in Kehlkopfhöhe, das von einer Luftröhrenöffnung, dem Tracheostoma, zeugt. Eine Tracheostomierung fällt wie das Legen einer PEG-Sonde unter die operativen Eingriffe und kommt vorwiegend bei Komatösen zur Atemunterstützung und bei Patienten mit Schwellungen im Rachenbereich sowie Tumoren im Hals- und Rachenbereich zum Einsatz. Alle wachkomatösen Patienten auf der Station haben ein Tracheostoma. Die aus der Luftröhrenöffnung ragende Kanüle muss regelmäßig gewechselt werden und dient dazu, Sekret auszuscheiden, das nicht ausgehustet werden kann. In den Krankengeschichten ist von einer blanden, also unauffälligen Narbe die Rede, wenn die Kanüle bereits entfernt wurde. Den apallischen Patienten muss durch das Tracheostoma Schleim abgesaugt werden. Dazu wird ein Schlauch in die Luftröhre eingeführt, und die Atemwege werden von Sekret befreit. Für Fotoaufnahmen werden Wachkomapatienten aus ästhetischen Gründen Halstücher umgelegt oder wird Zellstoff über die Kanüle gedeckt, um die Luftröhrenöffnung zu verbergen. Viele Patienten können nur leise sprechen und sind heiser. Ihre Heiserkeit ist charakteristisch nach längeren Komazuständen. Unter stundenlanger Einwirkung des Beatmungsschlauches (Tubus) kann es leicht zu Verletzungen der Stimmritzen kommen.

4. Kritik

Kritiker der intensiven pflegerischen Bemühungen und speziellen Förderungsstrategien von Wachkomatösen können dahinter die Benutzung der Patienten als Mittel zum prima facie moralisch hochwertigen Zweck vermuten, welcher im Dienste eines Paradigmenwechsels in der Pflege steht, in der Absicht, a) die vom Stationsteam vertretene und noch heftig umstrittene These, dass diese Art von Pflege bei schwer wahrnehmungsbeeinträchtigten Patienten die bestmögliche sei, empirisch zu untermauern oder b) das positive Arbeitsklima und den Privilegienstatus für das Stationsteam durch die Erfolgsbilanz abzusichern. Ein möglicher Einwand gegen die pflegerischen Strategien kann sein, dass gerade der Umgang mit Patienten, die zu keiner autonomen Willensäußerung fähig sind, dazu verführe, Handlungen im Interesse des Patienten mit Handlungen in der Absicht, für das Stationsteam langfristig gute Arbeitsbedingungen zu schaffen, miteinander zu verquicken. Ähnlich wie in der Transplantationstechnologie besteht in Zusammenhang mit der Basalen Stimulation bei den Pflegenden eine Tendenz zu einer hohen, häufig unrealistischen Erwartungshaltung. Während an der Transplantationsstation viele Menschen tatsächlich «ins Leben zurückgeholt werden» und danach wieder ansprechbar, rational diskursfähig und zu autonomen Handlungen fähig sind, ist es nach verbreiteter Expertenmeinung im Fall eines wachkomatösen Patienten infolge seines irreversiblen Großhirndefekts eher unwahrscheinlich bzw. nahezu ausgeschlossen, ihm wieder zu einem personalen und selbstbestimmten Leben zu verhelfen. Deshalb sehen Kritiker in den ressourcenzentrierten therapeutischen Förderungsstrategien der Basalen Stimulation eine «unnötige Quälerei der Patienten». Einige plädieren bei Apallikern für passive Euthanasie im Sinn einer pharmakologischen Nichtbehandlung lebensbedrohlicher Infektionen bzw. einer Minimaltherapie (Reduktion therapeutischer Maßnahmen auf Flüssigkeitszufuhr). Depersonalisierten Menschen wie Wachkomatösen durch einen Therapieabbruch zum *Gnadentod* zu verhelfen, kann aus dieser Sicht als ein letztes Aufbieten von Wertschätzung gegenüber den Personen, die sie früher einmal waren, verstanden werden.

5. Fallbeschreibungen

Fall 1

Maria Burghart, 86 Jahre, verwitwet, österreichische Staatsbürgerin, nächste Angehörige: Söhne

Diagnosen: Zustand nach Badeunfall vor zwei Jahren, Wasser- und Magensaftaspiration (Eindringen von Magensaft in die Atemwege), Status post Reanimation, hypoxische (durch Sauerstoffunterversorgung bedingte) Hirnschädigung, apallisches Syndrom, Aspirationspneumonie (Lungenentzündung durch Einatmen von Wasser)

Vor zwei Jahren wird Maria Burghart nach einem Badeunfall in Italien reanimiert und primär behandelt. Bereits nach der Reanimation zeigt Maria Burghart weite lichtstarre Pupillen. Sie wird mit dem Notarzt nach Österreich transferiert und an einer chirurgischen Intensivstation zur Weiterbehandlung übernommen. Es entwickelt sich ein persistierendes apallisches Syndrom. Maria Burghart wird tracheotomiert und zeigt Spontanatmung. Die Ernährung erfolgt zunächst über eine nasogastrale Sonde. Die Computertomographie ergibt eine hypoxische Enzephalopathie (Hirnschädigung durch Sauerstoffunterversorgung). Im EEG zeigen sich schwere diffuse Allgemeinveränderungen. Maria Burghart ist bald kreislaufstabil, die enterale Ernährung wird gut toleriert. Nach ihrer Sedierung und Beatmung wird ein Aufwachversuch unternommen, wobei Maria Burghart Streckkrämpfe entwickelt. Die Unterbringung in einer neurologischen Station ist nach telefonischer Rücksprache nicht möglich. Sie kommt zur Langzeittherapie ins geriatrische Krankenhaus unter dem Hinweis, dass *eine anderweitige Versorgung aus sozialmedizinischen Gründen derzeit nicht möglich sei*. Sie gilt als nicht ansprechbar.

In der «Pflegeinformation» finden sich folgende Notizen:
Waschen: hilfsbedürftig. Essen: Ernährung durch PEG-Sonde. Kein Schlucken möglich. Duschen/Baden: badet oder duscht mit Hilfe. Bewegung: Patientin ist voll bettlägerig. Stuhl: inkontinent. Harn: Katheter. Toilette: hilfsbedürftig. Treppen: kann nicht Treppensteigen.

Fall 2
Anna Clemencic, 39 Jahre, verheiratet, bosnische Staatsbürgerin, nächste Verwandte: Schwester
Diagnosen: Hypoxämischer Hirnschaden bei Status post Strangulatio, symptomatische Epilepsie, Keratitis marginalis (Hornhautrandentzündung), Harnwegsinfekt, Depression

Anna Clemencic wird vor zwei Jahren in erhängtem Zustand aufgefunden. Beim Eintreffen des Notarztwagens besteht eine

Asystolie (Fehlen der Herzkontraktion). Sie wird reanimiert und erlangt Eigenatmung über den Tubus und Sinusrhythmus. Sie wird an die Intensivstation überstellt. Seither befindet sie sich in komatösem Zustand. Aufgrund von Bettenmangel erfolgt die Übernahme in die Überwachungseinheit, dann wird sie auf die Bettenstation verlegt. Anna Clemencic litt unter einer Depression und versuchte zweimal, Suizid zu verüben.

Im «Aufnahmebericht des geriatrischen Krankenhauses» findet sich wieder die Standardbemerkung, Anna Clemencic komme zur Langzeitpflege, da *eine anderweitige Versorgung nicht möglich* sei. Unter «jetzige Beschwerden» ist handschriftlich vermerkt: «Die Patientin kann nicht kommunizieren. Sie ist Apallikerin.»

Im «Aufnahmebericht» wird Anna Clemencics somatische Verfassung wie folgt geschildert:

Frau Clemencic ist eine 39-jährige tretraplegische Patientin in reduziertem Allgemeinzustand. Bewusstseinslage: komatös Glasgow Coma-Scale 4; keine meningealen Zeichen. Kopf: passiv frei beweglich. Hirnnerven: Pupillen: weit, isokor, keine Lichtreaktion, Bulbi in Stellung divergent. Okulocephaler Reflex beidseitig negativ. Cornealreflex beidseitig nicht auslösbar; Gaumensegel steht median (an der Mittellinie), Zunge: wird nicht herausgestreckt, keine Atrophie, kein Fibrillieren (Flimmern). Würgereflex nicht auslösbar. Keine sprachlichen Äußerungen. Motorik: Tonus allseits herabgesetzt; keine Spontanmotorik. Trophik: unauffällig. Pyramidenbahnzeichen fehlend. Keine Reaktion auf Schmerzreize; mäßige Tachycardie.

In der «Pflegeinformation» finden sich weitere Bemerkungen zu Anna Clemencic:

Pflegesituation: Ganzkörperpflege, Füße sehr verhornt (Hirschtalg), Haare sehr ungepflegt. Nahrungsaufnahme: PEG-Sonde. Atmung: eingeschränkt. Patientin hat Tracheostoma, täglich Kanülenwechsel, sehr oft absaugen. Achtung: bei Seitenlagerung bekommt Patientin oft schlecht Luft.

Kommunikation: keine Kommunikation möglich, Patientin reagiert nicht, nur bei Körperpflege plötzlich auftretende Verkrampfungen des Körpers mit Zuckungen. Verbände und Wundversorgung: Beide Augen Tag und Nacht Uhrglasverband (kein Lidschluss).

Fall 3
Ernst Ulrich, 39 Jahre, österreichischer Staatsbürger, nächste Angehörige: Tochter und geschiedene Gattin

Ernst Ulrich wird vor einem Jahr mit der Rettung in die Erstaufnahme eines Krankenhauses eingeliefert. Er ist zum Zeitpunkt seiner Einlieferung schwer erweckbar und in körperlich verwahrlostem Zustand mit ausgeprägten Exsikkosezeichen (Austrocknungszeichen) bei bekanntem Alkoholismus sowie bekannter Epilepsie. Laut Auskunft seiner Tochter ist Ernst Ulrich langjähriger Epileptiker und Alkoholiker ohne Krankheitseinsicht und nimmt keine Medikamente. Zur Blutdruckstabilisierung bzw. forcierten Diurese (Harnausscheidung) wird Ernst Ulrich auf eine medizinische Abteilung des Krankenhauses überwiesen. Das Hüftröntgen rechts ergibt eine pertrochantäre Schenkelhalsfraktur mit massiver Einstauchung. Auf Grund dieses Befundes wird Ernst Ulrich von der Unfallchirurgie übernommen. Von Seiten der Anästhesie wird auf Grund der langwierigen Respiratorsituation die Indikation zu einer Tracheostomie (Luftröhrenschnitt) gestellt. Im Rahmen der perkutanen Tracheostomie kommt es zu einer Komplikation im Sinn eines 2 cm langen Risses im Paries membranaceus, der unmittelbar postinterventionell mit direkter Naht über einen linkscorallen Zugang versorgt wird. Der postoperative Verlauf gestaltet sich komplikationslos, so dass schließlich ein konventionelles Tracheostoma gelegt werden kann. In der folgenden Zeit ist Ernst Ulrich pflegerisch sehr aufwändig, aber ohne Dyspnoe (Atemnot) bei suffizienter Spontanatmung. Der

Tracheoflex wird entfernt, die Incision des Tracheostomas bland und steril verbunden. Bronchialtoilette ist notwendig. Ernst Ulrich leidet unter Hustenattacken und verschluckt meist das Sekret.

Im «Entlassungsbericht des Krankenhauses H.», wohin Ernst Ulrich überstellt wird, heißt es zum Ausmaß seiner Pflegebedürftigkeit:

Der Patient konnte in keiner Weise mobilisiert werden, auch Sitzen war nicht möglich, die Nahrung wurde gemixt, der Patient wurde gefüttert und nahm dabei wechselnd Nahrung zu sich, auch Trinken war natürlich nur mit Hilfe möglich. Anmeldung zur Langzeitpflege.

In der *«Allgemeinen Pflegeinformation der Abteilung für Innere Medizin»* (Abteilung für Lungenkrankheiten) wird Ernst Ulrichs Situation ausgeführt:

Essen und Trinken: hilfsbedürftig. Ausscheidung: Dauerkatheter. Stuhl: normal, inkontinent. (Windel) Stuhlsorge erforderlich: nein. Körperpflege: unselbstständig. Besondere Pflegemaßnahmen: Ganzwaschung. Mundhygiene: unselbstständig. Hautbeschaffenheit. Auffälliges: Ausschlag im Gesicht. Behandlung. Shampoo etc. Kommunikation. Sprechen: kann sich schwer/nicht mitteilen. Hört gut. Sieht gut. Sich bewegen. Mobilität: unselbstständig. Behelfe: nein. Aktivierende Übungen: Physiotherapie. Spezielle Lagerung: nein. Schlafen. Schlafstörung: nein. Sonstiges. Kontaktaufnahme: ja, Sozialarbeiterin. Soziale Situation: unselbstständig, wohnt allein. Verlässt die Einrichtung in Begleitung: Rettung, wohin: geriatrisches Krankenhaus.

Im «Aufnahmestatus des geriatrischen Krankenhauses» wird Ernst Ulrich wie folgt beschrieben:

Ernst Ulrich ist ein 39-jähriger Patient in stabilem Allgemeinzustand und Ernährungszustand, bettlägerig, mit liegendem Dauerkatheter. Die Zuweisung erfolgte nach Tracheostoma und scapulärem Dekubitus (Absterben der Haut am

Schulterblatt/«Wundliegen»). Die Pupillen sind rund, nicht anisocor (ungleich) (li > re), prompte Lichtreaktion. Das Gebiss ist sanierungsbedürftig. Der Rachen ist etwas gerötet, die Zunge fruchtrot. Am Hals ist eine blande Narbe nach der Tracheostomie. Es besteht eine Atrophie der Muskeln (Muskelschwund) an den oberen Extremitäten und an den unteren Extremitäten ebenso sowie eine Peroneusparese beidseitig (re > li). Der Babinski-Reflex ist beidseitig negativ. Blande Narbe (unauffällig abgeheilte Narbe) nach Schenkelhalsfraktur rechts. Ernst Ulrich ist ansprechbar, persönlich teilorientiert, örtlich und zeitlich völlig desorientiert mit teilweise paranoidem Gedankengut.

Fall 4

Kurt Haslinger, 67 Jahre, österreichischer Staatsbürger, nächster Verwandter: Vater

Diagnosen: Contusio cerebri et spinalis mit Tetraparesis sub C5 (Lähmung aller vier Extremitäten unter dem 5. Halswirbelkörper), Zustand nach Polytrauma mit Serienrippenfraktur rechts und Unterschenkelbruch rechts. Angedeutete Hypoglossusschwäche (Hirnnervenschwäche). Kraftverminderung im Bereich der oberen Extremitäten rechtsbetont mit Einschränkung der Schulterfunktion rechts, ebenso des Handgelenks und der Finger. Neurogene Blasen- und Mastdarmentleerungsstörung. Status post Psychosyndrom – verlangsamte Sprache, Dysarthrie (Gelenkseinschränkung). Spastische Teillähmung der unteren Extremitäten mit Beugekontrakturen in Hüft- und Kniegelenken beidseitig

Kurt Haslinger wird vor rund neun Jahren auf dem Heimweg von der Arbeit beim Überqueren einer Straße von einem Auto erfasst. Nach vier Monaten Aufenthalt wird er aus einem Rehabilitationszentrum zur Langzeitpflege ins geriatrischen Krankenhaus überstellt, unter dem Hinweis, dass *eine andere Versorgung des Patienten aus sozialmedizinischen Gründen nicht möglich* sei. Kurt Haslinger ist alleinstehend und hat zum Zeitpunkt des Unfalles einen achtzigjährigen Vater. Er war als Arbeiter bei einer Lebensmittelkette beschäftigt. Seine stationäre Behandlung erfolgt im chirurgischen Krankenhaus, im Krankenhaus B. und in einem Rehabilitationszentrum. Die Fortbewegung ist ihm nur im Rollstuhl möglich.

Fall 5
Udo Lerchbaum, 78 Jahre, österreichischer Staatsbürger, nächster Angehöriger: Bruder
Diagnosen: intercerebrale Blutung im Stammganglienbereich rechts mit Ventrikeleinbruch

Udo Lerchbaum stürzt vor sechs Jahren zuhause und wird von seinem Bruder bewusstlos aufgefunden. Daraufhin erfolgt die Einlieferung in eine Klinik für Neurologie. Zum Aufnahmezeitpunkt findet sich eine zentrale Facialisparese (Gesichtsnervlähmung) rechts. Die Sprache von Udo Lerchbaum ist verwaschen mit semantischen Paraphrasien. Er weist eine diffuse Muskelatrophie der unteren Extremitäten auf. An der oberen Extremität rechts ist der Tonus in Beugespastik erhöht, die grobe Kraft rechts ist herabgesetzt. Der Tonus beider Unterextremitäten ist spastisch erhöht. In psychischer Hinsicht ist Udo Lerchbaum zum Aufnahmezeitpunkt zeitlich und örtlich nur teilorientiert. Der Gedankengang ist inhaltlich nur grob geordnet und stark verlangsamt. Kritik-, Merk- und Konzentrationsfähigkeit sind stark herabgesetzt. Psychomotorisch ist Udo Lerchbaum unruhig. Eine Computertomographie des Hirnschädels zeigt eine zirka 3,5 cm haltende intracranielle Hämorrhagie im Stammganglienbereich links mit Ventrikeleinbruch in den 4. Ventrikel (zentrale Hirnblutung mit Einbruch in das Hirnkammersystem). Früher war Udo Lerchbaum alkoholkrank.

Im ärztlichen Brief der Neurologie heißt es, vom Legen einer PEG-Sonde werde vorläufig abgesehen, obwohl die Nahrungsaufnahme von Udo Lerchbaum grenzwertig sei. Sein Bruder wird gemäß § 273 ABGB zum Sachwalter bestellt. Im Beschluss des Bezirksgerichtes für Zivilrechtssachen ist vermerkt, dass der Sachwalter alle Angelegenheiten für Udo Lerchbaum zu besorgen habe (§ 273 Abs. 3 Zl. 3 ABGB).

Im «Pflegeüberleitungsbericht des geriatrischen Krankenhauses» wird Udo Lerchbaum zum Aufnahmezeitpunkt vor sechs Jahren folgendermaßen charakterisiert:

> *Nahrungsaufnahme verändert, weniger als der Körperbedarf. Hat teilweise Abneigung gegen Essen, Hungergefühl kaum vorhanden, da Udo Lerchbaum gern nascht. […] Hautbeschaffenheit: intakt. Trinkt zu Mittag gern 1 Schnabeltasse Bier. Ernährung in mundgerechter Zubereitung. Trinkmenge: 1000 ml. Muss zum Essen motiviert werden, nascht gern, daher kein Hungergefühl. Lagerungsart: Seiten-, Rückenlagerung. Lagerungswechsel: alle vier Stunden. Besonderheiten: wird auf Wunsch mobilisiert, z. B. wenn er sonntags in die Kirche will.*

Vor einem Jahr vermerkt eine Physiotherapeutin in ihrem Bericht:

> *Der Patient leidet unter einer Parese des rechten Armes mit Flexionskontraktur im Ellbogen. Auf Grund der schon seit einigen Jahren bestehenden Kontraktur zeigte die Therapie keine großen Erfolge. Udo Lerchbaum sagt auch nach kürzester Zeit, dass er nicht mehr mag, und er spannt auch bei allen Bewegungsübungen dagegen, so dass es sehr schwierig ist, weiterzukommen. Zum Kreislauftraining wurde Udo Lerchbaum auch regelmäßig ins Querbett gesetzt, wobei er schon bald bettelte, sich wieder hinlegen zu können.*

Fall 6

Robert Bergmann, 47 Jahre, geschieden, nächste Angehörige: Lebensgefährtin und Schwester

Diagnosen: Zustand nach Hinterwandinfarkt und cardiopulmonale Reanimation, hypoxische Encephalopathie (Hirnschädigung durch

Sauerstoffunterversorgung) mit Tetraparese (ICD 348.3), KHK (ICD 414), Hyperuricämie (ICD 277.2), Status post Nikotinabusus, Status post Tracheostoma, Status post Herpes linker Handrücken, liegende PEG-Sonde seit Februar des Vorjahres, liegender Dauerkatheter

Robert Bergmann bricht vor einem Jahr zuhause zusammen. Er wird vom Notarzt mit unklarem Delay (unklarer Verzögerung) reanimiert (10–15 Minuten Delay). An der medizinischen Universitätsklinik werden ein Harnwegsinfekt diagnostiziert und eine Lysetherapie komplikationslos durchgeführt. Danach bleibt Robert Bergmann cardio-respiratorisch stabil. Einen Monat später beginnt er spontan die Augen zu öffnen, worauf eine Basale Stimulationstherapie eingeleitet wird. Drei Tage später kann Robert Bergmann in Herz-Kreislauf-mäßig stabilem Zustand auf eine Normalstation verlegt werden. Es besteht kein Meningismus (Anzeichen einer Hirnhautentzündung), die Bulbi sind in Divergenzstellung, zeitweises Fixieren, Pupillen eng, mittelweit, prompte Reaktion auf Licht, kein Spontannystagmus (automatische Augapfelbewegungen), keine Facialisparese. Weiter heißt es in der Krankengeschichte:

> *Extremitäten: auf Schmerzreiz diskretes Rückziehen der unteren Extremitäten beidseitig, sonst keine Spontanbewegungen. Babinski links negativ, rechts stumme Sohle; Sensibilität nicht prüfbar, Tonus normal. Patient wach, nur teilweise auf Ansprache adäquate Reaktion. Status Psychicus: ruhig, grob zur Person orientiert, kognitive Defizite.*

Fall 7

Stefan Weninger, 51 Jahre, österreichischer Staatsbürger, nächste Angehörige: Gattin und Vater

Diagnosen: Apallisches Syndrom bei Zustand nach Reanimation, Zustand nach Myocardinfarkt (Herzinfarkt) Anfang des Jahres (vor 5 Monaten), hypoxische Encephalopathie (Hirnschädigung durch Sauerstoffunterversorgung)

Stefan Weninger wird zu Jahresbeginn nach einer protahierten (verzögerten) Reanimation mit einem cardiogenen Schock in einer Intensivstation aufgenommen. Die Computertomographie ergibt einen unauffälligen Befund. Im EEG zeigen sich schwere Allgemeinveränderungen. Zum Zeitpunkt der Übernahme ist Stefan Weninger in klinischer Hinsicht unverändert wie bei apallischem Syndrom und im Allgemeinzustand tendenziell verschlechtert. Atmung und Kreislauf sind stabil. Von Seiten der Intensivmedizin treten immer wieder Vitalfunktionsstörungen auf. In der Anamnese ist vermerkt, es seien «keine weiteren lebenserhaltenden Maßnahmen geplant».

Der Status Neurologicus von Stefan Weninger wird in der Anamnese angegeben:

Kopf: passiv frei beweglich, Kopfdeviation (Kopfdrehung) nach links. Hirnnerven: Bulbusgleiten (Gleiten der Augäpfel) beidseitig, kein Spontannystagmus (gleichförmiges Rucken der Augäpfel), Pupillen isocor, mittelweit, träge Reaktion auf Licht beidseitig. Kornealreflex beidseitig nicht auslösbar. Mundasymmetrie. Extremitäten: schlaffe Tetraparese (Lähmung aller vier Extremitäten), keine Spontanmotorik, keine Abwehrbewegungen, MER (Muskeleigenreflexe) nicht auslösbar, Pyramidenbahnzeichen (motorische Leitungsbahn im Rückenmark) beidseitig negativ. Status Psychicus: Der Patient ist komatös, keine Reaktion auf Ansprache oder Schmerzreize.

In der Krankengeschichte ist weiters vermerkt, dass zur Jahresmitte keine wesentliche Veränderung im Zustandsbild feststellbar sei; Stefan Weninger müsse weiterhin vollständig versorgt werden. Durch den schlechten Allgemeinzustand sei eine Mobilisation kaum möglich. Mit einer Besserung des Zustandes sei nicht zu rechnen.

Auszug aus dem «Aufnahmestatus des geriatrischen Krankenhauses»:

Die Übernahme von Stefan Weninger erfolgt aus dem Nervenkrankenhaus zur Langzeittherapie, da eine anderweitige Versorgung aus sozialmedizinischen Gründen nicht möglich ist. Der Patient ist erst seit anderthalb Jahren verheiratet.

In der «Pflegeinformation» finden sich folgende Angaben:

Körperpflege. Waschen: mit Hilfe. Mundpflege: mit Hilfe. An- und Auskleiden: mit Hilfe. Besonderheiten: Der Patient ist in allem abhängig und wird nach Konzepten der Basalen Stimulation (beruhigende Maßnahmen) gepflegt! Trinkverhalten: Schlucken nicht möglich! Patient muss regelmäßig abgesaugt werden, kein Hustenreflex vorhanden. Sekret zäh, ständige Befeuchtung notwendig. Stuhlgang: normal. Stuhlregulierung: jeden dritten Tag, wenn notwendig. Harninkontinenz: ja. Harnflasche eingebaut. Beweglichkeit: Mobilisierung auf Grund des schlechten Allgemeinzustandes nicht möglich. Kommunikation: Sprache: nicht möglich. Hörvermögen: nicht testbar. Sehvermögen: kein Blickkontakt möglich.

Fall 8

Amelie Gärtner, 88 Jahre, österreichische Staatsbürgerin, verwitwet, nächste Angehörige: Tochter (in Deutschland)
Diagnosen: senil geistiger Abbau, laterale cardiale Dekompensation, Refluxösophagitis Grad I bis II, Schenkelhalsfraktur links, Osteoporose

Vor fünf Monaten wird Amelie Gärtner wegen eines hochgradigen Verwirrtheitszustandes von einem Landeskrankenhaus, wo sie sich zur Behandlung einer cardialen Dekompensation stationär befindet, in einer Nervenklinik aufgenommen. In psychischer Hinsicht wird sie im ärztlichen Attest wie folgt geschildert: «Bewusstseinswach, teilorientiert, in der Stimmungslage dysphorisch gereizt, in der affektiven Beteiligung verflacht.» Weiters wird erwähnt, Amelie Gärtner habe deutliche Gedächtnisleistungseinbußen und produktiv psychotische Symptome im Sinn von optischen Halluzinationen. Sie sei vollkommen pflegebedürftig. Aus diesem Grund wird von Seiten der Nervenklinik die Heimunterbringung dringend (Anmerkung: «dringend» ist gesperrt gedruckt) empfohlen.

Einen Monat später heißt es im «Arztbrief des geriatrischen Krankenhauses», Amelie Gärtner sei unter polizeiärztlicher Einweisung in die Nervenklinik gebracht worden. Sie sei hochgradig verwirrt und aggressiv gewesen, habe sich bedroht gefühlt, sei *bettflüchtig* geworden und habe nach der Polizei geschrien. Im Anamnesebericht des geriatrischen Krankenhauses sind Schmerzen im Lendenwirbelsäulenbereich vermerkt. Weiters heißt es, sie sei mit Unterstützung steh-, aber nicht gehfähig.

Im Folgenden sei ein Auszug aus dem durch eine Schwester handschriftlich erstellten «Pflegebericht des geriatrischen Krankenhauses» zitiert. Die Aufzeichnungen geben Aufschluss über das Verhältnis von Pflegenden und Patienten und zeigen eine Tendenz zur sprachlichen Verdinglichung des Patienten, die Zusatzbemerkungen von mir sind in Kursivschrift angeführt.

> 08.04. Patientin frühstückt im Zimmer am Tisch. *Kein Artikel vor «Patientin», als wäre es eine beliebige, keine bestimmte Person.* Patientin dann selbstständig aufgestanden und am Gang gestürzt, ohne Fremdverschulden. *Die Partizipialkonstruktion ersetzt die aktive Form. Bei einer Formulierung im Aktiv würde die Subjekthaftigkeit von Amelie Gärtner hervortreten: «Frau Gärtner stand selbstständig auf und stürzte auf dem Gang, ohne dass Fremdverschulden bestanden hätte.»* Keine sichtbaren Verletzungen und bei Frage nach Schmerzen widersprüchliche Aussagen. *In dieser Notiz ist kein Subjekt!* Patientin jedoch dann sehr entspannt im Aufenthaltsraum gesessen, alles gegessen und getrunken und mittags am Handlauf unter Aufsicht aufgestanden und ein Stück gegangen. Keine Schmerzäußerungen mehr. *Kein Subjekt!* 09.04. Patientin in der Nacht Placebo (Süßstoff) erhalten – gut geschlafen.

10.04. Patientin unruhig bis 23.30; Psychopax; bis 5.00 ruhig. 11.04. Patientin bis 9.00 tief geschlafen. Transfer aus Bett sehr schwierig, da Patientin noch halb benommen, jedoch vehement aus Bett will. Zu Mittag Gespräch mit Patientin geführt über Schlafmittel (Hobby der Patientin: medizinische Bücher). 12.04. Frau Gärtner hat bis 8.30 geschlafen und ist heute sehr anspruchsvoll. *Die einzige Eintragung, in der Frau Gärtner namentlich genannt wird. Auffällig dabei ist, dass die Subjekthaftigkeit offenbar nur dann klar hervortritt, wenn die Patientin zur Last fällt.* 13.04. Patientin klagt über Schwindel, Medikamentation [...] laut Anordnung erhalten. 17.00 äußert Schwindel und Kopfschmerzen. [...] 04.05. Patientin heute wieder eine Schlaftablette verlangt – will kein Placebo (Kandisin); ein Dragee Baldrian erhalten, einige Male geläutet, wieder geschlafen. 05.05. Juckreiz oberhalb der Brust. Fenistil lokal wegen Einschlafstörungen. 05.05. Patientin klagt über Gelenkschmerzen. An Schwester Angelika weitergeleitet. 06.05. rezidivierende Schmerzäußerungen, möchte unbedingt eine Voltaren-Injektion, laut telefonischer Anordnung: Psychopax, Tramal. [...] 07.05. 12.00 Laut Frau Dr. Kohl Baldrianperlen erhalten. 07.05. Patientin klagt um 19.00 über Schwindel und innere Unruhe: Psychopax, Tramal, um 20.00 Patientin kann kaum noch herschauen, aber läutet ununterbrochen; sie sagt, sie wartet nur mehr auf ihre Tochter, dann wird sie sterben. Gespräch geführt. 21.00 Patientin schläft.

In der «Pflegeinformation» wird folgende «Pflegeanleitung» zu Amelie Gärtner gegeben:

Körperpflege: mit Waschschüssel, im Bett, hilfsbedürftig, Ganzwäsche. Mahlzeiten: schneiden. Diät: Normalkost. Ausscheidungen: Dauerkatheter, letzter Wechsel: 26.03., letzter Stuhl: 03.04. Schlaf: ständige Medikation. Medikation siehe Arztbrief.

Fall 9
Nora Neuhold, 84 Jahre, österreichische Staatsbürgerin, ledig, Kontaktperson: Herr Ornig
Diagnosen: senile Demenz, COPD (chronisch obstruktive Lungenerkrankung/verengte Bronchien), Harnwegsinfekt, Exsikkose (Austrocknung), Herzschwäche

Vor drei Monaten wird Nora Neuhold wegen Exsikkose (Austrocknung) und rezidivierendem Erbrechen stationär in einem Landeskrankenhaus aufgenommen. Von dort wird sie zur Langzeitpflege ins geriatrische Krankenhaus überstellt. In der Anamnese heißt es, dass *eine anderweitige Versorgung aus sozialmedizinischen Gründen nicht möglich* sei. Nora Neuhold gibt sich bei der Aufnahme äußerst ängstlich. Auf Ansprache vollführt sie Abwehrbewegungen. In der Pflegeinformation wird Rudolf Ornig als ihr Bevollmächtigter erwähnt. Die Pflegesituation wird bei Nora Neuhold wie folgt angegeben, wobei sprachlich wieder die Aussparung eines Subjektes oder Personalpronomens auffällt:

> *Besonderheiten: zweimal täglich wegen trockener Haut Pflegecreme-Ganzkörper. Ganzwaschung. Wehrt sich extrem, möchte mit Wasser nicht in Kontakt kommen. Nahrungsaufnahme: Isst sehr wenig, trinkt aber selbstständig aus Schnabeltasse Tee oder Kaffee. Bewegung: gehfähig mit Hilfe. Atmung: eingeschränkt. Harn: Harninkontinenz. Stuhl: unregelmäßig. Kommunikation: eingeschränkt. Spricht sehr wenig, meist nur ja und nein.*

Die Klinik beschreibt Nora Neuholds Aufnahmestatus folgendermaßen:

> *Psychiatrisches Konsilium: Demenzielles Zustandsbild. Zusammenfassend zeigt sich Frau Neuhold dyspnoisch (leidet unter Atemnot) und ängstlich agitiert. Die Haut zeigt sich insgesamt stark gerötet und weist Kratzspuren auf. Nach Verabreichung eines Antidepressivums vom Serotonin-Aufnahmehemmertyp weicht die anfängliche Ängstlichkeit. Nora Neuhold zeigt sich sehr kooperativ und fröhlich.*

Die klinische Abteilung für Endokrinologie, wohin Nora Neuhold einen Monat vorher wegen massiver Dyspnoe (Atemnot) ist, schildert sie als «83-jährige Patientin, klar orientiert, grob neurologisch unauffällig».

Im Aufnahmestatus des geriatrischen Krankenhauses wird ihr Status Psychicus angegeben: «Patientin ist bei der Aufnahme sehr müde, matt, äußerst ängstlich, bei Ansprache oder Berührung nur Abwehrbewegungen. Orientierung nicht beurteilbar.»

Fall 10

Gerlinde Schuchlenz, 72 Jahre, österreichische Staatsbürgerin, verheiratet, nächste Angehörige: Ehemann, Schwester, Bruder

Diagnosen: Hemiplegie (Halbseitenlähmung) nach Gehirnblutung temporo-parietal rechts bei AV-Malformation (arteriovenöse Gefäßmissbildung), Hyperlipidämie (Fettstoffwechselstörung/erhöhte Blutfette), insulinpflichtiger Diabetes mellitus

Gerlinde Schuchlenz' Gatten fällt zuhause ein schiefer Mundwinkel an ihr auf. Sie äußert, «Anfälle» in der linken Hand zu haben. Ihr Zustand verschlechtert sich so sehr, dass sie stationär an eine neurologische Klinik verwiesen wird. Gerlinde Schuchlenz hat einen Herdblick nach rechts. Ihr Status Psychicus wird mit «wach» angegeben. Die Patientin wird zu diesem Zeitpunkt als «psychomotorisch unruhig» und «leicht verwirrt» beschrieben. Ihr Wortlaut und die Satzbildung seien kohärent, deutlich und gut verständlich. Gang und Stand seien derzeit nicht möglich. Die Computertomographie ergibt ein intercerebrales Hämatom temporo-parietal rechts und eine begleitende Subarachnoidalblutung in der sylvischen Furche rechts. Um das Hämatom befindet sich ein schmaler perifokaler Ödemsaum. Nach Durchführung eines Akut-CT und Bestätigung einer Raumforderung mit Einblutung wird mit einer antiödematösen Therapie mit 15%igem Mannit begonnen. Nach genauer Abklärung des intercerebralen Hämatoms (Verdacht auf AV-

Malformation) mittels MR und Angiographie wird Gerlinde Schuchlenz an der Neurochirurgie vorgestellt. Daraufhin wird die Übernahme zur Embolisation der Fehlbildung und anschließenden Gamma knife-Behandlung vereinbart.

Die Klinik für Psychiatrie beschreibt Gerlinde Schuchlenz' Status als den eines *chronischen Pflegefalles:*

Betrifft: Patientin Schuchlenz – B e s t ä t i g u n g ! – Hiermit wird bestätigt, dass Obgenannte ein chronischer Pflegefall ist und eine Rückkehr nach Hause wegen fehlender Pflegemöglichkeiten (fehlende Betreuungspersonen, kein Auslangen durch die Hauskrankenpflege etc.) nicht mehr möglich ist. Um Aufnahme in Ihrem geschätzten Heim wird höflichst gebeten. Der Gatte ist selbst gebrechlich und kann die Betreuung nicht übernehmen. Die Betroffene selbst ist ständig bettlägrig und bedarf einer Vollpflege. Zur Zeit ist sie noch nicht ansprechbar und nur teilorientiert. Für den Sozialdienst Dr. Wimmer.

Im Folgenden sei aus dem «Pflegebericht des geriatrischen Krankenhauses» zitiert, um die Beziehungen zwischen Arzt, Pflegenden, Patientin und Angehörigen zu veranschaulichen:

17.7. Zungengel. 25.7. Patientin zeigt teilweise sehr starke Unruhe, schreit sehr laut. 26.7. Patientin klagt über Schmerzen im linken Bein, eine Kapsel Dedolor 100 mg Kps. mittags laut Anordnung von Frau Dr. Wurz verabreicht. 27.7. Patientin sehr unruhig. 14.45 laut Frau Dr. Wurz Verabreichung von Psychopax. Herr Schuchlenz hängte die Glocke der Patientin hinter die Tafel und sagte zu Frau Dr. Wurz, sie wäre dort schon vorher gehängt. Frau Dr. Wurz klärt Herrn Schuchlenz über die Wichtigkeit der Glockenschnur auf. 28.7. Patientin läutet seit einer Stunde ständig. Psychopax führt zu Besserung. Patientin sieht etwas Schwarzes am Boden, auf Verlangen des Gatten Psychopax. 2.8. Patientin zweimal erbrochen, zirka um Mitternacht, danach ungestörte Nachtruhe. 2.9. Schmerzen im Nackenbereich, Gel. Patientin ist sehr laut, schreit bis achtzehn Uhr. Patientin läutet ständig: Psychopax, Besserung. 4.9. Patientin unauffällig. 26.9. Patientin unruhig, schreit sehr laut: laut ärztlicher Anordnung Psychopax um 9.30. Um elf Uhr Besserung. [...] 19.11. Patientin wieder unruhig, gellend im Zimmer geschrien, abends wieder beruhigt. Verlegung in ein anderes Zimmer. 26.11. Laut Aussage der Patientin fühlt sie sich sehr wohl im Zimmer 102. Patientin ist sehr gesprächig. [...] 5.12. Patientin morgens unruhig, gellend geschrien, mittags ruhiger geworden. 18.12. Mann von Frau Schuchlenz war sehr erbost, dass Kastenschlüssel der Patientin verschwunden ist. Patientin von 18 Uhr bis 19.45 ohne Unterbrechung geläutet – weiß nicht, warum. Psychopax erhalten. Um 20.15 Besserung. 19.12. Patientin schläfrig, ansonsten unauffällig. 18.45: Patientin bleibt mit Finger auf Glocke – läutet ständig – sagt, wir sollen die Schnur weghängen. Psychopax. 20.00 leichte Besserung.

Fall 11

Lucia Leitner, 82 Jahre, österreichische Staatsbürgerin, ledig, nächste Angehörige: Tochter

Diagnosen: Koprostase (Stuhlverhaltung), Exsikkose (Austrocknung), Harnwegsinfekt, sekundär insulinpflichtiger Diabetes mellitus 2b, Herzschwäche

Vor einem Jahr wird Lucia Leitner wegen diffuser Bauchschmerzen und Stuhlverhaltens von neun Tagen an der medizinischen Abteilung des Landeskrankenhauses aufgenommen. Im Aufnahmestatus zeigt sie sich in reduziertem Allgemeinzustand, adipösem Ernährungszustand, örtlich und zeitlich desorientiert und verlangsamt. Einfache Befehle werden von ihr ausgeführt. In der Krankengeschichte heißt es, Lucia Leitner komme ins geriatrische Krankenhaus, da *eine anderweitige Unterbringung aus sozialmedizinischen Gründen derzeit nicht möglich* sei. Vorher wird sie zuhause von ihrer Tochter betreut.

Zur Veranschaulichung einer PEG-Sonden-Legung sei aus dem «Pflegebericht» zitiert:

19.11. Tochter wurde über PEG-Sonden-Setzen (Dienstag) informiert. Wenn sie Zeit hat, fährt sie mit. 20.11. keine orale Ernährung möglich. Patientin schluckt nicht, auch nicht nach oraler Stimulation. Rettungsfahrzeug für 21.11., 7.00, bestellt. 20.11. Patientin unauffällig. Keine orale Ernährung möglich. Tochter kommt um 7.00. 21.11. Patientin im Krankenhaus E. stationär aufgenommen. Pflegeüberleitungsbrief gefaxt. 24.11. Um zirka 10.00 liegend zurück vom Krankenhaus E. [...] 25.11. Infusionen laut Plan erhalten. Patientin unauffällig. Patientin reagiert auf Ansprache. Sondennahrung gut vertragen. [...] 26.11. Patientin wirkt sehr schwer erweckbar. 27.11. PEG-Ostium eitrig bräunliches Gebrei mit üblem Geruch laut Anordnung trocken verbinden. Abstrich und nach Abstrich lokal verbinden [...] [den ganzen Nachmittag Augen geschlossen. Bei Lagewechsel Augen offen. Kein Wort gesprochen]. 28.11. Orale Ernährung nicht möglich, kein Schluckreflex trotz oraler Stimulation.

Für das Legen einer PEG-Sonde war eine schriftliche Einverständniserklärung von Lucia Leitners Tochter erforderlich.

Fall 12

Berta Hierzer, 89 Jahre, verwitwet, österreichische Staatsbürgerin, besondere Vermerke: Sachwalter
Diagnosen: Altersdemenz. Involutionsdepression. Rezidivierender Harnwegsinfekt. Hallux valgus beidseitig (Hammerzehe). Koronare Herzkrankheit. Psoriasiforme Dermatitis beider Unterextremitäten. Cataracta senilis beidseitig (Grauer Star). Aphakia operativa beidseitig (Linse im Auge entfernt). Stationärer Sturz mit Contusio capitis (Gehirnerschütterung) et cub. bilateralis (beider Ellenbogen)

Der Krankengeschichte der Nervenklinik ist zu entnehmen, wie es zu Berta Hierzers dauerhafter Unterbringung in einem Langzeitpflegeheim gekommen ist:

Berta Hierzer fällt Nachbarn auf, als sie lautstark aus ihrem Fenster um Hilfe ruft. Sie ist zu diesem Zeitpunkt ängstlich und fühlt sich bedroht. Später behauptet sie, sie habe nur ihren Schlüssel verlegt gehabt. Sie gibt an, gemeinsam mit einem Lebensgefährten und einem Hund in ihrer Wohnung zu leben. Sie würden sich mit dem Kochen abwechseln.

In der Krankengeschichte ist vermerkt, Berta Hierzer sei in PSYCHISCHER Hinsicht [Anmerkung: «psychisch» ist in Versalien geschrieben] bewusstseinswach und nur teilweise orientiert. Sie zeige Defizite in der zeitlichen Orientierung und im Kurzzeitgedächtnis. Sie sei euthym, nett, freundlich, im Gespräch zugewandt und frei von produktiven Ideen. Sie sei vollkommen pflegebedürftig, benötige Observanz bei der Nahrungsaufnahme und sei vollkommen stuhl- und harninkontinent. Auf Grund des letzten Harnweginfektes sei die Gangsicherheit etwas eingeschränkt. Zur Zeit gehe sie mit leichter Hilfe durch die Physiotherapeutin eine Ganglänge. Im *Status Neurologicus* wird angegeben: Pupillen rund, mittelweit, isocor, prompte Lichtreaktion, kein Hinweis auf HNA, keine Halbseitensympromatik, kein Rigor, kein Tremor, Babinski beidseitig negativ, Gang etwas unsicher, jedoch selbstständig gehfähig.

Im *Status Psychicus* heißt es, Berta Hierzer sei persönlich teilweise, ansonsten völlig desorientiert; der Gedankenablauf sei verworren, die kognitiven Fähigkeiten seien stark eingeschränkt. Vom Antrieb her sei sie *sehr ausgeglichen, psychomotorisch ruhig* (vgl. ihre spätere Unruhe auf der geschlossenen Station), die *Stimmung* sei *ausgeglichen,* der Affekt adäquat, die AFFEKTIVE (in Versalien) Beteiligung adäquat. Es gebe keinen Hinweis auf produktive oder suizidale Ideen.

Weiters ist vermerkt, eine umfassende Sozialanamnese habe ergeben, dass Berta Hierzer weder Angehörige noch Bekannte habe. Der von ihr mit einem Namen bezeichnete Lebensgefährte sei nicht gefunden worden und auch nicht polizeilich gemeldet. Nachdem

Berta Hierzer ihrer Überzeugung nach mit ihrem Lebensgefährten zusammenlebe und daher aus eigener Sicht keinerlei Hilfe benötige, sei sie mit ihrer *dringend notwendigen* Heimunterbringung nicht einverstanden. Es müsse eine Sachwalterschaft angeregt werden. Nach Abwarten des Sachwalterschaftsverfahrens könne Berta Hierzer in das geriatrische Krankenhaus *entlassen* werden.

Zu Berta Hierzers körperlicher und geistiger Verfassung wird im ärztlichen Bericht festgestellt:

> *Zuletzt versorgt sie sich mit Unterstützung teilweise selbst, isst und trinkt ausreichend, geht ohne Hilfsmittel auf der Station spazieren. Sie bleibt mangelhaft orientiert, ohne Realitätsbezug, lebt in ihrer Vergangenheit und ist daher in ihren Ideen unkorrigierbar. Die Stimmung ist ausgeglichen. Sie ist kontaktfreudig und erledigt immer wieder kleine Arbeiten auf der Station.*

Im Folgenden sei aus dem Gutachten der gerichtlich beeideten Sachverständigen (Fachärztin für Neurologie und Psychiatrie) für das Bezirksgericht für Zivilrechtsachen zitiert. In der psychiatrischen Befundaufnahme schickt die Fachärztin für Neurologie und Psychiatrie voraus: *«In der vorliegenden psychiatrischen Befundaufnahme wird darauf eingegangen, ob bei der Betroffenen eine geistige Behinderung oder eine psychische Erkrankung vorliegt […].»*

Über Berta Hierzer wird festgehalten: *«[…] und scheint nicht in der Lage zu sein, ihre eigenen Angelegenheiten (Vermögensverwaltung, Vertretung vor Behörden, Personenobsorge sowie Sicherstellung der Betreuung) ohne einen Nachteil für sich selbst zu regeln.»*

Die Sachverständige schildert im Gutachten ihren Besuch bei Berta Hierzer. Im Bericht ist von Berta Hierzer nicht namentlich und nur als «der Betroffenen» die Rede:

> *Die Betroffene wird auf der Station S 3 der Landesnervenklinik aufgesucht. Sie wird dort auf Zimmer 9 im Bett liegend angetroffen und gibt auf Befragen an: «Mein Name ist B. H., ich wurde am 11. 2. 1912 geboren. Wie alt ich jetzt bin, kann ich nicht genau sagen. Wir haben heute Sonntag, es ist Juli 1984. Wo ich hier*

genau bin, weiß ich nicht. Wir sind hier aber in der Steiermark. Wie hoch meine Pension ist, kann ich nicht anführen. So genau weiß ich das nicht. Wieviel ich im Monat brauche, kann ich auch nicht sagen. Wer sich um mein Geld kümmert, weiß ich nicht. Ich kann auch nicht angeben, wie viel es hier kostet. Ich habe gewusst, dass jemand kommen wird. Wer Sie genau sind, kann ich aber nicht angeben. Sie sind jemand, der mich irgendwo hinbringt.»

Berta Hierzer wird ursprünglich wegen einer ausgeprägten zerebrovaskulären Insuffizienz (unzureichende Hirndurchblutung), Halluzinationen, Wahnvorstellungen und Sinnestäuschungen aufgenommen:

> *Nach Vorliegen zweier fachärztlicher Zeugnisse wird die Betroffene wegen Verwirrtheit bei zerebro-vaskulärer Insuffizienz in den geschlossenen Bereich verlegt. In weiterer Folge treten immer wieder Unruhezustände auf* (vgl. Berta Hierzers ursprüngliche Anamnese, in der Berta Hierzer noch ruhig und frei von produktiven Symptomen ist). *Es liegt eine allgemeine Desorientiertheit vor. Die Patientin lebt in der Vergangenheit. Eine sinnvolle Kommunikation ist mit ihr nicht möglich. Wegen Sturzgefahr ist auch immer wieder Fixierungsbedarf gegeben.»*

Die Sachverständige kommt zu folgendem Endergebnis:

> *Zusammenfassend kann festgestellt werden* (Anmerkung: Durch die Aussparung des Agens wird die Verantwortung der Sachverständigen «kollektiv verteilt»), *dass bei der Betroffenen ein demenzielles Zustandsbild* (im Bericht fett und unterstrichen) *vorliegt. Auf Grund dieser Erkrankung ist sie nicht mehr in der Lage, anfallende Sachverhalte in ihrer Bedeutung zu erkennen und in ihren Erfahrungsbereich einzuordnen. Bei Problemen ist sie außerstande, alternative Lösungsmöglichkeiten gegeneinander abzuwägen, um daraus resultierende sinnvolle Entscheidungen zu treffen. Sinnzusammenhänge können nicht mehr erkannt werden, die Urteilsbildung ist hochgradig beeinträchtigt.*

B. Teilnehmende Beobachtung

Fall 1
Maria Burghart, 86 Jahre

Auf den ersten Blick könnte man meinen, es handle sich bei der wachkomatösen Maria Burghart um eine ältere Dame, die durch das Fenster des Aufenthaltsbereichs die Vorgänge im Hof überblickt. Erst ihr leerer Blick und ihre Reaktionslosigkeit vertreiben diesen Eindruck. Es ist überraschend, eine in der Krankengeschichte als *nicht ansprechbar* bezeichnete, schon jahrelang komatöse Frau in aufrechter Position unter anderen Patienten im Aufenthaltsbereich vorzufinden. Maria Burghart sitzt mit überdrehtem Blick und weit geöffnetem Mund beim Fenster; ihre Beine werden von einem Spezialrollstuhl in der Waagrechten gehalten. Ihr nach hinten gefallener Kopf wird durch eine gepolsterte Auflagevorrichtung gestützt. Maria Burghart bewegt ihre weiß belegte Zunge in trägen Lallbewegungen, jedoch ohne einen Ton hervorzubringen, wogegen ihr restlicher Körper reglos bleibt. Ein von ihr ausgehendes, krachendes Geräusch rührt vom Schleim her, der aus der Halskanüle (Tracheostoma) tropft. Maria Burghart fehlt der Hustenreflex. Würde der Schleim nicht regelmäßig durch das Tracheostoma abgesaugt, bestünde die Gefahr einer Lungenentzündung. Auf dem Deckblatt von Maria Burgharts Krankengeschichte ist eine Polaroidaufnahme ihrer ersten «Rollstuhlmobilisierung».

Aus Maria Burgharts biographischer Anamnese ist bekannt, dass sie als Geschäftsfrau (Inhaberin einer Ziegelfabrik) energisch und durchschlagskräftig war. Maria Burghart wird auf der Basis von Beobachtungen, die man während beruhigender Waschungen gemacht hat, eine Abneigung gegen Wasser nachgesagt, was man sich mit ihrem folgenschweren Badeunfall erklärt. Sobald man sich Maria Burghart nähert, steigert sich ihre Schleimproduktion. Sie teilt sich mit Anna Clemencic das Zimmer.

Fall 2
Anna Clemencic, 39 Jahre

Anna Clemencic wurde nach ihrem zweiten Versuch, sich zu erhängen, reanimiert. Seit der massiven Sauerstoffunterversorgung ihres Gehirns liegt Anna Clemencic im Wachkoma. In der Pflegeinformation heißt es, dass die Patientin auf Ansprache nicht reagiere. Daneben steht wie zur Warnung handschriftlich notiert: «Apallikerin!»

Wann immer man Maria Burgharts und Anna Clemencics Zimmer betritt oder vom Gang aus einen Blick hineinwirft, bietet sich einem der starre Anblick von Anna Clemencic mit weit aufgerissenen Augen und offenem Mund. Im Zimmer der beiden «apallischen Damen» (Stationsjargon) ist ein unangenehmer Geruch. Die Ärztin meint, der Gestank gehe auf die Schleimproduktion der Patientinnen zurück. Mit einem Duftspray wird dagegen angekämpft. Bei unserem ersten Rundgang verweist die Ärztin auf vorspringende Strukturelemente in der gelb gestrichenen Decke, die zur Vorbeugung gegen die drohende *Rindenblindheit* dienen. Es sei entdeckt worden, dass Wachkomatöse durch ihre konstante Blickrichtung nach oben an eine weiße Decke *rindenblind* würden. Die Ärztin sagt, ob und in welchem Ausmaß Apallikerinnen wie Maria Burghart und Anna Clemencic blind, taub, geistig an- oder abwesend seien, sei nicht auszumachen.

Die Pflegenden berichten, dass man über Anna Clemencic wenig wisse und der Umgang mit ihr «besonders schwierig» sei. Es sei nicht einmal bekannt, ob sie Deutsch gesprochen habe. Seit der Verlegung in das neue Gebäude seien ihre Angehörigen nicht zu Besuch gekommen. Die Ärztin sagt, sie habe bei Anna Clemencics letzter Lungenentzündung keine antibiotische Therapie mehr verordnet und ihr freistellen wollen, *zu bleiben oder zu gehen*. Sie gibt zu, mit wachkomatösen Patienten, die nicht kommunizieren können, ihre Schwierigkeiten zu haben. Zudem fühle sie sich vom Druck ärztlicher Alleinverantwortung überfordert.

Fall 3
Ernst Ulrich, 39 Jahre

Als die Ärztin und ich an sein Bett kommen, beginnt Ernst Ulrich wahnhaft zu fabulieren. Er behauptet, soeben ein Autorennen gewonnen und den Ex-Rennfahrer Gerhard Berger getroffen zu haben. Er erwähnt Tennisturniere, bei denen er gesiegt habe, und behauptet, am Nachmittag «draußen trainiert» zu haben. Zwischendurch berichtet er von Indianern und Motorradrennen. Die Ärztin sagt, dass Ernst Ulrich als ehemaliger Alkoholiker realitätsfern, aber friedlich sei. Andere Ex-Alkoholiker hätten ein hohes Aggressionspotenzial.

Ernst Ulrichs Zähne sind stumpf; sein Gebiss ist mangelhaft. Er wird mit dem Löffel gefüttert. Manchmal versucht er selbstständig zu essen und zittert heftig. Ich unterhalte mich mit Ernst Ulrich. Anfangs treten während der Gespräche psychotische Episoden auf. Zunehmend weichen die Fabulationen einer tragischen Einsicht in die Situation eines Langzeitpflegefalls. Ernst Ulrich ist von da an konsequent realitätsbezogen; seine produktive Symptomatik (Wahnideen und Halluzinationen) nimmt ab. Ernst Ulrichs Krankheitseinsicht steigt, womit allerdings Depressivität und Suizidgedanken einhergehen, zumal er die Aussichtslosigkeit seiner Lage erkannt hat. Er wird physiotherapeutisch behandelt. Zu speziellen Bewegungsübungen werden ihm die Füße bandagiert. Nach den ersten Therapieeinheiten sitzt Ernst Ulrich mit schmerzverzerrtem Gesicht im Rollstuhl, sich mittels kleiner Schritte vorwärtsziehend. Seine in Sandalen steckenden Füße sind straff bandagiert. Auf sein Klagen hin ziehe ich ihm die Sandalen aus, um die Bandagen zu lockern. Nach Einschätzung der Physiotherapeutin wird er auf Grund seiner Schädigungen nie mehr in der Lage sein, zu stehen und zu gehen. Ernst Ulrich war früher Verkäufer in der Sportabteilung eines Schuhgeschäftes.

Als ich einmal in Ernst Ulrichs Zimmer komme, sitzt er am Tisch über einem Blatt Papier und betrachtet es eingehend. Ich erkenne darin einen Brief seiner Tochter, der bereits über ein Jahr alt ist. Sie vermisst ihn im Brief und bezeichnet ihn als «liebsten Papa».

Das Foto einer übergewichtigen jungen Frau steht im Regal. Foto und Brief seiner Tochter betrachtet Ernst Ulrich jeden Tag. Ein Stapel Fotos zeigt Ernst Ulrich als athletischen Mann bei Grillfesten und mit einem Kleinkind (seiner Tochter) im Swimmingpool. Sein verfilztes dünnes Haar ist auf den Fotos noch voll und dauergewellt; eine Tätowierung prangt auf seinem prallen Bizeps.

Einmal äußert der jetzt völlig abgemagerte Ernst Ulrich den Wunsch, eine Zigarette zu rauchen. Eine Schwester gibt mit ihrer Miene zu verstehen, dass es bei ihm auch schon egal sei. Man wertet es sogar als positives Signal und Vitalitätszeichen, wenn ein Patient seine früheren Gewohnheiten wieder aufnimmt. Die Schwester sagt, dass ihm ohnehin nach jeder Zigarette schwindelig sei und er sofort ins Bett müsse. Ich hole ein mit Ernst Ulrichs Namen versehenes Zigarettenpäckchen aus dem Leitstellenbereich. Die Schwestern teilen mir mit, dass nur im Freien geraucht werden dürfe. Ernst Ulrich will sich nicht von mir auf den Balkon schieben lassen und stoppt mit den Füßen den Rollstuhl. Er will auch nicht mehr rauchen. Als ich mich von ihm verabschiede, scheint er für Augenblicke zu vergessen, in welcher Lage er ist. Er legt mir seinen zitternden dürren Arm um die Hüften, fleht, dass ich nicht erst am Freitag kommen möge, und behauptet, dass ich seine erste Liebe gewesen sei, das Mädchen, das er mit acht Jahren durch das dunkle Treppenhaus geführt habe.

Im Lauf der Besuche kann ich beobachten, wie Kurt Panzl, ein siebenundzwanzigjähriger Patient, der am Stock geht, der jüngste und einzige Patient der Station, der diese hin und wieder zu Erledigungen verlässt und resozialisiert werden soll, mit Ernst Ulrich Kontakt aufnimmt. Beide stammen aus desolaten sozialen Verhältnissen. Kurt Panzl hat nach Angaben der Ärztin kein Zuhause und wurde aus einem Obdachlosenheim hinausgeworfen, als er gegen dortige Regeln verstieß.

Zwischen den Männern entstehen kurze Dialoge. Beide waren wegen Körperverletzung in Haft. Im Gespräch zieht der im Rollstuhl sitzende Ernst Ulrich seine knochige Faust zitternd zum Schlag auf und betont, dass derjenige, dem er damals eine verpasst habe, danach verlangt habe. In der Auseinandersetzung, die zu Ernst Ulrichs Haftstrafe führte, ging es um ein nicht bezahltes Bier. Kurt Panzl stimmt mit Ernst Ulrich darin überein, dass Konflikte unter Männern nur durch Gewalt zu lösen seien.

Kurt Panzl hat trotz seiner Jugend bereits ein künstliches Gebiss. Er berichtet, in der Zahnklinik «gequält worden» zu sein; man habe bei ihm das Lokalanästhetikum eingespart. Kurt Panzls Aussicht, in ein soziales Reintegrationsprojekt für alkoholkranke Jugendliche zu kommen, scheitert an einer noch ausständigen Haftstrafe wegen Körperverletzung. Kurt Panzl hofft, infolge seiner halbseitigen Lähmung und seines Abgemagertseins auf unter vierzig Kilogramm als haftuntauglich zu gelten (was jedoch nicht zutrifft). Immer wieder verschwindet er ins Raucherzimmer außerhalb der Station. Die greisen Patientinnen im Aufenthaltsbereich spricht er mit «Omi» an und hilft ihnen, z. B. beim Einschenken von Tee aus einer Thermoskanne.

Immer wieder gibt Ernst Ulrich zu verstehen, dass er nicht wisse, was er hier zu suchen habe. Er fragt: «Wo bin ich hier überhaupt? Wo sind wir? Was mache ich hier?» Gelegentlich gibt Ernst Ulrich vor, nicht zu wissen, ob er bei meinem nächsten Besuch noch auf der Station sei, und kündigt an, «noch heute nachhause zu gehen» oder «abzuhauen». Er behauptet, *sportliche Wettkämpfe zu bestreiten*, und unter dem Hinweis auf seine dürren Beine, *mit dem Motorrad gestürzt zu sein*. Die Ärztin meint lachend über Ernst Ulrich, dass er «out of space» sei. Die Pfleger berichten, er würde häufig mitten im Gespräch umspringen und psychotisch fabulieren.

Die Größenfantasien von Ernst Ulrich mögen Indizien seiner verzweifelten Realitätsverleugnung sein und zur Kompensation seines gegenwärtigen Zustandes, hilflos und pflegebedürftig zu sein, dienen. Nach einer längeren Phase ohne produktive paranoid-wahnhafte und halluzinatorische Symptomatik hat Ernst Ulrich mitten in der Nacht einen psychischen Zusammenbruch und ruft nach einem Pfleger. Er beklagt sich, von seinen Kumpels verlassen worden zu sein; nicht einmal seine Tochter besuche ihn. Der Pfleger kann ihn beruhigen, indem er ihm versichert, dass nun er und seine Kollegen Ernst Ulrichs Kumpels seien.

Sechs Monate später begegnet mir Ernst Ulrich im Raucherbereich. Er ist geordnet und klar, normalgenährt und trägt einen Schnurrbart. Er sitzt im Rollstuhl, bietet mir eine Zigarette an und gibt mir mit ruhiger Hand Feuer. Er erzählt, auf dem Hometrainer täglich viele Kilometer zu fahren. Die Pflegenden sagen, dass er von selbst, ganz plötzlich, *besser* geworden sei. Sie bewundern ihn für seine Disziplin auf dem Trainingsgerät. Ernst Ulrich kann sich selbstständig waschen und ankleiden. Die Pflegenden sagen, man überlege, ihn nachhause zu schicken, zumal er nicht mehr «voll pflegebedürftig» sei. Ernst Ulrichs Entwicklung, die damit einhergehende Zunahme an Autonomie und Personalität, wird von den Pflegenden und der Ärztin mit seinem wiedererwachten Lebenswillen erklärt. Wieder ein halbes Jahr später erfahre ich durch eine Ärztin, dass Ernst Ulrich kurz vor seiner Entlassung die wiedergewonnene Autonomie für einen selbstständigen Ausflug mit dem Rollstuhl nutzte. Er fuhr zum Fluss M. und stürzte sich von der Brücke ins Wasser. Er ertrank, denn er konnte nicht schwimmen.

Fall 4 und 5

Kurt Haslinger und Udo Lerchbaum bewohnen zusammen ein Zimmer. Kurt Haslinger, der neuerdings beim Essen einen von einer anderen Patientin stammenden Speziallöffel verwendet und in der rechten spastisch verkrümmten Hand fast immer einen mit Reis gefüllten grünen Stoffdrachen hält (das Geschenk eines Pflegers), und Udo Lerchbaum haben zueinander ein gutes Verhältnis. Die gegenseitige Wertschätzung ist ihrer reduzierten

Körpersprache und dem Ausdruck ihrer Augen sowie ihren einsilbigen Antworten zu entnehmen. Die Antworten von Kurt Haslinger sind meist nur ein lang gezogenes «Jaaa».

Die sukzessive Umstrukturierung in eine Station ausschließlich für Apalliker bedingt ein Splitting des Patientenkollektivs. Udo Lerchbaum muss einem neu aufgenommenen wachkomatösen Patienten weichen und kommt auf eine Station ein Stockwerk höher. Auf meine Frage, ob er seinen Bettnachbarn, Kurt Haslinger, noch besuchen werde, zuckt Udo Lerchbaum unmittelbar vor seiner Verlegung ratlos lächelnd mit den Schultern.

Fall 4
Kurt Haslinger, 67 Jahre

Eine Physiotherapeutin beginnt mit Kurt Haslingers Esstraining. Einmal malt sie mit ihm ein Bild. Kurt Haslinger bezeichnet ein Gebilde darauf als *Elefant*, ein anderes als *Trompete*. Was dazwischen in Gelbtönen angedeutet ist, vermag er nicht zu benennen. Fast immer ist er der Erste, dem ich im Aufenthaltsbereich begegne. Seit er nicht mehr gefüttert wird und selbstständig mit dem Spezialöffel essen kann, wirkt er zufriedener. Als er noch gefüttert wurde, nahm er keine Notiz von seiner Umwelt und sprach außer «ja» und «nein» kein Wort. Nun gibt Kurt Haslinger in kurzen Protokollsätzen Antwort und äußert lächelnd den Wunsch, von mir auch nach der Beendigung meiner Forschungen noch weiterhin besucht zu werden. Nach der Verlegung seines Bettnachbarn Udo Lerchbaum wird Kurt Haslinger regelmäßig von einem *Therapiehund* besucht. Kurt Haslinger wirft dem Hund Bälle zu, so weit ihm das mit seinen spastischen Armen möglich ist. Im Beisein der Hundetrainerin belohnt er den Therapiehund für das Fangen der Bälle mit Trockenfutter.

Fall 5
Udo Lerchbaum, 78 Jahre

Udo Lerchbaum trägt, wie alle anderen Patienten, bei den Mahlzeiten einen großen Latz, kann aber mit seiner gesunden Hand – sein rechter Arm erinnert mit seiner Einwärtskrümmung an einen gebrochenen Flügel – selbstständig das Essbesteck führen. Er sieht als einziger Patient den ganzen Tag über vom Bett aus fern. Die anderen TV-Geräte auf der Station werden kaum benützt. Im Zimmer der Apallikerinnen Maria Burghart und Anna Clemencic wird der Fernsehapparat nur eingeschaltet, um ihnen ab und zu eine veränderte Reizkulisse zu bieten.

Udo Lerchbaum erhält regelmäßig Besuch von seiner Schwägerin. Die Schwägerin ist eine energische Frau Mitte sechzig mit weißem Kurzhaarschnitt. Sie will sofort wissen, in welcher Funktion ich auf der Station bin. Mit ihrer düster verzerrten Miene spielt sie auf die Unwürdigkeit des Lebens ihres Schwagers an. Sie sagt, dass es an einer Langzeitpflegestation *keine Lebensqualität* gebe. Flüsternd meint sie, dass sie Udo Lerchbaum immer Rotwein mitbringe, obwohl ihr Mann deswegen mit ihr schimpfe. (Der gegen die Vernunft mitgebrachte Rotwein – Udo Lerchbaum könnte ja als Ex-Alkoholiker rückfällig werden – mag auch ein Signal der Auflehnung gegen ihren Ehemann sein.)

Udo Lerchbaum lächelt duldsam, während seine Schwägerin seinen Zustand beklagt. Sie bestätigt, was ich von Pflegern hörte: Dass sowohl Kurt Haslinger als auch Udo Lerchbaum auf der anderen Station «jahrelang nicht aus dem Bett herausgekommen» seien. Beide Männer seien «rundum versorgt», d. h. gelagert, bekleidet und gefüttert worden. Über Kurt Haslinger wird erzählt, er habe nach der Übersiedlung arg darunter gelitten, dass auf einmal an ihn «Anforderungen» gestellt worden seien und mit einem *Esstraining* und einer *Maltherapie* begonnen worden sei. Er habe anfangs immer wieder gefleht, ins andere Gebäude (seiner chronischen Bettlägerigkeit) zurückzukommen.

Udo Lerchbaums Schwägerin erweckt den Eindruck, den Besuch so rasch wie möglich hinter sich bringen zu wollen. Mit grell geschminkten Lippen scheint sie von draußen wie auf eine Bühne zu kommen. Die Schwägerin blickt auf Udo Lerchbaum wie auf ein lebloses Objekt. Sie schüttelt lachend den Kopf, als er erwähnt, selbstständig vom Bett in den Rollstuhl zu gelangen. Sie ruft: «Ganz allein in den Rollstuhl? So ein Unsinn!» Unversehens verlässt sie die Station.

Ich frage Udo Lerchbaum, ob seine Schwägerin ihn häufig besuche. «Jaja», sagt er lächelnd und stimmt mir zu, dass nacheinander Bier und Wein zu trinken nicht bekömmlich sei. Er zitiert den bekannten Reim: «Bier auf Wein, lass' es sein.»

Udo Lerchbaum wartet ungeduldig darauf, nach dem Mittagessen vom Aufenthaltsbereich im Rollstuhl zurück ins Zimmer geschoben zu werden und fernsehen zu können. Die Schwestern berichten, dass er jedes Mal der Erste sei, der wieder ins Zimmer gebracht werden wolle.

«Danke, danke», ruft Udo Lerchbaum, wenn er früher als andere Patienten wieder ins Bett darf. Die Pfleger sagen, er würde sich den ganzen Tag durch alle TV-Programme zappen und den Fernseher ein- und ausschalten. Abends lasse er sich allerdings einen Pfleger kommen, um den Fernseher auszuschalten. Die Pflegenden verstehen das als Abschieds- oder Gutenacht-Ritual, zuletzt den Fernseher durch jemand anderen ausschalten zu lassen und die Kontrolle darüber aus der Hand zu geben. Sie berichten, dass sich Udo Lerchbaum bei den Waschungen verspanne und dass ihm Berührungen der Genitalzone besonders unangenehm seien.

Zu den wiederkehrenden Ritualen nach dem Mittagessen bei Udo Lerchbaum gehört, mit einer halbvollen Schnabeltasse Bier auf den Knien zurück in sein Zimmer geschoben zu werden. Auch bei Kurt Haslinger hat sich eingebürgert, nicht ohne Schnabeltasse Bier ins Zimmer zurückzukehren. Für beide ist die Rollstuhlmobilisierung anstrengend. Udo Lerchbaum und Kurt Haslinger sind froh, wenn sie ihr tägliches Pensum erledigt haben. So hat die Mobilisierung etwas von «Arbeit» für die Patienten.

Fall 6
Robert Bergmann, 47 Jahre

Robert Bergmann galt nach seiner Reanimation und der darauf folgenden Sauerstoffunterversorgung des Gehirns zunächst als Apalliker. Die Pflegenden und die Ärztin erklären, dass die Diagnose *apallisches Syndrom* «eine Momentaufnahme» und «häufig zu revidieren» sei, wenn entgegen erster Annahmen körpereigene Ressourcen des Patienten geweckt würden und der Patient wieder einige seiner früheren persönlichen Merkmale und Fähigkeiten zurückgewinne.

Robert Bergmann bleibt am längsten von allen Patienten in einem Spezialrollstuhl im Aufenthaltsbereich. An manchen Tagen verharrt er dort stundenlang ganz allein. Der Spezialrollstuhl ist mit Kopf- und Fußstützen sowie einem Bord ausgestattet, um seine Arme oder Gegenstände (Teller, Besteck) darauf abzulegen; unter den Griffen befinden sich Handbremsen wie bei einem Fahrrad.

Die Ärztin nähert sich Robert Bergmann von der Seite, während er von einem Pfleger gefüttert wird. Sie berührt ihn an der linken Schulter und erklärt mir, dass das seine bevorzugte Stelle für die Initialberührung sei. Die Ärztin fragt ihn, ob er wisse, wer sie sei. Robert Bergmann macht große Augen, lächelt und sagt in einem Ton, als ob er es bedauern würde, nein, er wisse es nicht. Die Ärztin sagt, sie werde ihm mit einem Merkmal von sich weiterhelfen; sie trage einen weißen Mantel und sei jemand, der ein Stethoskop benutze. Robert Bergmann blickt unbestimmt vor sich hin, grinst und bleibt dabei, dass er nicht wisse, wer sie sei. Die Ärztin fragt, ob er denn wisse, von wem er gerade gefüttert werde. Er verneint auch das. Der Pfleger räumt ein, heute bereits mit Robert Bergmann im Park gewesen zu sein.

Einige Tage später gehe ich zum ersten Mal allein zu Robert Bergmann. Von den Schwestern weiß ich, dass er ein mangelhaftes Kurzzeitgedächtnis hat, aber noch in der Lage ist, ein Quiz wie

«Stadt – Land» zu spielen. Ich berühre ihn an seiner linken Schulter, stelle mich ihm vor und setze mich neben ihn.

Er erwidert auf meine Frage, ob er mich sehen könne, dass er mich *natürlich* sehe. Er schätzt mich altersmäßig korrekt ein. Die Pflegenden haben ursprünglich angenommen, dass Robert Bergmann blind sei. Die Vermutung wurde entkräftet, als er eine Schwester im Aussehen korrekt beschrieb. Nachdem ich mich mit meinem Vornamen vorgestellt habe und höflich begrüßt wurde, gehe ich los, um ein Blatt Papier für unser «Stadt-Land-Spiel» zu besorgen. Als ich aus dem Leitstellenbereich zurückkehre, weiß Robert Bergmann nichts mehr von unserem Plan, miteinander zu spielen. Er kann sich nicht erinnern, schüttelt den Kopf, blickt mich groß an und erkennt mich nicht, obwohl nur wenige Minuten vergangen sind.

Ich fordere ihn auf, meinen Vornamen zu erraten. Robert Bergmann bekennt, dass er ihn nicht wisse. Ich nenne ihm den Anfangsbuchstaben M. Da zählt er weibliche Vornamen auf, die mit M beginnen, kommt aber erst, als ich ihm den zweiten Buchstaben nenne, auf den richtigen.

Beim «Stadt-Land-Spiel» notiere ich Robert Bergmanns Einfälle in die Spalten für «Stadt», «Land», «Fluss» und «Tier». In der Folge beteiligen sich Kurt Haslinger, Udo Lerchbaum und Ernst Ulrich am Spiel. Kurt Haslinger glänzt in der Kategorie «Stadt», Udo Lerchbaum spielt ernsthaft, während Kurt Haslinger und Robert Bergmann in ihrer Vorstellungskraft stark eingeschränkt wirken. Ernst Ulrich klinkt sich nach kurzer Zeit wieder aus und verlegt sich darauf, uns zuzusehen. Trotz meines Vorschlags, die Kategorie «Zigarettenmarken» in das Spiel aufzunehmen, ist er nicht zum Mitspielen zu bewegen. Einmal beteiligt sich Stefan Weningers Schwiegermutter am Spiel. Sie hält mich für eine Beschäftigungstherapeutin und verleiht ihrer Sorge Ausdruck, «mich bei der Arbeit zu stören».

Stefan Weninger ist ein zu diesem Zeitpunkt erst seit kurzem auf der Station befindlicher Apalliker in einem, wie die Pflegenden sagen, «schlechten körperlichen Zustand». Auf meine Frage, wer ihr

Schwiegersohn sei, gibt Stefan Weningers Schwiegermutter zu verstehen, durch die Umstände so verwirrt zu sein, dass sie zwar eine Ortschaft mit dem Anfangsbuchstaben F, nicht aber ihren eigenen oder den Namen ihres Schwiegersohnes nennen könne. Sie sagt, dass Stefan Weninger «ein Traumschwiegersohn» gewesen sei.

Robert Bergmann ist nach Aussage der Pflegenden auf Ansprache freundlich und aufgeschlossen. Seine Lebensgefährtin holt ihn übers Wochenende zu sich und bringt ihn abends zurück, da sie ihn nicht allein ins Bett heben kann.

Die Schwestern berichten, dass neulich etwas Peinliches geschehen sei: Robert Bergmann habe seine Lebensgefährtin mit seiner Exfrau verwechselt. (Die beiden Frauen kommen abwechselnd zu Besuch.)

Eine Schwester erinnert sich an Robert Bergmann vor dem Unglück und beschreibt ihn als Familienvater, der seine Söhne auf den Sportplatz begleitet habe. Wenn diese Schwester mit Robert Bergmanns Versorgung beauftragt ist, muss sie nach eigenen Angaben immer daran denken, wie er früher war. Ihn mit Breikost fütternd, sagt sie: «Er war ein fescher Mann!» Direkt an Robert Bergmann gewandt, spricht sie wie zu einem Kind.

Einmal wollen zwei Schwestern Robert Bergmann vom Bett «in den Rollstuhl mobilisieren». Eine Schwester hockt sich dazu hinter ihn auf das Bett und umfasst ihn mit beiden Armen, während ihn die andere Schwester von vorne umfängt. Sie fordern Robert Bergmann auf, mit den Füßen Bodenkontakt zu halten. Stier geradeaus schauend, sagt er: «Ich kann nicht», und zieht die Füße ein. Die Schwestern deuten das so, dass es Robert Bergmann, dem großen und früher athletischen Mann, schwer falle, sich von Frauen helfen zu lassen, und rufen einen Pfleger, der ihn klaglos in den Rollstuhl setzt.

Einmal wird ein mobiler Zahnarzt geholt, da Robert Bergmann über Schmerzen klagt. Für einige Wochen verschwindet Robert Bergmann aus dem Aufenthaltsbereich und bleibt, in der Stimmung eingetrübt, in seinem Zimmer. In der Zeit wächst ihm ein

Schnurrbart. Die Pflegenden sagen, Robert Bergmann habe ihnen mitgeteilt, «immer einen Schnauzer getragen» zu haben.

Beim Mittagstisch sagt eine Schwester zu Robert Bergmann: «Und zum Essen trinken wir ein Bier, gell, Herr Bergmann!» und setzt ihm ein Glas an die Lippen. Zu mir sagt die Schwester vieldeutig: «Das Wichtigste bleibt ...!», in scherzhafter Anspielung auf das männliche Trinkverhalten, das selbst bei schwerstgeschädigten Patienten erhalten bleibe.

Ein anderes Mal verlangt Robert Bergmann nach Erdbeeren. Die Schwester füttert ihn mit einer Portion. Als die Erdbeeren verzehrt sind, frage ich Robert Bergmann, ob er Erdbeeren möge. Er sagt lächelnd ja, verlangt nach welchen und will schon lang keine mehr gegessen haben. Die Schwester sagt, dass sich Robert Bergmann nicht daran erinnern könne, soeben Erdbeeren gegessen zu haben. Als sich Kurt Panzl als Anhänger eines Fußballvereins zu erkennen gibt und mit einer beschrifteten Kappe auf die Station kommt, tritt auch Robert Bergmanns Fußballleidenschaft zutage. Während Kurt Panzl «ein Schwarzer» (Anhänger des Fußballvereins S.) ist, ist Robert Bergmann «ein Roter» (Anhänger des Fußballvereins G.). Im Folgenden sei ein exemplarischer Auszug eines Dialogs mit Robert Bergmann wiedergegeben:

Herr Bergmann, wie gefällt es Ihnen auf der Station?

Ja.

Jetzt gibt es dann Mittagessen, gelt?

Nein. Keines.

Sie mögen Fleisch, gelt? (Das ist aus seiner biographischen Anamnese bekannt.)

Ja.

Heute ist schönes Wetter.

Nein, kein schönes Wetter ist heute.

Aber es scheint die Sonne.

Kein schönes Wetter. Ich esse kein Fleisch.

Also was denn?

Gemüse.

Ah. Wie nennt man denn das, Herr Bergmann, wenn jemand nur Gemüse isst?
(Robert Bergmann überlegt kurz:) Vegetarier!

Robert Bergmann behauptet lächelnd von sich, «selbstständig zu essen». Im Lauf der Zeit hilft ihm eine Schwester dabei, indem sie seine Hand mit dem Löffel zum Mund führt.

Robert Bergmanns Angaben zu seiner Person sind widersprüchlich. Einmal gibt er vor, Autoverkäufer gewesen zu sein, im nächsten Moment behauptet er, *nicht* Autoverkäufer gewesen zu sein. Gegen Ende meiner Besuche auf der Station ändern sich die Dialoge mit Robert Bergmann.

Ich treffe ihn in guter Stimmung an. Wie immer eröffne ich das Gespräch mit der Frage, wer ich sei. Als er mit gesenktem Kopf und schamhaft lächelnd zugibt, es nicht zu wissen, fordere ich ihn auf, mich anzusehen. Er hebt den Kopf und mustert mich lächelnd. Sein Blick ist leicht getrübt, als würde er nur Umrisse erkennen. Es kommt zu folgendem Dialog:
Sehen Sie mich doch an, Sie sehen mich ja, nicht wahr?
Ja.
Wer bin ich? Wie heiße ich? Ich weiß, dass Sie der Robert sind!
Ja, das stimmt.
M – ist der erste Buchstabe.
M – Maria? – Manuela?
Nein, Herr Bergmann. Ich heiße anders. Sie wissen aber viele Namen mit M! Der zweite Buchstabe ist O. Mo …
Mo – Monika!
Ja, super! Wissen Sie auch einen Fluss mit D? Das letzte Mal wussten Sie einen Fluss mit F, Herr Bergmann, die Feistritz. Das war wirklich toll. Und es gibt einen großen Fluss mit D bei uns in Österreich.
Donau.
Ja, super! Und vielleicht wissen Sie auch einen Fluss mit D in Kärnten?
Drau.

Meist tippt Robert Bergmann zuerst auf «Maria», ehe er auf «Monika» kommt. Ich nenne ihn Rupert oder Richard; Robert Bergmann lächelt, als würde er die Anspielung verstehen. Ich frage ihn nach dem östlichsten Bundesland mit B. Er überlegt und behauptet, dass das Burgenland *nicht* das östlichste Bundesland sei. Er beharrt darauf, dass das Burgenland das *westlichste* Bundesland sei. Ich frage ihn nach der Hauptstadt Vorarlbergs. Er sagt Dornbirn. Ich spreche vom Dialekt der Vorarlberger und sage, dass er so ähnlich wie Schweizerdeutsch sei. Robert Bergmann stimmt lächelnd zu. Ich frage nach der Hauptstadt Frankreichs und nenne ihm den ersten Buchstaben. Er weiß es nicht. Wir sprechen über Italien. Robert Bergmann erzählt, als sechzehnjähriger Schüler in Rom gewesen zu sein. Als Kind war er in Lignano. Robert Bergmann behauptet, *nur eine Frau* und *keine Lebensgefährtin* zu haben Er sagt, er habe *einen* Sohn (er hat zwei) und kann dessen Alter nicht angeben. Ich frage Robert Bergmann, wo wir hier sind. Er weiß es nicht und lässt es sich von mir erklären.

Fall 7
Stefan Weninger, 51 Jahre

Stefan Weninger wird von der Ärztin als Apalliker bezeichnet, dessen Angehörige lebensverlängernde Maßnahmen ablehnen würden. Die Ärztin und die Pflegenden versichern mir jedoch, dass bei jedem Neuzugang, dessen Diagnose auf *apallisches Syndrom* laute, zunächst auf *Ressourcen* geachtet werde und dass der betreffende Patient nicht etwa auf Wunsch der Angehörigen sofort auf *Minimaltherapie* gesetzt werde. Der Begriff der *Lebensqualität* wird von Angehörigen in Zusammenhang mit Apallikern häufig verwendet.

Als ich der Ehefrau und der Schwiegermutter von Stefan Weninger begegne, ahne ich das Motiv, das die beiden dazu bewegte, sich gegen lebensverlängernde Maßnahmen auszusprechen. Frau Weninger fürchtete, ihr Mann könne Schmerzen haben und sich nicht artikulieren. Sie agierte als Anwältin der mutmaßlichen Interessen ihres Mannes, indem sie auf sein Recht zu sterben pochte.

Die Ärztin versichert Frau Weninger, dass bei Stefan Weninger «Schmerzfreiheit» gewährleistet sei. Diese ist daraufhin erleichtert. Der Zuspruch der Pflegenden mindert ihre Sorge, sie könne an der Verlängerung seines Leidens mit schuld sein. Die Pflegenden setzen alles daran, Angehörige von Wachkomatösen darüber aufzuklären, dass die Patienten «in einem ungewöhnlichen Zustand» seien, dass ihr Leben aber immer noch «wertvoll und würdevoll» sein könne und dass es vom Blickwinkel des Beobachters abhänge, wie ein Leben im Wert eingestuft werde.

Während einer *beruhigenden Waschung* hat Stefan Weninger starke Zuckungen im Gesicht. Am Oberkörper hoch gelagert, liegt er im Bett. Pfleger Heinz tritt an das Kopfende des Bettes und berührt ihn an der rechten Schulter. Er teilt ihm mit, dass er ihn jetzt waschen werde. («So, Herr Weninger, ich werde Sie jetzt waschen!») Zuvor nennt er das aktuelle Datum, den Ort («Krankenhaus») und die Wetterlage («Es ist schön draußen»). Pfleger Heinz stellt sich bewusst nicht mit seinem Vornamen vor, da Stefan Weninger einen Konflikt mit seinem Sohn Heinz gehabt haben soll. Unter der Halskanüle von Stefan Weninger ist eine Lage Zellstoff. Pfleger Heinz empfiehlt mir, aus der Schussrichtung zu gehen, falls Stefan Weninger durch die Kanüle Schleim ausstoßen sollte. Er dreht dessen Kopf zur Seite, um die Gefahr zu verringern, dass ich von Schleim getroffen werde. Um mich von dem beunruhigenden Anblick abzulenken, betrachte ich die Fotos im Regal: Man sieht Stefan Weninger neben einem dunkelhäutigen Barkeeper, den er kollegial um die Schulter nimmt, in exotischer Umgebung; mit seiner Frau als Hochzeitspaar in Trachtenkleidung; eine Blasmusikkapelle, allen voran Stefan Weninger; Stefan Weninger, an einem Pier hockend, die Hand lächelnd auf den Rücken eines großen Fisches gelegt.

Fall 8

Amelie Gärtner, 88 Jahre

Amelie Gärtner ist klein, zierlich und braunhaarig. Sie sitzt fast immer in sich eingesunken, mit hinunterhängendem Kopf, an einem der Tische im Aufenthaltsbereich und hat häufig die Stirn auf die Tischplatte gelegt. Auf Ansprache richtet sie sich mit einem erstaunten Gesichtsausdruck auf. Sie beklagt sich, dass sie seit einem doppelten Oberschenkelhalsbruch in einem «Zustand von Hilflosigkeit» sei. Als sie mich zum ersten Mal sieht, sagt sie: «Ich bin gefallen.»

Amelie Gärtner war bis zur Pensionierung bei einer Bauernkrankenkasse beschäftigt. Die Pflegenden sagen, sie kämpfe noch gegen ihr Schicksal an. In einer späteren Teamsitzung heißt es, Amelie Gärtner sei «am Verarbeiten». Die Pflegenden meinen, die Patientin müsse sich ihrer gegenwärtigen und vermutlich endgültigen Lage erst bewusst werden. Amelie Gärtner müsse akzeptieren, in einem Langzeitpflegeheim zu sein und nicht mehr in ihre Wohnung zurückzukehren.

Gelegentlich wird Amelie Gärtner von einer Physiotherapeutin mit einem Gehbehelf einige Ganglängen auf und ab geführt. Sie macht einen angestrengten, aber ehrgeizigen Eindruck. Sie scheint sich zum Ziel gesetzt zu haben, ihre verlorene Autonomie wiederzuerlangen und nachhause zurückzugehen. Sie beklagt sich allerdings, dass es bei ihr kaum Fortschritte gebe und dass sie auf ständige Hilfestellung angewiesen sei.

Bei den Pflegenden ist sie eher unbeliebt. Pflegehelfer Andreas lässt Amelie Gärtner nach eigenen Angaben besonders lang warten, um ihr die Gleichrangigkeit mit den anderen Patienten klar zu machen. Die Pflegenden berichten über sie, dass sie mit insgesamt fünf Ehemännern zusammengelebt habe. Immer wieder stemmt sich Amelie Gärtner aus dem Rollstuhl, streckt den Oberkörper durch und klagt über chronische Schmerzen. Sie sagt, dass die verordneten Medikamente dagegen nicht helfen würden. Die Pflegenden sind von ihrem Verhalten genervt und sagen, Amelie

Gärtner sei «immer unzufrieden». Ihr sei das therapeutische Angebot der Station nie genug; man wisse schon nicht mehr, wie man sie beschäftigen solle; sie fordere immer neue Therapien, verlange nach spezieller Lektüre und Spezialbehandlungen.

Als die wachkomatöse Maria Burghart einmal in ihrer Nähe am offenen Fenster sitzt, bittet mich Amelie Gärtner, wegen Zugluft das Fenster zu schließen. Pflegehelfer Andreas bemerkt das, tritt vor die im Rollstuhl sitzende Amelie Gärtner hin und meint ärgerlich, dass er sie «schon kennen» würde. Er droht ihr, sie unverzüglich in ihr Zimmer zu bringen, sollte sie ihn noch weiter nerven. (Er sagt: «So geht das nicht, jetzt muss ich mit Ihnen schimpfen!»)

Amelie Gärtner vermeidet den Kontakt mit anderen Patienten. Mit dem Pflegepersonal spricht sie nur, wenn jemand direkt auf sie zukommt und sie anspricht. Sie lebte die letzten Jahre in Wien. Ihre Tochter, eine Medizinerin, versichert Amelie Gärtner bei einem Besuch, dass sie auf der Station «gut aufgehoben» sei und «so viele Therapien» habe. Darauf entgegnet die Patientin in barschem Ton: «Aber, gar nichts!»

Die Pflegenden sagen, Amelie Gärtner habe sämtliche therapeutischen Angebote des Hauses bereits hinter sich; allein die Magnetfeldtherapie sei noch ausständig. Die Ärztin zögert mit der Verordnung, um noch nicht alles aus dem Angebot des Hauses ausgeschöpft zu haben. Amelie Gärtners Tochter lässt nach ihrer Ankunft ihr Reisegepäck bei der Mutter, wie zum Zeichen, dass sie nach dem Gespräch mit der Ärztin wieder zurückkomme. Amelie Gärtner sagt zu ihrer Tochter, die sie seit dreißig Jahren zum ersten Mal wiedersieht: «Aber nicht länger als eine halbe Stunde!»

Als ich mich in der Wartezeit, bis die Tochter zurückkommt, zu Amelie Gärtner beuge und ihr sage, dass sie «eine hübsche Tochter» habe, hebt sie den Kopf, sieht mich erstaunt an und sagt: «*Genauso* habe ich ausgesehen!»

Als ich sie nach der Wohnung frage, in der sie «zuletzt gewohnt» habe, wirft sie mir einen fassungslosen Blick zu und sagt: «Ich wohne noch dort ...!»

Immer wieder verlangt Amelie Gärtner nach der Ärztin. Sobald sie in der Nähe ist, beginnt sie zu klagen, dass sie Schmerzen habe. Einmal betrachtet die Ärztin sie aufmerksam und sagt in ruhigem Ton: «Ich weiß, Frau Gärtner ...»

Amelie Gärtner wirkt überrascht: «Das wissen Sie schon?»

«Ja, Frau Gärtner, das weiß ich», sagt die Ärztin.

«Und, was kann man dagegen tun? Hier bei der Lendenwirbelsäule ...»

«Frau Gärtner, nichts kann man dagegen tun! Sie werden mit diesen Schmerzen leben müssen!» Amelie Gärtner hält inne: «Da kann man nichts tun?»

«Nein, Frau Gärtner. Und wir behandeln Sie außerdem gegen ganz andere Leiden!»

Die Ärztin holt aus Amelie Gärtners neuer Handtasche, die diese, als wäre sie jederzeit aufbruchbereit, immer bei sich hat, einen «Therapieplan». Sie liest Amelie Gärtner alle Therapien vor, die sie bereits hatte. Nachdem Amelie Gärtner alles gehört hat, verlangt sie nach einem Nasenöl. Sie klagt, ihre Nasenschleimhaut sei furchtbar trocken. Die Ärztin entgegnet, dass sie auch das Nasenöl bereits erhalten habe, sie solle es aber nicht jeden Tag anwenden, es sei auch nicht gut für sie, jeden Tag mit einem Wattestäbchen in der Nase herumzubohren. Ich frage, woher das Hämatom auf Amelie Gärtners Stirn sei. Die Ärztin scheint es nicht zu wissen und meint, sie habe sich vermutlich irgendwo gestoßen.

Fall 9
Nora Neuhold, 84 Jahre

Nora Neuhold hat keine Verwandten. Stattdessen hat sie eine so genannte «Kontaktperson». Die Schwestern sagen, «der Herr» sei anfangs «recht häufig erschienen», in letzter Zeit jedoch immer seltener. Die Schwestern erzählen, der *Bevollmächtigte* Rudolf Ornig habe, stellvertretend für Nora Neuhold, eine eindrucksvolle biographische Anamnese in Ichform erstellt. Dem standardisierten Fragebogen habe er ein umfangreiches persönliches Statement aus der Perspektive Nora Neuholds beigelegt. Es ist darin von ihr als «dem Norachen» die Rede, das den Traum einer Sängerinnenkarriere träumte. Das Norachen habe allerdings nach seiner Sängerinnenausbildung bei einer Versicherung gearbeitet und nur in der Freizeit im Kirchenchor gesungen.

Nora Neuhold ist eine zarte alte Dame und wirkt gepflegt. Als sie mir von der Ärztin vorgestellt wird, sitzt sie im Rollstuhl im Aufenthaltsbereich, strahlt übers ganze Gesicht und wirkt euphorisch. (In der Krankengeschichte steht, dass sie antidepressiv behandelt werde.) Auf Fragen schweigt sie und lächelt verschmitzt in sich hinein. Nora Neuhold trinkt aus einem Glas, nicht wie die meisten Patienten aus einer Schnabeltasse, und spreizt dabei elegant den kleinen Finger weg. Eine andere Patientin wirft mir kopfschüttelnd Blicke zu, als wäre dieses Verhalten auf der Station unangebracht. Zunächst kann ich einen Spiegel, eine Haarbürste und einen Lippenstift auf dem Tisch nicht richtig zuordnen, bis ich bemerke, wie Nora Neuhold sich lächelnd in den Spiegel schaut und dabei mit den Händen das schüttere Haar zurückstreicht.

Die Pflegenden haben jeweils eine bestimmte Vorstellung davon, wie ein Patient früher war. An dieser Vision orientieren sie sich im Umgang mit dem Patienten und stimmen ihre Haltung, Sprache und Stimmlage darauf ab. Wann immer ein Pflegender Nora Neuhold begegnet, sie z. B. aus dem Aufenthaltsbereich in ihr Zimmer bringt, leitet er das mit den Worten ein: «So, Frau Neuhold, jetzt brauchen Sie aber Ihren Schönheitsschlaf, gelt?» Nora Neuhold blickt ihn freudestrahlend an. Manchmal hört man auf der Station ihren Gesang. Die Ärztin meint, sie habe lange Zeit keinen Ton von sich gegeben (Anmerkung: vor ihrer psychopharmakologischen Behandlung mit einem Serotonin-Wiederaufnahmehemmer). Dass sie jetzt wieder singe, sei ein großer Fortschritt.

Einmal finde ich Nora Neuhold ohne Zahnprothese, in sich eingesunken, bei Tisch. Als eine Schwester ihr die Prothese hineinschieben will, wehrt sie sich heftig dagegen und schreit. Nachdem es der Schwester gelungen ist, ihr die Prothese einzusetzen, sagt sie zu ihr: «So sehen Sie doch viel hübscher aus, mit Ihren Zähnen!»

Ein anderes Mal finde ich Nora Neuhold aufgelöst bei Tisch. Sie erblickt mich und ruft schrill: «Küss die Hand!» Ihre Stimme überschlägt sich und ist wie durch Helium verzerrt. Als eine Schwester ihr ein Fruchtjogurt hinstellt, überschüttet Nora Neuhold die Schwester mit Komplimenten. Sie gestikuliert dazu heftig. Als sie vor sich das Fruchtjogurt mit dem Löffel bemerkt, beugt sie sich vor und spitzt die Lippen. Sie saugt am Löffelstiel wie an einem Strohhalm. Mit den Händen verschmiert sie das Jogurt auf dem Tisch und leckt es sich von den Fingern.

Nachdem Nora Neuhold im Zuge der Umstrukturierung verlegt wird, beginnt sie in der anderen Station *mit Kot zu schmieren*. Pfleger Heinz zieht eine nachdenkliche Miene, als er mir davon berichtet. Er sagt, Nora Neuhold stecke die meiste Zeit in der *Sicherheitsjacke*, um sie am Kotschmieren zu hindern.

Fall 10
Gerlinde Schuchlenz, 72 Jahre

Die Ärztin stellt mir Gerlinde Schuchlenz als jemand vor, der «immer wieder laut schreie». Ich solle mich davon nicht beeindrucken lassen. Aus Pflegeinformationen geht hervor, dass sie in ihren «lautstarken Phasen» immer wieder auf ärztliche Anordnung und auf Bitte ihres Gatten mit dem abhängigkeiterzeugenden Tranquilizer *Psychopax* zu beruhigen sei. In meiner Gegenwart spricht Gerlinde Schuchlenz kaum. Gelegentlich ist zu beobachten, wie sie bei ihrem Bruder das Essen verweigert. Gerlinde Schuchlenz schreit: «Ich mag nicht! Ich mag nicht!», wobei sie sich vom Rollstuhl auf den Boden gleiten lässt. Ihr Bruder tritt hinter sie, ergreift Gerlinde Schuchlenz unter den Achseln und setzt sie verärgert zurecht. Wie zu einem unwilligen Kind sagt er: «So, Gerlinde, jetzt wird aber gegessen!»

Die Pflegenden berichten, dass anfangs «rund um die Uhr Besuch gekommen» sei. Abwechselnd Gerlinde Schuchlenz' jüngerer Bruder und eine ihrer Schwestern, dazu noch ihr einbeiniger Ehemann. Man habe die Angehörigen von pflegerischer Seite darauf hingewiesen, dass zuviel Besuch eine Überforderung für die Patientin sei. Die Angehörigen seien darauf eingegangen und etwas seltener gekommen. Gerlinde Schuchlenz' Ehemann komme seither nur noch jeden zweiten Tag, ihr Bruder besuche sie weiterhin täglich, zumeist vormittags, und bleibe bis über Mittag. Unabhängig vom Wetter fahre er mit ihr im Rollstuhl durch den Park.

Die Stationsschwester erzählt, dass Gerlinde Schuchlenz eine dominante Person gewesen sei und alle in ihrem Umkreis beherrscht habe. Auch jetzt noch mache sie ihrem Mann unmissverständlich klar, wenn ihr etwas nicht passe. Einmal habe sie zu ihm gesagt: «Ich brauche dich heute nicht mehr!» Darauf sei er sofort folgsam nach Hause gegangen.

Fall 11
Berta Hierzer, 89 Jahre

Berta Hierzer irrt die meiste Zeit am Tag ruhelos durch die Station. Sie ist eine der wenigen Patientinnen, die mobil, also gehfähig sind. Berta Hierzer hat ein maskenhaftes, freundlich-schelmisches Gesicht und bewegt sich mittels kleiner Trippelschritte mit schiefem Gang vorwärts. Die Physiotherapeutin trainiert sie wegen Sturzgefahr auf das Gehen in größeren Schritten. Dabei gibt sie ihr den Tipp, sich vorzustellen, über Hindernisse zu steigen. Eine Zeitlang befolgt Berta Hierzer den Ratschlag und geht in größeren Schritten. An der Wand entlang zieht sich durch den halben Aufenthaltsbereich ein Geländer. Dieses Geländer benutzt Berta Hierzer gelegentlich zum Festhalten.

Durch ihre innere Unruhe und ihr damit verbundenes Umherrennen ist sie hochgradig sturzgefährdet, was als typisches Merkmal der Alzheimerkrankheit gilt. Die Pflegenden haben ihr gegenüber ambivalente Empfindungen. Einerseits schätzen sie Berta Hierzer, die sich durch Vitalität und humorvolle Äußerungen vom typischen Stationsbild abhebt, andererseits erleben sie sie auch als Unruhe- und Plagegeist. Berta Hierzer ist für Besucher erheiternd, amüsant und unterhaltsam, insbesondere wenn sie nach Aufforderung einer Schwester über ihre vergangenen Lieben spricht. Sie ist auf der Station die einzige Patientin, mit der sich im Vorübergehen ein paar unbeschwerte Worte wechseln lassen.

Berta Hierzer gilt als *hochgradig verwirrt* und verwechselt Pflegehelfer Andreas mit ihrem früheren Lebensgefährten. Die Pflegenden sagen, Berta Hierzer «flirte mit ihm», ergreife seine Hand und wolle «ihn verführen». Früher soll sie Erzieherin in Frankreich gewesen sein. Als ich sie auf Französisch anspreche, reagiert sie sogleich erfreut mit: «Ah, oui ...!» Die Stationsschwester sagt, Unruhe sei typisch bei Alzheimer; die Unruhe von Berta Hierzer werde sich noch immer mehr steigern, bis die Patientin nach einem Sturz endgültig bettlägerig sei. Man kann bei Alzheimerpatienten daher von sich steigernden *Phasen der Unruhe* sprechen.

1. Phase der ruhelosen Suche und des Umherirrens. Die Pflegenden sagen über Berta Hierzer, dass sie in der ersten Phase ruhelos umherirre, gelegentlich die Station verlasse und sich an anderen Patientenbetten zu schaffen mache. Manchmal erscheint sie auch unerwartet in der Teeküche. Ich erschrecke bei ihrem Auftauchen, zumal kein anderer Patient je hier hereinkommt. Berta Hierzer lässt sich für einige Augenblicke auf einem Stuhl nieder, um auszuruhen, und wendet sich wieder ihrer ziellosen Suche zu. Die Pflegenden beschäftigen sie mit kleinen Diensten. Wenn Robert Bergmann vom Bett in den Rollstuhl mobilisiert wird, darf Berta Hierzer ihn aus dem Zimmer schieben. Sie scheint zu registrieren, wenn sie den Pflegenden lästig fällt. Dann lächelt sie und sagt: «Ich bin halt neugierig und will überall dabei sein! Ich will alles wissen!»

2. *Phase der Schlaflosigkeit und immer schieferen Gehens.* Die zweite Phase der Unruhe ist gekennzeichnet durch immer schieferes und trippelnderes Gehen. In dieser Phase schläft Berta Hierzer kaum. Es gelingt ihr, sich nachts von der am Bett befestigten so genannten «Schutzdecke» zu befreien. Sie klettert häufig gegen zwei Uhr morgens aus dem Bett und irrt auf der Station umher.

3. *Erschöpfungs- oder Sturzphase.* Die dritte Phase lässt sich als Erschöpfungs- oder Sturzphase bezeichnen. Den Pflegenden ist eine gewisse Erleichterung anzumerken, sobald Berta Hierzer am Beginn dieser Phase steht. Häufig trifft man in dieser Phase auf sie im Rollstuhl mit weit geöffnetem Mund und geschlossenen Augen, wie in einem Zustand von Trance. In der Teamsitzung beraten sich die Pflegenden darüber, wie sie es anstellen könnten, Frau Hierzer jeweils in der Erschöpfungs- oder Sturzphase, noch ehe sie gestürzt ist, ruhig zu stellen. Ihre Stürze sind vielmehr ein erschöpftes In-sich-Zusammensacken. Die Pflegenden sagen, in dieser Phase lasse sich Berta Hierzer am ehesten durch Gurten fixieren. Die Fixierung bewahre sie in der Folge vor dem sonst unweigerlichen Sturz.

Berta Hierzers Geburtstag. Berta Hierzer hätte beinah ihren neunundachtzigsten (und letzten) Geburtstag verschlafen. Es ist an einem Wochenende, als ich mit einer Torte mit Berta Hierzers Namen und Geburtsjahreszahl gegen Mittag auf der Station eintreffe. Mir wird mitgeteilt, dass Berta Hierzer schlafe. Nach einiger Zeit trippelt sie mir, nur mit Socken und in ihrem üblichen Schürzenkleid, durch den Korridor entgegen. Sie teilt mir mit, gut geschlafen zu haben, und lässt sich zum Geburtstag gratulieren. Ich gehe mit Berta Hierzer in die Teeküche. Ein halbes Dutzend Pflegende sitzt dort zufällig beisammen. Alle singen *Happy*

Birthday, gratulieren, machen Fotos und helfen dem Geburtstagskind beim Anschneiden der Torte. Berta Hierzer stößt mit allen mit Sekt an und behauptet, dass es ihre *erste Geburtstagstorte* sei.

Schließlich springt sie auf und ruft: «Ich bedanke mich bei allen recht herzlich, die hier teilgenommen und das möglich gemacht haben!» Ein Küsschen von Pflegehelfer Andreas, den sie für ihren Lebensgefährten hält, scheint sie zu beglücken. Als die Sektflasche geleert ist und sie das zweite Stück Torte verzehrt hat, wenden sich die Pflegenden wieder ihrer Arbeit zu. Berta Hierzer lässt sich zum WC begleiten und sagt enttäuscht: «Jetzt gehen schon wieder alle. Aber wenn doch mein Geburtstag ist, muss doch jemand bei mir bleiben!»

Sachwalterschaft. Einmal kommt eine Dame mittleren Alters mit einer Hugo-Boss-Einkaufstasche zu Berta Hierzer. Die Dame scheint sich nicht lang aufhalten zu wollen und unter Termindruck zu stehen. Sie stellt sich vor sie hin und sagt: «Grüß Gott, Frau Hierzer! Sie kennen mich nicht, ich bin Ihre Sachwalterin!» In deren Anwesenheit erklärt mir die Sachwalterin, dass Berta Hierzer nicht wisse, wer sie sei.

Die Sachwalterin Frau Eder erzählt, dass Berta Hierzers Eigentum *restlos geräumt* worden sei. Sie habe lediglich Dokumente, ein paar Fotos und einzelne Kleidungsstücke aussortiert. Frau Eder sagt, dass Berta Hierzer «eine nette Klientin» sei, neben ihr habe sie auch «sehr schwierige und unangenehme Fälle». Sie wendet sich wieder direkt an Berta Hierzer und fragt, ob sie etwas brauche. Berta Hierzer verneint. Frau Eder fragt, ob sie ihr beim nächsten Mal «einen persönlichen Gegenstand» mitbringen solle, erwähnt Urkunden über Berta Hierzers Erzieherinnentätigkeit in Frankreich und schlägt ihr vor, sich die Urkunden beim nächsten Mal anzusehen. Gleich darauf blickt die Sachwalterin aus dem Fenster und meint, dass es bald regnen werde. Ehe sie geht, meint Frau Eder, dass es keinen Sinn habe, Berta Hierzer persönliche Dinge mitzubringen. Einmal habe sie ihr ein Foto von Berta Hierzers

Hund gebracht, mit dem Ergebnis, dass diese in Tränen ausgebrochen sei.

Nachdem die Sachwalterin gegangen ist, frage ich Berta Hierzer nach ihrem Teddybären. Stefan Weningers Gattin hat ihn ihr mit der Begründung geschenkt, dass Berta Hierzer keine Besuche erhalte. Während ich den Teddybären in Parodie auf sie über den Tisch eilen und immer wieder hinstürzen lasse und sie damit zum Lachen bringe, frage ich sie, ob sie denn wisse, wer Frau Eder sei. Ich erkläre ihr, was eine Sachwalterin ist, sage, dass sie für Berta Hierzers Belange zuständig sei, wie eine nahe Verwandte. Berta Hierzer sagt daraufhin, verständig nickend: «Ach so ...!»

Zu Frau Eder scheint allerdings eine so große Distanz zu bestehen, dass ich es für nahezu ausgeschlossen halte, dass Berta Hierzer sich je in einer persönlichen Angelegenheit an sie wenden könnte.

Gegen Ende der *teilnehmenden Beobachtung* finde ich Berta Hierzer, schief im Rollstuhl sitzend, im Aufenthaltsbereich. Sie sitzt dort mit weit geöffnetem Mund, geschlossenen Augen und in den Nacken gestürztem Kopf. Ihr Arm ruht auf einem weichen Kissen; sie starrt mit leerem Blick vor sich hin. Auf Ansprache reagiert sie mit einem heiseren Stammeln. Eine Patientin, die ich fast immer vor einem vollen Trinkglas sitzen sehe – die Schwestern vermuten, dass diese Patientin nicht trinken will, um nicht einzunässen und keine Windeln tragen zu müssen –, teilt mir mit, dass Berta Hierzer «mehrmals gestürzt» sei. Kaum wende ich mich von ihr ab, springt Berta Hierzer auf und eilt mit dem Kissen, das ihre Stürze dämpfen soll, unterm Arm durch die Krankenzimmer.

Es ist fraglich, ob ihr ihre Situation auf einer Langzeitpflegestation je erklärt wurde. Wahrscheinlich ist, dass Berta Hierzer von einem Tag auf den anderen aus ihrer gewohnten Umgebung gerissen und auf die Station gebracht wurde und dass sie den jähen Wechsel nicht verarbeiten konnte. Ihr zielloses Suchen kann als Metapher verstanden werden, als Spiegelbild ihrer Situation: Als suche Berta Hierzer fortwährend nach ihrem aufgelassenen Zuhause, ihren persönlichen Dingen, ihrer verlorenen Wohnung und Identität.

Es stellt sich die Frage, wie ein Mensch reagiert, dem schlagartig alles abhanden kommt und der sich in einem Heim unter fremden, hospitalisierten Menschen wiederfindet. Da fast alle Patienten Sachwalter haben, ist es unterschiedlich, ob und inwieweit sie in persönliche Belange und Entscheidungen einbezogen werden.

Es handelt sich dem Anschein nach um eine Form von *schwachem Paternalismus,* in der Autonomie stark defizitäre Patienten über ihre wahre Situation im Unklaren zu lassen (Dauerunterbringung in einer Langzeitpflegeeinrichtung) und sie ihnen zu ihrem Besten zu verschweigen. Die Symptomatik schleichender Demenzerkrankungen, die mit dem Verlust kognitiver Fähigkeiten und einer zunehmenden Verwirrung einhergeht, wird durch den jähen Umgebungswechsel («die Entwurzelung») mit hoher Wahrscheinlichkeit noch begünstigt, der geistig-körperliche Verfall vorangetrieben.

Von einer Pflegehelferin, die mir nach Abschluss der *teilnehmenden Beobachtung* in einem öffentlichen Verkehrsmittel begegnet, erfahre ich, dass Berta Hierzer neun Monate nach ihrem Geburtstag verstarb. Die Pflegehelferin sagt, dass Berta Hierzer *sehr schwer gestorben* sei. Es habe drei Tage gedauert, bis sie *endlich eingeschlafen* sei.

Paradigmatische Bewältigungsstrategien

Teamsitzungen. In monatlichen Teamsitzungen tauschen Ärztin, Pflegende und Angehörige Erfahrungen aus, welche sie unabhängig voneinander mit Patienten machten. Äußerst selten nimmt auch der Patient daran teil.

Erste Teamsitzung: Lucia Leitners Tochter. Lucia Leitners Tochter, eine dunkelhaarige Frau Mitte fünfzig, betont auffallend oft, auf gar keinen Fall Kritik an Pflege und Behandlung üben zu wollen, doch habe sie den Eindruck, dass ihre Mutter lieber im Bett als im

Rollstuhl sei. Lucia Leitners Tochter gibt ihrer Sorge Ausdruck, dass die Rollstuhlmobilisierung für ihre Mutter «zu anstrengend» sei. Mehrmals versichern ihr die Pflegenden, dass die Patientin nie länger als eine Stunde rollstuhlmobilisiert werde. Auch wollen die Pflegenden Fortschritte in ihrem Kommunikationsverhalten bemerkt haben. Die Tochter entgegnet, dass ihre Mutter in vielen Fällen ihre Zustimmung gebe, ohne zu begreifen, worum es gehe, und beharrt auf dem Standpunkt, dass die Mobilisierung für ihre Mutter zu anstrengend sei und sie überfordere. Mit einem Mal sinkt Lucia Leitners Tochter in sich zusammen und meint, an die Ärztin gerichtet: «Ich glaube, ich brauche selbst einen Arzt, Frau Doktor! Eigentlich bin ja ich die Patientin, die Hilfe braucht!»

Nachdem Lucia Leitners Tochter den Raum verlassen hat, breitet sich im Team eine große Unruhe aus. Die Pflegenden und die Ärztin vermuten, dass die Tochter nach einer Zustandsbesserung von Lucia Leitner eine Kürzung des Pflegegeldes befürchte und daher an einer gleichbleibenden Hilflosigkeit der Mutter interessiert sei. Je nach dem Schweregrad einer Beeinträchtigung werden von Sachverständigen so genannte *Pflegestufen* vergeben. So führt etwa Robert Bergmanns Besserung zu einer geringeren Pflegestufe und in der Folge zur Herabsetzung des Krankenkassenzuschusses zum Pflegegeld. Die Pflegenden erklären sich die Haltung von Lucia Leitners Tochter weiters aus dem Umstand, dass sie ursprünglich ihre Mutter zuhause versorgte und daher meine, exklusiv über das Beste für die Mutter Bescheid zu wissen. Sie könne es nicht tolerieren, wenn andere den Zustand der Mutter ebenso beurteilen und deren Lebensqualität verbessern könnten. Um einen drohenden Konflikt zu vermeiden, beschließen die Pflegenden, Lucia Leitners Tochter vermehrt das Gefühl zu vermitteln, an den Fortschritten ihrer Mutter beteiligt zu sein und sie intensiver in die Pflege einzubeziehen.

Zweite Teamsitzung: Amelie Gärtners Tochter. Amelie Gärtners Tochter ist eine attraktive, modisch gekleidete Frau um die fünfzig und aus Deutschland angereist. Einen rollenden Koffer mit sich führend, begrüßt sie im Aufenthaltsbereich ihre Mutter und zieht sich zum Gespräch mit der Ärztin zurück. Bevor ihre Tochter zurückkehrt, werde ich von Amelie Gärtner ersucht, ihre seit langem nicht gereinigte Handtasche zu entleeren. Als ihre Tochter das sieht, beschließt sie, ihr eine neue Handtasche zu besorgen.

In der Teamsitzung beklagt sich die Tochter über ihre Kindheit. Sie sei zwischen den Eltern hin und her gerissen worden. Ihre Mutter habe zuletzt einen Mann gehabt, der sie «völlig hinuntergezogen» habe. Damit sei es zum Bruch zwischen ihr und der Mutter gekommen. Der Kontakt sei über dreißig Jahre lang abgerissen gewesen. Ihre Mutter wolle nicht wahr haben, dass sie nie mehr nachhause komme. Die Tochter scheint trotz langer Trennung über die Gewohnheiten von Amelie Gärtner genau Bescheid zu wissen und schildert die Eigenheiten ihrer Mutter. Sie sagt, ihre Mutter habe jede Menge Vitaminpillen geschluckt und verlange auch jetzt danach. Außerdem fordere sie medizinische Fachbücher und eine Magnetfeldtherapie gegen ihr schmerzhaftes Rückenleiden. Sie betont, ihre Mutter nach dreißig Jahren erstmals wiederzusehen, und räumt ein, dass es nach so langer Trennung für sie nicht leicht sei. Amelie Gärtners Tochter wünscht keine lebensverlängernden Maßnahmen für ihre Mutter und betrachtet deren Unzufriedenheit als Indiz einer mangelnden Lebensqualität. Die Ärztin entgegnet etwas überrascht, dass sie aber den Eindruck habe, dass Frau Gärtner noch gern leben würde. Amelie Gärtners Liste mit Wünschen, darunter nach einem Zeitungsabonnement und medizinischen Büchern, ist für die Ärztin ein Indiz ihres aufrechten Lebenswillens. Die Pflegenden geben ihre Sorge zu bedenken, dass Amelie Gärtner nach der Lektüre medizinischer Bücher noch hartnäckiger weitere Therapien fordern könne.

Im Lauf der Teamsitzung verliert Amelie Gärtners Tochter die Fassung. Sie bezeichnet sich selbst als «Patientin» und «krank». In dieser Phase des Gesprächs scheinen sich sowohl Lucia Leitners Tochter als auch Amelie Gärtners Tochter ihrer (die längste Zeit überspielten) Ohnmacht angesichts der Situation ihrer Mütter bewusst zu sein. Plötzlich geht es nicht mehr um therapeutische Maßnahmen, die Einnahme bestimmter Medikamente, Beschäftigungs- und Zerstreuungsmöglichkeiten der Patientinnen. Die aussichtslose Situation der Mütter scheint den Töchtern aufzusteigen, wovon sie überwältigt sind und reaktiv regredieren. Sie schlüpfen selbst in die Rolle hilfloser Patientinnen und verschmelzen so mit ihren Müttern.

Wegen Amelie Gärtners chronischer Unzufriedenheit hat die Ärztin mit ihr ein Gespräch unter vier Augen geführt. Sie berichtet in der Teamsitzung, dass darin klar zum Ausdruck gekommen sei, dass die Patientin auf der Station bleiben wolle. Die Pflegenden werten es als Auftakt eines Integrations- und Verarbeitungsprozesses. Im Zuge der Umstrukturierung der Station wird Amelie Gärtner verlegt und verstirbt einige Wochen später, nachdem sie, wie Pfleger Heinz berichtet, wiederholt getobt habe und mittels Gurten fixiert worden sei.

Dritte Teamsitzung: Stefan Weningers Gattin. Stefan Weningers Ehefrau und Schwiegermutter kommen täglich in die Station. Seine Schwiegermutter reist eigens von auswärts mit der Bahn in die Stadt. In Abwesenheit seiner Frau werden Stefan Weninger im Rahmen der Basalen Stimulation Kopfhörer aufgesetzt; ihm wird ein Tonband mit ihrer Stimme vorgespielt. Anfangs rufen die beiden Frauen, wann immer er das geringste Anzeichen von Husten zeigt, sofort nach den Pflegenden, um den Schleim absaugen zu lassen. Ihr ursprünglich gegenüber der Ärztin geäußerter Wunsch, keine lebenserhaltenden Maßnahmen bei Stefan Weninger vorzunehmen, steht in paradoxem Widerspruch zur übertriebenen Fürsorglichkeit hinsichtlich des Schleimabsaugens. Die Pflegenden begegnen dieser ambivalenten Haltung mit Vorsicht. In der Teamsitzung gibt Stefan Weningers Gattin zu verstehen, das ständige Sekretabsaugen von der Intensivstation her gewohnt gewesen zu sein. Die Station ist für Stefan Weninger bereits der dritte

Aufenthaltsort nach dem Herzinfarkt. Pfleger Heinz sagt, gerade für apallische Menschen bedeute es eine große Belastung, wiederholt verlegt zu werden. Die Verlegung geschehe nicht zum Besten der Patienten, sondern weil längere Aufenthalte von den Krankenkassen finanziell nicht getragen würden.

Die Pflegenden kommen darin überein, trotz des ursprünglichen Wunsches seiner Angehörigen, ihn sterben zu lassen, Stefan Weninger «Zeit zu geben, sich auf der Station einzugewöhnen». Sie sagen, es sei nicht von vornherein auszuschließen, dass er eines Tages einen Zustand wie Robert Bergmann erreiche, der im Rollstuhl sitzt und nach langem Koma wieder sprechen kann. Die Pflegenden räumen ein, dass es bei Stefan Weninger vielleicht etwas kritischer aussehe. Bei einer Reanimation nach einem Herzinfarkt komme es immer auf Sekunden an; Stefan Weningers Gehirn dürfte länger sauerstoffunterversorgt gewesen sein als das Gehirn von Robert Bergmann.

Frau Weninger scheint in der Teamsitzung eine Hemmschwelle zu überwinden und berichtet von ihren Erlebnissen mit Stefan Weninger, als wäre es jetzt keine Schande mehr, gegenüber einem komatösen Menschen (solche) Empfindungen zu haben und ihm Empfindungen zuzuschreiben. Sie berichtet von ihrem Eindruck, dass Stefan Weninger manchmal wach sei und manchmal schlafe. Insbesondere, wenn sie sich von ihm verabschiede, blicke er sie auf eine Weise an, als wolle er sie vom Gehen zurückhalten.

Frau Weninger erwähnt, ihren Gatten mit einem von ihm bevorzugten Massageöl massiert und dabei den Eindruck gewonnen zu haben, dass es ihm zusage. Sie versichert sich beim Stationsteam, ob das in Ordnung sei. Frau Weninger scheint dem Pflegepersonal all jene Fragen zu stellen, die sie normalerweise an ihren Mann richten würde, als könnten die professionellen Therapeuten ihr seine neue Sprache übersetzen.

Von pflegerischer Seite wird Frau Weninger in ihrem Bemühen bestärkt, ihrem Mann das Leben zu erleichtern und zu verschönern. Es soll nichts unversucht bleiben, um das Leben ihres Mannes so normal wie möglich zu gestalten. Pfleger Heinz versichert ihr, dass alles dazu unternommen werde, um die Lebensqualität ihres Mannes auf einem möglichst hohen Niveau zu halten. Frau Weninger wird nach Gewohnheiten, Vorlieben und Abneigungen ihres Mannes gefragt und füllt den Fragebogen der biographischen Anamnese aus. In nächster Zeit will sie versuchen, ihrem Mann Gulaschsaft auf die Lippen zu träufeln, da er scharfe Speisen bevorzugt habe. Sie sagt, dass er auf Körperpflege größten Wert gelegt habe; er habe sich sogar die Brust rasiert und im Bad immer länger zu tun gehabt als sie. Zumal Stefan Weninger in einer Blasmusikkapelle spielte, wird in der Teamsitzung beschlossen, ihm ein Tonband mit Blasmusik vorzuspielen. Wiederholt muss Frau Weninger in der Teamsitzung lachen oder bricht spontan in Tränen aus. Sie spricht von ihrem Mann in einer Art, als wäre er derzeit auf Reisen und nur vorübergehend nicht erreichbar.

Vierte Teamsitzung: Geschwister von Gerlinde Schuchlenz. Der Bruder und eine Schwester von Gerlinde Schuchlenz erscheinen zur nächsten Teambesprechung. Während die Schwester der Patientin zurückhaltend ist, erglüht der weißhaarige und überaus vitale Bruder vor Feuereifer. Die Pflegenden berichten, was sie über Gerlinde Schuchlenz' Privatleben und Kindheit durch diese selbst erfahren haben. Eine Pflegehelferin zitiert die Patientin: Gerlinde Schuchlenz habe gesagt, dass ihr der Bruder beim Essen auf die Nerven gehe. Das Team bricht in Gelächter aus. Gerlinde Schuchlenz' Bruder wirkt betroffen, während die Schwester ratlos den Kopf schüttelt. Die Geschwister sind über die Offenheit von Gerlinde Schuchlenz erstaunt, die sich bei ihnen viel zurückhaltender gibt.

Gerlinde Schuchlenz soll von Natur aus willensstark gewesen sein. Sie scheint jede Möglichkeit zu ergreifen, um sich durchzusetzen und ihrem Willen Respekt zu verschaffen, was von den Pflegenden immer dann als *substanziell autonom* bewertet wird, wenn es mit den Angaben aus der *biographischen Anamnese* übereinstimmt. Stimmt das Verhalten eines Patienten dagegen mit seiner biographischen Anamnese nicht überein, wird es von den Pflegenden in aller Regel als Folgeerscheinung seines Leidens, z. B. der Demenzerkrankung, angesehen und im Umgang mit dem Patienten missachtet.

Fünfte Teamsitzung: Gatte von Josefa Malli. Der siebzigjährige Gatte von Josefa Malli besucht seine Frau regelmäßig und postiert sich dabei mit erschrockener Miene anderthalb Meter vom Bett entfernt im Raum. Im Gespräch bekennt er, dass seine Frau auf ihn «immer gleich reaktionslos» wirke. Die Pflegenden entgegnen, bei Josefa Malli Fortschritte zu bemerken, etwa die verringerte Muskelspannung während der Rollstuhlmobilisierung, im Gegensatz zur liegenden Position im Bett. Der Ehemann lächelt nur ungläubig, als könne er mit den von den Pflegenden geschilderten Fortschritten nichts anfangen. Die Pflegenden sagen zu ihm, dass er seine Frau wohl am besten kenne und Fortschritte am ehesten erkennen müsse. Er wiederholt, dass ihm nichts aufgefallen sei. Er wirkt ratlos und geradeso, als wüsste er nicht, wozu er seine Frau überhaupt noch besuche.

Siebente Teamsitzung: Gattin von Karl Hartweger. Frau Hartweger ist fest entschlossen, ihren apallischen Mann zu sich nachhause zu holen. Sie zählt auf, was alles dafür spreche: Sie habe eine große Wohnung, ihr Sohn sei Arzt, die Tochter Physiotherapeutin. Frau Hartweger sagt, sie habe ihrem Gatten aus dem Buch eines Wachkomapatienten vorgelesen, der wieder aufgewacht sei. Sie ist voller Tatendrang und will eine Krankenpflegerin für die Heimpflege ihres Mannes anstellen. Frau Hartweger sagt, von nun an die Mundpflege mit einem Wattestäbchen, aber mit Pfefferminztee, nicht mit dem üblichen Saftgetränk, durchzuführen, da Karl Hartweger Pfefferminztee immer gern getrunken habe. Als sie darauf Bezug nimmt, dass ihr Mann «laufend Weltnachrichten gehört» und «täglich stundenlang die Zeitung gelesen» habe, regen die Pflegenden dazu an, ihm aus dem Tagesgeschehen einer Zeitung vorzulesen. Ja, sie habe schon daran gedacht, sagt Frau Hartweger; gleich darauf bricht sie in Tränen aus. Sie sagt, sie wisse nicht, ob ihn in seinem Zustand so etwas interessiere. Es sei «kein Leben mehr», wenn sich ein Mensch nicht mehr äußern könne.

Der frühere Kriminaloberst Karl Hartweger teilt das Zimmer mit dem Ex-Häftling Ernst Ulrich, wo er nach einigen Wochen, nur durch einen Paravent vom Nachbarbett abgeschirmt, verstirbt.

4. Problemzonen im Interaktionsgefüge Arzt – Pflegende – Patient – Angehörige

Erste Problemzone: Sprache

Professionelle Kürzel und Objekthaftigkeit. Durch die Deskription von Patienten in den so genannten Pflegeinformationen als «Pat.», wie z. B.: «Pat. nicht geschlafen», «Pat. heute anspruchsvoll», «Pat. nicht gegessen, trotz oraler Stimulation», und eine Fachterminologie, die von «Lagerung», «Umlagerung», «Waschung», «Mundpflege», «Mobilisierung» spricht, entsteht unwillkürlich ein Eindruck von Objekthaftigkeit der auf ihre pflegerischen Besonderheiten reduzierten Patienten. Der sprachliche Umgang mit Patienten im Pflegebericht steht im Gegensatz zum sonst kollegialen Umgang der Pflegenden mit den Patienten.

In den Pflegeberichten fehlt meist das Subjekt, z. B.:

> *Waschen: hilfsbedürftig. Essen: Ernährung durch PEG-Sonde. Kein Schlucken möglich. Duschen/Baden: badet oder duscht mit Hilfe. Bewegung: Patientin ist voll bettlägerig. Stuhl: inkontinent. Harn: Katheter. Toilette: hilfsbedürftig. Treppen: kann nicht Treppensteigen.*

Man gewinnt den Eindruck, dass es mehr um abhanden gekommene Fähigkeiten gehe als um einen bestimmten Menschen, der diese Fähigkeiten einmal besaß. Da sich sprachliche Manifestationen im Umgang mit Menschen und im Blick auf sie niederschlagen, ist eine sprachliche Reduktion von Patienten für das Pflegepersonal moralisch kontraintuitiv. Das Pflegepersonal muss für die Abfassung von Pflegeinformationen von einem empathisch-kollegialen Blick auf einen deskriptiv-sachlichen Blick umschwenken und die zum Patienten aufgebaute Beziehung abbrechen. Nach Martin Buber wird dabei von einer *Subjekt-Subjekt-Ebene* auf eine *Subjekt-Objekt-Ebene* gewechselt. Die intentionale Bezogenheit auf den Patienten als Gegenüber und gleichberechtigtes «Du» sollte jedoch auch für das Erstellen von Pflegeberichten nicht abreißen.

Im Folgenden seien noch weitere Zitate aus Anamnesen und Pflegeberichten auf ihren Verdinglichungseffekt hin untersucht.

In «Pflegeberichten» ist von der Patientin bzw. dem Patienten meist ohne bestimmten Artikel und häufig in abgekürzter Version als «Pat.» die Rede: «Pat. läutet ständig. Pat. will nicht essen.» Auch wird der Patient durch die Verwendung der Passivform zum Objekt gemacht: «Pat. von der Unfallchirurgie aufgenommen. Pat. geduscht.» Häufig finden sich in Krankengeschichten Partizipialkonstruktionen, die den Eindruck der Anonymität und Verdinglichung verstärken: «Pat. Sonde gelegt», statt: «Frau A. wurde eine Sonde gelegt» oder: «Frau A. erhielt eine Sonde.»

In einer «Pflegeinformation» findet sich der Satz: «Lehnt Grundpflege ab.» Durch die Aussparung des Subjektes – wer lehnt die Grundpflege ab? – wird vermieden, dem Patienten als Subjekt zu begegnen und mit ihm in einer gleichwertigen Subjekt-Subjekt-Beziehung zu sein. In einem Pflegeüberleitungsbericht wird technisch von «Lagerung», «Lagerungswechsel» und «Besonderheiten in der Patientenversorgung» gesprochen. Durch diesen Jargon muten Pflegeberichte wie Gebrauchsanweisungen zu Patienten an. Der Terminus «Lagerung» verstärkt den Eindruck, der Patient sei ein Gegenstand, der sich willenlos handhaben ließe.

In einem «Pflegebericht» findet sich der Vermerk: «Pat. jedoch dann sehr entspannt im Aufenthaltsraum gesessen.» Der Beobachter scheint dabei aus großer Distanz und bezugslos auf den geschlechts- und geschichtslosen «Pat.» zu blicken. Bei negativen Verhaltensweisen kommt es viel eher vor, dass die Patienten in den Augen ihrer Beobachter ihre Subjekthaftigkeit, Personalität und Autonomie zumindest partiell wiedererlangen: «Frau Gärtner hat bis 8.30 geschlafen und ist heute sehr anspruchsvoll.»

Das Verhältnis zu einem «Pat.» gestaltet sich für einen Arzt oder Pflegenden anders und ungleich nüchterner als die zwischenmenschliche Begegnung mit einer gleichwertigen Person. Ähnlich wie an der neurochirurgischen Intensivstation im folgenden Kapitel die Patienten gleichsam geschichtslos, aus ihrem biographischen Zusammenhang extrahiert und reduziert auf ihren aktuellen Hilflosenstatus, wie Auswüchse bzw. Anhängsel ihrer Beatmungsmaschinen wahrgenommen werden – ein Eindruck, der bei Angehörigen der Patienten schon durch die ungeheure Dominanz der Maschinen hervorgerufen wird –, wird in dem Sachverständigengutachten Berta Hierzers individuelle Geschichte missachtet. Sie wird in einer technischen und emotional unbeteiligten Sprache auf die aktuelle Demenzsymptomatik reduziert, was eine Heimunterbringung und Sachwalterschaft dringend notwendig erscheinen lässt.

Das sachliche Abfragen von Daten, die über Berta Hierzers Orientierung und Selbstständigkeit Aufschluss geben sollen, wirkt im Protokoll der Fachärztin geradezu beliebig. Die Fachärztin erweckt nicht den Anschein, sich auf eine zwischenmenschliche Begegnung und Beziehung mit Berta Hierzer auf einer *Subjekt-Subjekt-Ebene* einzulassen bzw. überhaupt dafür bereit zu sein. Die Korrespondenz zwischen der für «die Betroffene» Sachwalterschaft beantragenden Klinik und dem Bezirksgericht geht auf stillschweigende Art und Weise über menschliche Grundbedürfnisse nach Zuwendung, Sicherheit, Vertrauen und Geborgenheit zu Gunsten einer von Verantwortung entlastenden sozialen Verwahrung hinweg. Berta Hierzer wird *in Verwahrung genommen,* ohne ihre aktuelle Ausnahmesituation der Verwirrung, Verlorenheit und Hilflosigkeit als Teil ihrer Geschichte anzuerkennen.

Über die Apallikerin Anna Clemencic heißt es an einer Stelle der Anamnese: «Motorik: Tonus allseits herabgesetzt; keine Spontanmotorik. Trophik: unauffällig. Pyramidenbahnzeichen fehlend. Keine Reaktion auf Schmerzreize; mäßige Tachycardie.»

Die technische Sprache referiert die motorische Funktionstüchtigkeit von Anna Clemencics Organismus und erweckt nicht den Eindruck, dass dabei von einem menschlichen Wesen die Rede sei. In Anna Clemencics Pflegeinformation heißt es schlicht: «Kommunikation: keine Kommunikation möglich, Patientin reagiert nicht, nur bei Körperpflege plötzlich auftretende Verkrampfungen des Körpers mit Zuckungen.» Bis auf die einmalige Erwähnung der *Patientin* ist die Schilderung von Anna Clemencics Situation subjektlos und macht zunächst den Anschein, dass zwischen dem Beobachter und der Patientin ein Verhältnis wie zu einem wesenlosen Objekt *(Subjekt-Objekt-Ebene)* besteht. Bei nochmaligem Hinsehen mutet es nach einer Objekt-Objekt-Beziehungsebene an, von der Klaus Dörner spricht, zumal die subjektiven Anteile der referierenden Pflegeperson zugunsten einer Pseudoobjektivität und Pseudogerechtigkeit, einer Versachlichung bzw. Verdinglichung der Patientin zurücktreten.[49]

Über Ernst Ulrich heißt es in der Anamnese: «[...] In der folgenden Zeit ist Ernst Ulrich pflegerisch sehr aufwändig, aber ohne Dyspnoe (Atemnot) bei suffizienter Spontanatmung.» Die Rede vom *pflegerischen Aufwand* hat einen menschenverachtenden, stark verdinglichenden Charakter. Im «Entlassungsbericht» von Ernst Ulrich steht: «Der Patient konnte in keiner Weise mobilisiert werden, auch Sitzen war nicht möglich, die Nahrung wurde gemixt, der Patient wurde gefüttert und nahm dabei wechselnd Nahrung zu sich, auch Trinken war natürlich nur mit Hilfe möglich. Anmeldung zur Langzeitpflege.»

Die Passivwendungen unterstreichen die Objekthaftigkeit des Patienten. In der «Allgemeinen Pflegeinformation der Abteilung für Innere Medizin (Abteilung für Lungenkrankheiten)» wird Ernst Ulrichs Situation näher ausgeführt: «Essen und Trinken: hilfsbedürftig. Ausscheidung: Dauerkatheter. Stuhl: normal, inkontinent (Windel). Stuhlsorge erforderlich: nein. Körperpflege: unselbstständig.» Im Aufnahmestatus des geriatrischen Krankenhauses wird er wie folgt beschrieben: «Ernst Ulrich ist ein 39-jähriger Patient in stabilem Allgemeinzustand und Ernährungszustand, bettlägerig, mit liegendem Dauerkatheter.»

Der Patient wird jeweils auf seinen somatischen Zustand reduziert, was ein reduktionistisches und nur auf medizinisch-technische Versorgung des Patienten ausgerichtetes Pflegeverhalten geradezu provoziert.

In Stefan Weningers Aufnahmebericht wurde vermerkt, es seien *keine weiteren lebenserhaltenden Maßnahmen geplant*, obwohl die Ärztin und die Pflegenden sich über diesen Wunsch der Angehörigen erregten. In Stefan Weningers Status Neurologicus heißt es, er habe «keine Spontanmotorik, keine Abwehrbewegungen, MER (Muskeleigenreflexe) nicht auslösbar» – auch hier eine technisch-reduktionistische Herangehensweise an den Patienten als Objekt der Pflege.

«Krankheit versus Kriminalität». Der medizinische Fachjargon handelt den Patienten, wie wir gesehen haben, als «Betroffenen» und «Pat.» ab, was einem unbeteiligten und emotionslosen Umgang förderlich ist.

Im «Sachverständigengutachten für das Bezirksgericht für Zivilrechtssachen», das einem Antrag auf Sachwalterschaft für Berta Hierzer beigefügt ist, ist durchwegs von «der Betroffenen» die Rede. Über Berta Hierzer als Person mit einer individuellen Geschichte wird nicht gesprochen. Begutachtet und bewertet werden allein ihr aktuelles Zustandsbild und die Art und Weise, wie sich «die Betroffene» in der Untersuchungssituation verhält. Der Bericht enthält sprachliche Wendungen in der Art von:

Die Betroffene wird von der Sachverständigen, einer Fachärztin für Neurologie und Psychiatrie, in ihrem Zimmer im Nervenkranken-

haus im Bett angetroffen. Die Betroffene gibt auf Befragung durch die Sachverständige zu Protokoll [...].

Der Term «Betroffene/r» erinnert an den Term «Beschuldigte/r» in kriminalistischen Kontexten.

Der Betroffenenstatus Berta Hierzers erzeugt eine von vornherein unüberwindbare Distanz zwischen Ärztin und Patientin. Die Gutachterin erscheint als der Patientin übergeordnete Instanz, die zu ihrer «Vernehmung» befugt ist. Der Patientin bleibt nichts anderes übrig, als sich dem «Verhör» zu stellen und sich die «Anklagepunkte» anzuhören. Wenige Sätze aus dem Mund der Betroffenen, die sie in ungewohnter Umgebung gegenüber einer Fremden äußert, werden zur «Beweisführung» erbracht, dass Berta Hierzer von nun an nicht mehr in der Lage sei, zu ihrem eigenen Besten zu handeln und ihre Alltagsgeschäfte selbst zu besorgen, wozu sie bis dato jedoch immer selbst in der Lage war. Der sachliche Ton und die subjektlose Sprache – Berta Hierzer wird in dem Sachverständigengutachten als Person negiert und sprachlich zum Objekt gemacht – erwecken zweifellos den Eindruck einer asymmetrischen und hierarchischen Beziehung zwischen Sachverständiger und Betroffener.

Zusammenfassend kann gesagt werden: Berta Hierzer wird in ihrem fachärztlichen Gutachten auf sprachlicher Ebene wie eine Verbrecherin behandelt, die sich mit ihrem ungewöhnlichen Verhalten, ihrer Alzheimersymptomatik, ihrem Unmotiviert-aus-dem-Fenster-Schreien, Verwirrt-Sein etc., gleichsam eines «kriminellen Deliktes» schuldig gemacht hat. Das «Delikt» lautet auf «Morbus Alzheimer», worauf Berta Hierzers «Festnahme» und vorübergehende Unterbringung in einer geschlossenen Psychiatrie erfolgen. Die Fachärztin könnte Berta Hierzer prinzipiell wieder in Freiheit entlassen und ihr zu ihrer Restautonomie verhelfen. Der Auftrag zum «psychiatrisch-neurologischen Verhör» ist jedoch in einer Form abgefasst, die sprachlich bereits das Ergebnis des Gutachtens, Berta Hierzers «Verurteilung zu lebenslanger Haft», vorwegnimmt. Berta Hierzer wird des Verbrechens einer schleichenden Demenzerkrankung und damit einhergehenden auffälligen Gebärdens bezichtigt. Sie wird delogiert, in einer Langzeitpflegeeinrichtung interniert, ihres persönlichen Wohnraums und Eigentums entledigt und soll für die dauerhafte Unterbringung an der Langzeitpflegestation ihrer Sachwalterin und den Ärzten und Pflegenden auch noch möglichst verbunden sein.

All das ereignet sich gleichsam kommentarlos, zumal Berta Hierzer über keine Kontaktpersonen oder Verwandten verfügt, die ihr die neue Situation schonend beibringen würden.

Um Berta Hierzers dauerhafte Heimunterbringung zu begründen, wurde ein Sachverständigengutachten erstellt, mit der Intention, zum Besten der Betroffenen zu handeln. Ihr Wunsch, nachhause zurückzukehren, wird dabei missachtet.

Prima facie handelt es sich dabei um einen Akt von *schwachem Paternalismus*, da es sich bei Berta Hierzer laut Gutachten um eine *substanziell unautonome Person* handelt. Allerdings wird Berta Hierzer von der «Vernehmungsbeamtin» (der Fachärztin für Psychiatrie) nicht in ihrem Gesamtkontext erfasst, sondern als Momentaufnahme aktueller Verwirrtheit. Die Fachärztin für Psychiatrie stellt ihr eine Reihe standardisierter Fragen, die auf die Erhebung von «Anklagepunkten» abstellen (und hier: Indikatoren für die Alzheimerdiagnose) und für Berta Hierzers daraus hervorgehenden Depersonalisierung.

Berta Hierzers zeitliche und räumliche Orientierung ist mangelhaft, ihre Antworten deuten auf ein hohes Maß an Verunsicherung und Ängstlichkeit hin. Länger dauernde Isolation kann schon bei kognitiv leistungsfähigen Personen zu Kommunikationsproblemen und vorübergehender Verwirrtheit mit paranoid-psychotischer Symptomatik führen. Daher ist anzunehmen, dass das auf Demenzpatienten in noch größerem Ausmaß zutrifft. Das plötzliche Wegfallen und der unerwartete Verlust aller vertrauten, mit Erinnerung behafteten Gegenstände kann durch noch so liebevolle Pflege in einer Langzeitpflegeeinrichtung nicht aufgewogen werden. Es ist gewiss schwierig, das Procedere der Heimunterbringung mit verwirrten Personen zu deren Gunsten zu verbessern. Das gemeinsame Räumen der Wohnung mit Berta Hierzer erschiene hier wohl ebenso grausam wie das stillschweigende Auflassen ihrer Wohnung.

Zweite Problemzone: Autonomieverlust

Verlust gewohnter Lebensverhältnisse. Zum schleichenden Verlust ihrer personalen (kognitiven und moralischen) Fähigkeiten kommt bei Berta Hierzer noch eine Reihe von faktischen Verlusten nach ihrer gerichtlich erwirkten Heimunterbringung hinzu. So etwa der Verlust ihrer vertrauten Umgebung, ihrer Wohnung, der durch persönliche Gegenstände und Rituale konstituierten Sicherheit und ihres Selbstwert- und Identitätsgefühls. Der jähe Verlust der existenziellen Sicherheit und des gewohnten Lebensalltags bedingen einen blitzartigen und nahezu völligen Autonomieverlust bei Personen, die mit ihrer jähen Entwurzelung und Heimunterbringung konfrontiert sind.

Mit der Einrichtung einer Sachwalterschaft für ihre «persönlichen Belange» gilt Berta Hierzer, ähnlich wie der apallische Stefan Weninger, nunmehr als «nicht ansprechbar» und «nicht rational diskursfähig». Selbst das Prinzip eines Rechts auf Respekt vor der Autonomie ist bei Berta Hierzer somit außer Kraft getreten. Sie gilt vor dem Gesetz als *unautonomes menschliches Wesen,* dessen Handlungen, Entscheidungen und Verhaltensweisen als durch die Alzheimerkrankheit motiviert erachtet werden. Berta Hierzer hat nicht länger die Freiheit, in ihre Wohnung zurückzukehren. Ihre persönlichen Habseligkeiten wurden von einer zu ihr in keinem persönlichen Verhältnis stehenden Sachwalterin auf Brauchbarkeit sortiert und, wie die Sachwalterin Frau Eder bemerkt, großteils zur Räumung freigegeben. Die wenigen nach dem Ermessen der Sachwalterin als «brauchbar» empfundenen Gegenstände bekommt Berta Hierzer nicht zu Gesicht, nachdem der Anblick eines mitgebrachten Fotos die Patientin emotional zu belasten schien.

Die Frage stellt sich, ob nicht gerade Berta Hierzers affektive Beteiligung, ihre Tränen angesichts eines Fotos ihres verstorbenen Hundes, das ihr die Sachwalterin mitbrachte, Hinweise auf autonome Ressourcen waren, wogegen die von Pflegenden und Besuchern oftmals als «angenehm und erheiternd» bezeichnete Wirkung, ihr infantiles Suchen und Umherrennen nicht Ausdruck ihrer eigentlichen Person, sondern Symptome der Alzheimererkrankung waren. Die behutsame Aufklärung in einem längerfristigen psychotherapeutischen und/oder philosophischen Prozess zur kognitiven und emotionalen Integration der außergewöhnlichen Lebensumstellung und der damit einhergehenden Trauerarbeit, die sich in Berta Hierzers Tränen über das Hundefoto offenbarte, wäre in solchen Fällen von größter Wichtigkeit.

Umgang mit «Quasi-Personen». Die Pflegenden gehen davon aus, dass Apalliker noch über verborgene Ressourcen verfügen, die ihre Lebensqualität steigern und sie in ein qualitativ hochwertiges, quasi personales Leben zurückführen können. Ein Umgang mit unautonomen und dem Anschein nach depersonalisierten Patienten als denjenigen Personen, die sie früher waren und möglicherweise nie wieder sind, entspricht dem allgemeinen Konsens im Pflegeteam. Die Pflegenden bemühen sich, gestützt durch Informationen aus den biographischen Anamnesen, auch an die Angehörigen eine Atmosphäre der Offenheit und Akzeptanz zu vermitteln. Die im Wachkoma befindlichen Patienten werden als Menschen in einer außergewöhnlichen Situation verstanden und nicht als Großhirntote, die über kein lebenswertes Leben mehr verfügen und nur noch unwürdig dahinvegetieren.

Mittels therapeutischer Strategien im Rahmen der Basalen Stimulation und Bezugspflege versucht das Pflegepersonal, sich über sinnliche Reize Zugang zu den Patienten zu verschaffen, mit ihnen über Berührungen, Geräusche, Geschmacksstimulationen etc. in Kontakt zu treten.

Akzeptiert man wie der Neurologe Angstwurm nur ein funktionstüchtiges Gehirn als Indikator für personales Leben, so verfügen wachkomatöse Menschen streng genommen über keinerlei personale Fähigkeiten mehr und können nicht als Personen gelten. Wie wir bereits festgestellt haben, wird es ein Anhänger eines zerebrozentristischen Personkonzeptes, das den Menschen von seinem funktionierenden Gehirn abhängig macht, als zutiefst irrational bezeichnen, wenn eine Pflegerin die Träne einer Apallikerin als *Ausdruck von Rührung* auffasst. Nach naturalistischer Denkweise müsste man annehmen, dass es zwar *ganz danach aussehe,* als weine die Patientin, dass aber nach dem derzeitigen Stand der Wissenschaft die Träne einer Apallikerin bedeutungslos und als rein physiologisches Phänomen zu bewerten sei. Analog dazu werden von naturalistisch-zerebrozentristischen Denkern die *Schmerzreaktionen* eines Hirntoten während der Organentnahme nicht mit *Schmerzempfindungen* in Zusammenhang gesetzt, ganz gleich, ob es danach aussieht, wenn es nach derzeitigem Stand der Wissenschaft *nicht so ist.*

Die Intuition einer Schwester, dass ein Mensch, so lange er noch schnaufe, lebe und leben wolle, kann im Umgang mit Angehörigen extremer Seinsweisen hilfreich sein, da Apalliker sich durch die Fähigkeit zu selbstständiger Atmung von Stammhirntoten unterscheiden. Es ist vielleicht der bestmögliche Zugang, mit ihnen als Quasi-Personen umzugehen, als wären sie, unabhängig von ihren Fähigkeiten, dieselben Personen wie früher. Dabei ergibt sich die Gefahr einer Fehl- und Überinterpretation, da man bei Apallikern auf Zuschreibungen von außen angewiesen ist.

Zuschreibung von außen. Den Vorwurf der «Zuschreibung von außen» hört Pfleger Heinz, wenn er versucht, anders denkenden Kollegen die Fortschritte apallischer und dementer Menschen näher zu bringen. Häufig wird Pfleger Heinz von Kritikern eines personzentrierten Umgangs mit Großhirngeschädigten der Vorwurf eines unwissenschaftlichen und sentimentalen Blicks gemacht. Der Vorwurf lautet, man würde die wachkomatösen und dementen Menschen wie eine Tabula rasa betrachten und mit seinen eigenen subjektiven Empfindungen besetzen. Was so an Fortschritten, Reaktionen oder Hinweisen auf nonverbale Kommunikation und Kontaktaufnahme auftrete, seien in Wirklichkeit subjektive Fehlinterpretationen physiologisch motivierter Phänomene und Projektionen der Pflegeperson, motiviert durch deren Wünsche und Erwartungen. Wer so spricht, klammert dabei den Beziehungsaspekt zwischen Pflegendem und Patient gänzlich aus.

Beziehungsverlust. Den Beziehungsaspekt außer Acht zu lassen, gelingt eher, wenn man sich dem Apalliker oder Dementen wie einem Objekt nähert und sich dabei einer technischen Fachsprache bedient. Wenn jemand von Fortschritten in der Lebensqualität eines Apallikers spricht, ist in dieser Redeweise der Beziehungsaspekt impliziert.

Es mag eine Tendenz zu Gleichgültigkeit, Affektarmut und Apathie einerseits und zu Überfürsorglichkeit, irrealen Hoffnungen und Erwartungen andererseits bestehen, wenn Angehörige vom Komazustand und der Unerreichbarkeit des Patienten so sehr überwältigt sind, dass sie auf einmal Berührungsängste entwickeln. Es kann auch zu Ausbrüchen von Ohnmacht, Wut und Aggression sowie vorübergehenden Todeswünschen kommen, wenn der Zustand des Patienten von seinen Angehörigen nur noch als wert- und würdelos erlebt und seinem Leben die Lebensqualität abgesprochen wird.

Ebenso, wie man im Rahmen der Bezugspflege apallischen Patienten Empfindungen und spezielle Arten des Ausdrucks zuschreibt, wird ihnen von Großhirntodbefürwortern jede Empfindsamkeit und Lebensqualität abgesprochen.

Die Verdinglichung und Operationalisierung dauerhaft Bewusstloser hat zwei bereits angesprochene praktische Konsequenzen für den Umgang mit Menschen:

Sie befreit von persönlicher Verantwortung und von emotionaler Anteilnahme und Betroffenheit. Auf diesen Effekt stellt Hans-Martin Sass in seiner hier nicht weiter zu berücksichtigenden Argumentation für den Hirntod ab. «Bezugspflege» heißt jedoch, sich auf einen schwer beeinträchtigten Menschen einzustellen, sich ihm zu öffnen und ihm Gelegenheit zu geben, innerhalb seiner Möglichkeiten Mensch zu sein. Das bedeutet auch, jemanden, der nicht kommunizieren und nicht herkömmlich reagieren kann, nichtsdestotrotz als gleichwertigen *Mitmenschen* – als «Du» – zu respektieren.

Dritte Problemzone: Arzt-Patient-Verhältnis

Ärztliche Alleinverantwortung. Wenn es um die Einstellung therapeutischer Maßnahmen geht, ist die Stationsärztin streng genommen allein verantwortlich und muss nach persönlichem Ermessen entscheiden, ob weitertherapiert oder der so genannte «moribunde Zustand» ausgerufen werden soll.

Das damit verbundene Unbehagen der Ärztin drückt sich in ihrem Wunsch aus, gemeinsam mit dem Team über den Fall des Sterben-Lassens – z. B. im Fall von Stefan Weninger – zu befinden. Bei Infekten der apallischen Anna Clemencic, deren Suizidversuche scheiterten, ist bereits mehrmals auf Anordnung der Ärztin die Antibiotikatherapie unterlassen worden, um ihr das Sterben zu ermöglichen. Ihre gute physische Konstitution hat sie aber die Infekte jedes Mal überstehen lassen.

Die Frage, welchen Sinn ein «unerwünschtes Leben» wie das von Anna Clemencic habe, wird von der Ärztin gestellt. Man kann hier mit Dörner einwenden, dass sich Anna Clemencics Situation im Wachkoma verändert und sie sich womöglich vom früheren Todeswunsch wegentwickelt haben könne. Diejenigen aus dem Pflegeteam, die unmittelbar in Kontakt mit ihr sind, schildern sie wie eine gute Bekannte, bei der es ihnen nicht einfiele, den Sinn ihres Lebens zu bezweifeln. Die Nähe der Pflegenden zu Anna Clemencic kommt offenbar durch Berührungen und Körperkontakt zustande. Dass Anna Clemencic *da ist*, wird gleichsam zur notwendigen Selbstverständlichkeit, während die Ärztin, die seltener mit ihr konfrontiert ist, viel eher Zweifel an der Sinnhaftigkeit dieses Daseins hegt. Die Pflegenden sind überzeugt, dass, solange Anna Clemencic in einem Bett der Station liegt, alles für sie getan werden müsse, um ihr ein möglichst angenehmes Leben zu bereiten.

Welcherart die Qualität eines Lebens ist, dessen Alltag aus Umlagerung, Waschungen und Genährt-Werden besteht und dessen einzige Ausdrucksform epileptische Krampfzustände und Infekte sind, bleibt offen. Die Frage, ob das Bestreben, ein solches Leben künstlich zu verlängern, nicht als unnötige und unzulässige Qual angesichts von Anna Clemencics wiederholtem Wunsch zu sterben betrachtet werden müsse, gegenüber dem prinzipiellen Verbot, Anna Clemencic aus Mitleid verhungern zu lassen, wobei bei bestimmten Indikationen der englische Gerichtshof bereits für ein Sterben-Lassen durch Beendigung der Nahrungszufuhr plädierte, bildet den Ausgangspunkt zur hier nicht weiter zu berücksichtigenden Euthanasiedebatte.

Vierte Problemzone: Öffentliche Verleugnung

Als Pfleger Heinz anlässlich einer Stationspräsentation an einem «Tag der offenen Tür» vor Pflegenden und Ärzten anderer Institutionen von 40% wiedererwachten Apallikern spricht, erntet er von einem Arzt des geriatrischen Krankenhauses eine Rüge und wird intern kritisiert.

Pfleger Heinz sagt, dass es sich beim apallischen Syndrom um ein Problem handle, welches dem einzelnen Menschen und der Öffentlichkeit nur gegen Widerstände vermittelbar sei. Möglicherweise ist die Vision eigener Hilflosigkeit für viele Menschen schwer auszuhalten, weshalb Problemzonen um Folgeerscheinungen missglückter Reanimationen aus dem Kollektivbewusstsein verdrängt worden sind. Die Reaktion der meisten Menschen erweckt den Anschein, als fänden sie die Situation von Apallikern unglaublich, schrecklich und hoffnungslos und als wäre es müßig, da noch etwas zu tun oder überhaupt darüber nachzudenken. Auch bei den Angehörigen von Wachkomatösen besteht eine Neigung zum Errichten einer schützenden Wand, wenn sie den Patienten jede Lebensqualität und Menschenwürde absprechen. Dabei wird die Unfähigkeit, auf Ansprache adäquat oder überhaupt zu reagieren, als hauptsächliches Indiz für den Verlust alles Menschlichen angeführt, gleichsam um sich den unfassbaren Zustand gewisser Mitmenschen vom Leib zu halten und sich ihnen gegenüber von Pflicht und Verantwortung zu entbinden.

Fünfte Problemzone: Konkurrenzverhalten

Das große Nahverhältnis, das Pflegende beim Waschen, Ankleiden, Füttern, Lagern und Mobilisieren zu den Patienten haben, scheint bei manchen Angehörigen Rivalitätsgefühle auszulösen.

Für Frau Weninger ist es eine ungewohnte Situation, einer Physiotherapeutin dabei zuzusehen, wie sie mit ihrem spärlich bekleideten Mann umgeht, mit dem sie gerade erst vor anderthalb Jahren in den Flitterwochen war, wie die Physiotherapeutin seinen Kopf an ihre Schulter lehnt und wie fremde Menschen ihn massieren, einölen, ankleiden, säubern, wickeln. Häufig fühlen sich Angehörige hinter den Pflegenden zurückgesetzt und werden Pflegende von Patienten eher ins Vertrauen gezogen als Angehörige. Das kann so weit gehen, dass es zu aggressiven Verbalattacken von Angehörigen kommt. Es kann auch zu Eifersucht kommen, wenn Pflegende gegenüber Angehörigen in der Gunst des Patienten höher stehen, oder Neid, wenn aus der Sicht des Angehörigen der

Pfleger mehr bewirkt. Schuldgefühle sind ein häufiges Motiv für Besuche so wie auch ungelöste Konflikte der Vergangenheit. Chronische Selbstvorwürfe und Selbstanklagen kommen gleichermaßen vor wie eine missbräuchliche Haltung von Angehörigen gegenüber Patienten.

Sechste Problemzone: Missbrauch

Mit «Missbrauch» ist in diesem Zusammenhang die so genannte Containerfunktion des Patienten gemeint. Bei manchen Angehörigen entsteht bisweilen der Eindruck, als kämen sie nicht als Besucher und um dem Patienten etwas Gutes zu tun, sondern um ihren Ärger und Frust bei ihm abzuladen. Ein anderes Motiv für missbräuchliche Besuche wäre, wenn Angehörige sich insgeheim sadistisch an der Situation des Patienten ergötzen und sich selbst nach dem Besuch stärker und besser fühlen. Gefühle wie diese sind nicht primär unmoralisch, doch sollten sie nicht die alleinige Triebfeder sein, um mit dem Patienten in Kontakt zu treten. Auch hier bliebe der Beziehungsaspekt ausgeklammert oder wäre von unbewussten destruktiven Wünschen der Angehörigen entstellt.

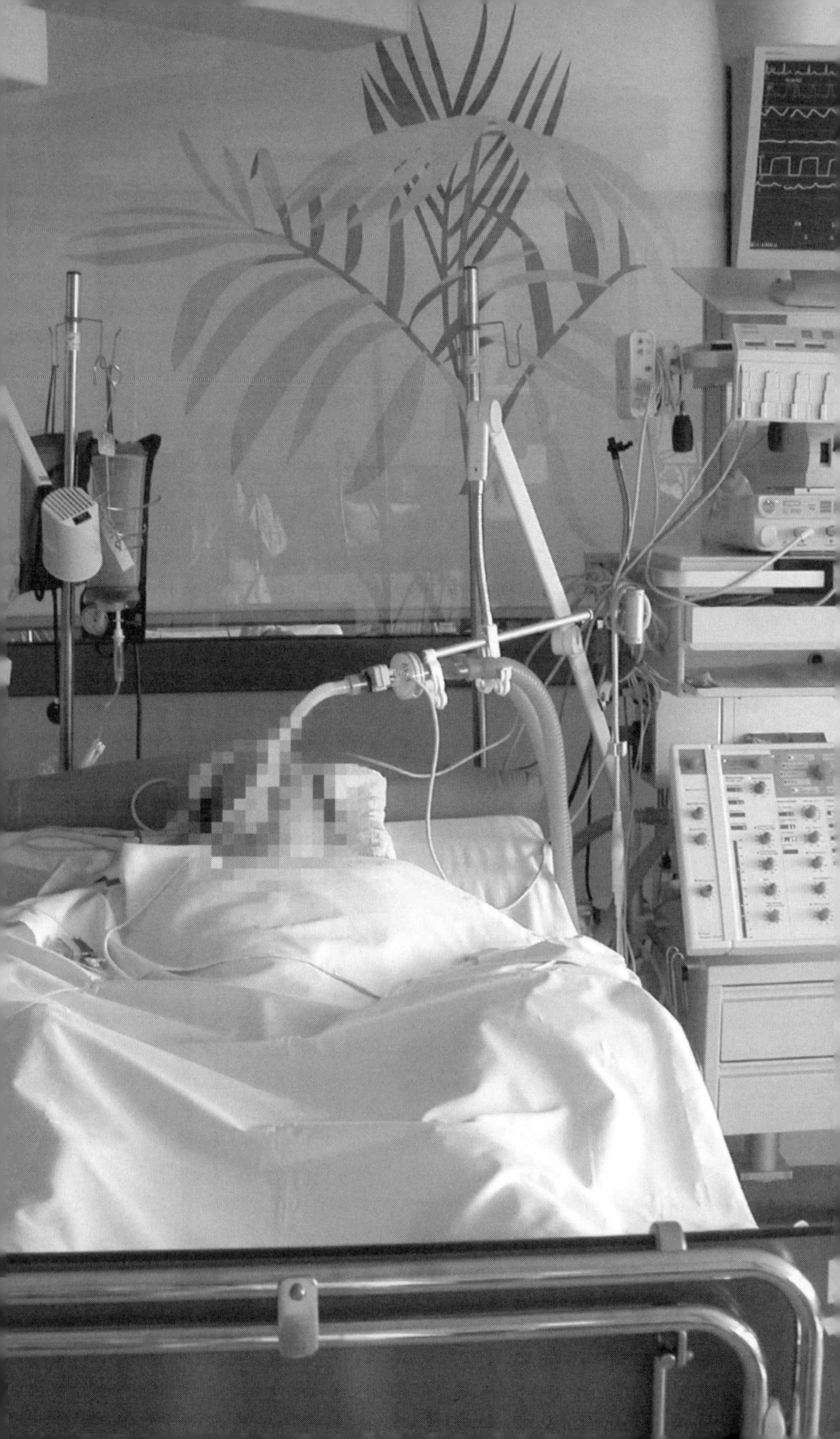

Zwischen Ich und Du steht kein Zweck, keine Gier und keine Vorwegnahme; und die Sehnsucht selber verwandelt sich, da sie aus dem Traum in die Erscheinung stürzt.

(Martin Buber)

Kapitel IV

Hirntod und Umgebung

Teilnehmende Beobachtung auf einer neurochirurgischen Intensivstation

Im Zeitraum von mehreren Jahren besuchte ich – das ist die «Beobachterin» des allgemeinen Teils dieser Studie – regelmäßig eine neurochirurgische Intensivstation mit dem Ziel, mir durch *teilnehmende Beobachtung* Einblicke in das Leben der Station zu verschaffen. Die Besuchsfrequenz betrug durchschnittlich zwei- bis dreimal im Monat, überwiegend an Wochenenden und auch nachts. Die Aufenthaltsdauer war jeweils zwischen zwei und sechs Stunden.

Unter der Führung des Leiters der Intensivstation Prof. Maier und seines Stellvertreters Prof. Rauch, beides Fachärzte für Neurochirurgie und Intensivmedizin, wurde dieser medizinische Versorgungsbereich erforscht. Die vorliegende Zusammenfassung gewonnener Eindrücke ist, so weit sie nicht objektiv referierbare Daten wiedergibt, notwendigerweise *auch* subjektiv und idiographisch.

Im persönlichen Teil soll v. a. gezeigt werden, was eine Nichtmedizinerin, welche mit intensivmedizinischen Behandlungsverfahren, komatösen Patienten und zur Organentnahme bestimmten Hirntoten nicht vertraut war, auf einer neurochirurgischen Intensivstation – in der Folge «Station» genannt – wahrnahm und empfand. Die Beobachterin spricht in diesem Teil in der ersten Person, ohne sich deswegen darauf reduzieren lassen zu wollen, *bloß* subjektiv zu argumentieren. Es soll nur nicht verdeckt werden, dass die persönlichen Resonanzen auf das Wahrgenommene hier eine stärker erkenntnisleitende Funktion bekommen.

A. Allgemeiner Teil

1. *Eckdaten der Station*

Rahmen. Es handelt sich um eine neurochirurgische Intensivstation eines Universitätsklinikums für Chirurgie. In dem mehrstöckigen Gebäude befinden sich unter anderem eine neurochirurgische Ambulanz, eine Station für Anästhesiologie und eine transplantationschirurgische Station (ein so genanntes TX- oder Transplantationszentrum). Außerdem gibt es Arbeits- und Verwaltungsräume; angrenzend sind auch die Zimmer der nachtdiensthabenden Konsiliarärzte. Auf dem Flachdach des Gebäudes ist ein Hubschrauberlandeplatz, wo Schwerverletzte von Ärzten der Klinik in Empfang genommen werden.

Mitarbeiter. Ärztliches Personal: Vorstand des Universitätsklinikums (Prof. Oswald), stellvertretender Vorstand (Prof. Maier), 11 Oberärzte (darunter Prof. Rauch), 10 Assistenzärzte, 4 Stationsärzte.

Pflegepersonal (Intensivstation): 42 Diplomschwestern, 1 Diplompfleger, 7 Pflegehelfer.

Patienten. Zunächst erscheint das Patientenkollektiv der Beobachterin homogen, da die meisten Patienten hilflos und bewusstlos auf sie wirken. Tatsächlich gibt es jedoch große Unterschiede. Beim Erstbesuch sind acht Patienten auf der Station, viele nur vorübergehend, etwa nach einem chirurgischen Eingriff zur postoperativen Überwachung (Monitoring).

Ein seltener Fall ist auf der Station: Eine Frau mit einem Hydrocephalus («Wasserkopf») ist mit über zwei Monaten am längsten hier. Prof. Maier sagt, ein derartig langer Aufenthalt sei ungewöhnlich.

Viele Patienten, bei denen im Lauf ihrer stationären Behandlung die Diagnose Hirntod gestellt wird – und die daher als Organspender in Frage kommen –, sind Unfallopfer; häufig kommt auch ein so genanntes «Aneurysma» als Grund der Einlieferung vor: Es wird der Beobachterin als aufgeplatzte Gefäßverdickung im Gehirn erläutert. Prof. Rauch sagt, dass man nicht erklären könne, warum es zum Aufplatzen eines Aneurysmas komme; manchmal würden sich Fälle von Aneurysmen bei schwülem Wetter häufen.

Häufiger Einlieferungsgrund: Hirn-Aneurysma. Hirn-Aneurysmen sind Gefäßaussackungen unterschiedlicher Form und Größe. Aneurysmen kommen an intrakraniellen Gefäßen vor und haben meist sack- oder beerenförmige Gestalt. Ihre Größe liegt zwischen einem Millimeter und zehn Zentimetern. Entstehungsursachen können angeborene Gefäßwandschwächen, entzündliche Gefäßveränderungen bzw. Infektionen oder unfallbedingte Gefäßwandverletzungen sein.

Aneurysmen bleiben «klinisch stumm», d. h. ohne Symptomatik, solange sie nicht platzen (rupturieren) oder durch ihr Größenwachstum angrenzende Hirnstrukturen, Hirnhäute oder Hirnnerven irritieren, worauf nicht erklärbare starke Kopfschmerzen, über Sekunden dauernde Lähmungserscheinungen, Veränderungen des Sehvermögens, z. B. Doppelbilder-Sehen, auftreten können.

Einmal wird Prof. Rauch im Konsiliardienst angepiepst, da aus einem Provinzspital computertomographische Aufnahmen (CT-Aufnahmen) eines Aneurysmas an die Klinik übermittelt wurden. Eine Schwester teilt ihm mit, dass eine dreißigjährige Frau durch ein geplatztes Aneurysma bei einem Lokalbesuch plötzlich vom Barhocker gekippt sei. Er geht los, um sich die CT-Aufnahmen anzusehen und die Patientin, die überstellt wird, auf der Station aufzunehmen.

Ein anderer Fall betrifft eine junge Urlauberin aus Deutschland, die am Tag der Sonnenfinsternis infolge eines Aneurysmas zusammenbricht. Sie hatte bereits im Kindesalter ein Aneurysma, das operativ behoben werden konnte.

Nachdem sie an der Klinik operiert und dennoch am nächsten Tag der Hirntod festgestellt worden ist, wird sie auf Wunsch ihrer Angehörigen zurück nach Deutschland überstellt. Aufgrund einer gesetzlichen Regelung für Leichentransporte, die besagt, dass jeder Gemeinde bei der Durchfahrt eines Toten ein bestimmtes Entgelt zu entrichten sei, entscheidet sich Prof. Rauch, die hirntote Frau beatmet – d. h. offiziell als «Lebende» – zurückbefördern zu lassen, obwohl den deutschen Ärzten nach ihrer Ankunft nichts anderes übrigbleibt, als sie an der Klinik von der Beatmungsmaschine zu trennen (vom Respirator zu diskonnektieren), zumal die Angehörigen sich klar gegen eine Organspende ausgesprochen haben. Aus Rücksicht auf den Wunsch der Angehörigen nimmt Prof. Rauch von der Möglichkeit der Organspende Abstand, obwohl für die hirntote Patientin die österreichische Gesetzeslage (Widerspruchslösung) gelten würde. Im Folgenden seien die gesetzlichen Bestimmungen ausgeführt, die einer so genannten «Organspende» zugrunde liegen und den gegenwärtigen Umgang mit Hirntoten und ihren Angehörigen entscheidend beeinflussen.

2. *Gesetzlicher Hintergrund*

Bestimmungen zur Organspende in der Europäischen Union. In den Ländern der Europäischen Union gibt es bezüglich rechtlicher Rahmenbedingungen zur Organspende keine einheitliche Verhaltensweise.

Im Jahresbericht des Koordinationsbüros des ÖBIG (Österreichisches Bundesinstitut für Gesundheit) für das Transplantationswesen in Österreich (ÖBIG-Transplant 1999) heißt es zur gesetzlichen Regelung:

> *Bei Anwendung der Widerspruchslösung ist eine Explantation nur dann möglich, wenn der Verstorbene nicht zu Lebzeiten eine Organspende abgelehnt hat. Im Rahmen der Zustimmungslösung ist eine Organexplantation nur dann erlaubt, wenn der Betroffene*

zu Lebzeiten ausdrücklich zugestimmt hat. Die entsprechenden gesetzlichen Regelungen differieren innerhalb der Europäischen Union nicht nur grundsätzlich, sondern auch hinsichtlich der Handhabung. So werden in einigen Ländern die Verwandten des Verstorbenen mit einbezogen und können im Sinne des Verstorbenen zustimmen oder ablehnen (so genannte erweiterte Zustimmungs- bzw. Widerspruchslösung). Auch sind die Möglichkeiten, Zustimmung oder Widerspruch kund zu tun, unterschiedlich geregelt.[50]

Die *Widerspruchslösung* gilt in den Ländern Belgien, Frankreich, Luxemburg, Österreich, Portugal, Schweden und Spanien; die *Zustimmungslösung* dagegen in Finnland, Großbritannien, Griechenland, Italien, Deutschland, Dänemark, Holland und Irland.[51]

Einführung eines «Widerspruchsregisters» in Österreich. Das am 1. Januar 1995 in Betrieb gegangene «Widerspruchsregister» wird von ÖBIG-Transplant (Administration und Registrierung) und von der dem ÖBIG angeschlossenen Vergiftungsinformationszentrale (Abfrageabwicklung) geführt. 1999 ließen sich 590 Personen ins Widerspruchsregister aufnehmen.

Der Gesamtstand belief sich – nach fünfjährigem Bestehen – mit dem Stichtag 31. Dezember 1999 insgesamt auf 4577 Eintragungen. Davon waren 53 Prozent Frauen und 47 Prozent Männer. Insgesamt wurde das Register 1999 815-mal konsultiert, wobei in 33 Prozent der Fälle eine mögliche Organspende der Grund für eine Abfrage war. Bis 1999 wurde bei zwei potenziellen Organspendern von einer Organentnahme abgesehen, da eine Eintragung im Widerspruchsregister vorlag.[52]

Widerspruch gegen eine Organentnahme - Erwachsene

Ich, ...

VORNAME (IN BLOCKSCHRIFT) NACHNAME (IN BLOCKSCHRIFT)[1]

Geburtsdatum Sozialversicherungsnummer ❑ weiblich ❑ männlich

gebe hiermit meinen Widerspruch gegen eine allfällige Organentnahme bekannt.[2]

Adresse: ....

Ich bin mit der EDV-mäßigen Erfassung und Verarbeitung der angegebenen Daten (ausgenommen Adresse) sowie mit der Weitergabe dieses Widerspruches bei Anfrage durch berechtigtes Krankenanstaltenpersonal einverstanden.

....

Ort, Datum Unterschrift

[1] Allfällige Namensänderungen bitte schriftlich bekanntgeben (mit Angabe des Geburtsdatums!).

[2] Nur komplett ausgefüllte Formulare können berücksichtigt werden.

Wenn Sie die Zusendung einer Registrierungsbestätigung wünschen, legen Sie bitte ein frankiertes und adressiertes Rückkuvert (Wohnsitz in ***Österreich****) bzw. einen internationalen Antwortschein der Post (Coupon Réponse International) und ein adressiertes Rückkuvert (Wohnsitz im* ***Ausland****) bei.*

Intensivpflegepersonal. Jeder Schwester sind zwei Patienten zugeteilt, die sie zu pflegen und überwachen hat, unter der indirekten (Klinikhandy) bzw. direkten Anleitung des diensthabenden Arztes. Die Entscheidungsgewalt liegt auf Seiten des Arztes, der beim geringsten Verdacht angepiepst wird, sich aber im Unterschied zu den Schwestern nicht ununterbrochen auf der Station aufhält.

Ärzte: Konsiliardienst versus Intensivdienst. Ärztlicher Konsiliardienst bedeutet, dass der diensthabende Arzt sich die meiste Zeit nicht direkt auf der Station und bei den Patienten selbst aufhält, sondern in Bereitschaft und jederzeit abrufbar ist, seinen auf der Station diensthabenden ärztlichen Kollegen fachlich Beistand zu leisten.

Einmal gibt Prof. Rauch im Nachtdienst als Konsiliararzt telefonisch einer jungen Kollegin, die Intensivdienst hat, den Rat, die therapeutischen Maßnahmen bei einer von ihm Stunden zuvor operierten alten Dame einzustellen. Prof. Rauch sagt, ihr so geraten zu haben, um der Patientin das Sterben zu erleichtern, das aufzuhalten angesichts ihres hohen Alters und sonstiger hier nicht näher zu erläuternder Umstände moralisch unzulässig sei.

Ärzten ist es im Konsiliardienst eher möglich, wissenschaftlich zu arbeiten, fernzusehen, d. h. auch Dinge zu tun, die nicht in direktem Zusammenhang mit aktuellen Patienten sind, da sie nicht unmittelbar auf der Station verbleiben. Die Beobachterin führt viele Gespräche mit dem konsiliardiensthabenden Prof. Rauch während dessen Nachtdiensten in den Arbeitsräumen.

Die Arbeitsräume nehmen sich wie ein eigener Wohntrakt aus; es gibt einen Raum mit Videomonitor, einen Sanitärbereich, mehrere mit Schreibtischen und Schlafgelegenheiten ausgestattete Räume. Häufig nehmen im Konsiliardienst tätige Ärzte hier gemeinsam Mahlzeiten ein. Gegebenenfalls werden sie angepiepst und müssen therapeutische Ratschläge erteilen, gelegentlich

Patienten zu Untersuchungen begleiten, Befunde prüfen, bei Schwierigkeiten von Kollegen beratend und unterstützend wirken.

Ärztlicher Intensivdienst bedeutet dagegen die fast permanente Anwesenheit des Arztes im Stationsbereich in einem dafür vorgesehenen Zimmer. Je nach dem aktuellen Patientenkollektiv gestaltet sich der Intensivdienst unterschiedlich, und es kann vorkommen, dass ein einziger problematischer Patient im Nachtdienst auf der Intensivstation fortwährende therapeutische Interventionen erforderlich macht.

Der Zuständigkeits- und Verantwortungsbereich des Arztes gliedert sich nach Einschätzung der Beobachterin während der Nachtdienste auf der Station («Intensivdienste») grob in folgende Bereiche:

Der Arzt ist a) in kontinuierlichem Diskurs mit den Schwestern, die in seinem Auftrag agieren und an Patienten und diese versorgenden Maschinen Handlungen setzen; b) wenn ein Patient sich im Zustand verschlechtert, im Sterben liegt oder soeben verstorben ist, jederzeit in Bereitschaft, mit den Patientenangehörigen telefonisch und/oder persönlich Kontakt aufzunehmen, therapeutische Maßnahmen zu setzen und gegebenenfalls den Tod des Patienten festzustellen; c) nachdem bei einem Patienten der Hirntod festgestellt wurde, bei dessen Eignung als Organspender dazu angehalten, mit dem Transplantationskoordinator in Kontakt zu treten, zunächst über das Klinikhandy, mit Angehörigen des Explantationsteams später auch direkt.

Es ist möglich, dass die genannten Erfordernisse unversehens in Kraft treten, den Arzt aus dem Schlaf reißen und von ihm in kurzer Zeit zufriedenstellend erfüllt werden sollen. Dazu kommen gelegentlich noch die Erstversorgung und das Aufnahmeprocedere von Neuzugängen. Die Schwierigkeiten, die sich aus nicht selten zu beobachtenden Überschneidungen aktueller Zuständigkeits- und Verantwortungsbereiche des diensthabenden Arztes ergeben, können hier nicht näher ausgeführt werden.

Aufklärung versus Nichtaufklärung: Beginn einer «trainierten Kommunikationsführung». Die Freigabe eines hirntoten Menschen zur Organentnahme braucht nach der in Österreich geltenden gesetzlichen Widerspruchsregelung Patientenangehörigen nicht mitgeteilt zu werden.

Daraus ergibt sich, dass Arzt-Angehörigen-Gespräche unterschiedlich verlaufen. Das persönliche Dafürhalten des Mediziners nach einer Hirntodfeststellung bestimmt darüber, wie das Gespräch mit den Patientenangehörigen ausfällt und ob diese aufgeklärt oder über die Bestimmung eines hirntoten Menschen zum Organspender im Ungewissen gelassen werden. Es obliegt der Verantwortung des zuständigen Arztes und seiner Einschätzung der aktuellen Situation, mit oder ohne Einbeziehung von dessen Angehörigen einen Hirntoten zur Organentnahme freizugeben oder den Hirntoten – im Beisein oder in Abwesenheit seiner Angehörigen – vom Respirator zu diskonnektieren, worauf nach dem Hirntod der Herz-Kreislauf-Stillstand und damit der Tod des Gesamtorganismus erfolgt.

ÖBIG-Transplant plante im Jahr 1999 zur Verbesserung des Organaufkommens in Österreich Kommunikationsseminare für Ärzte:

> *Ab dem Jahr 2000 ist vorgesehen, mit der laufenden Durchführung des Kommunikationstrainings für ärztliches Intensivpersonal hinsichtlich der Gesprächsführung mit Angehörigen Verstorbener zu beginnen. Im Mittelpunkt des Seminars sollen das Überbringen der Todesnachricht und das Gespräch über eine geplante Organentnahme stehen.*[53]

Arzt-Patienten-Kontakt. Im Unterschied zu anderen medizinischen Versorgungsstationen erfordert nicht jeder Arzt-Patient-Kontakt notwendig den unmittelbaren Körper-/Hautkontakt oder den Kontakt über Untersuchungsinstrumentarien, wie eine Blutdruckmanschette oder ein Stethoskop. Manche Behandlungsmaßnahmen beschränken sich auf die Bedienung der Beatmungs- und Überwachungsapparatur, ohne den unter einem sterilen Laken liegenden Patienten anzufassen. Zu beobachten ist das häufig bei Ärzten, dagegen seltener bei Schwestern, die schon durch die Körperpflege regelmäßig in unmittelbarem Kontakt mit den Patienten sind.

Phänomenologie des Hirntodes: Patientenpflege versus Organpflege. Phänomenologisch hat man es bei einem Patienten, dessen Hirntod festgestellt wurde, mit einem im Bett liegenden Menschen zu tun, der noch atmet und lebendig ist. Dass der Schein trügt, der Mensch zwar täuschend «lebendig» aussieht, aber laut Hirntoddiagnose «tot» ist – mit diesem Wissen ist das Pflegepersonal der Station häufig konfrontiert.

Prof. Maier gibt bereits in ersten Gesprächen die Schwierigkeit zu bedenken, die das Phänomen «Hirntod» und seine praktischen Konsequenzen für die Pflegenden mit sich bringe. Die Zuschreibung des Todes von außen stellt die Pflegenden vor vollendete Tatsachen. Dieses Ereignis wird von Prof. Maier und Prof. Rauch als «äußerst problematisch» bezeichnet, zumal die Schwestern wenig Einfluss auf den Umgang mit Hirntoten haben. Prof. Maier sagt, sie müssten sich den in der Morgenbesprechung getroffenen Beschlüssen hinsichtlich der Behandlung Hirntoter fügen.

Der weitere Umgang mit einem hirntoten Menschen kann sein: a) Diskonnektion des Hirntoten vom Respirator – worauf die für den vormaligen Patienten zuständige Schwester dessen Leichnam reinigt und zum Abtransport von der Station fertig macht – oder b) «Organpflege», die gleich sensibel ist wie die bisherige Intensivpflege, da sie zur Erhaltung der inneren Organe im Interesse eines unbekannten potenziellen Organempfängers dient.

Im Fall b) versieht in aller Regel dieselbe Schwester, die den Patienten um seiner selbst willen pflegte, nun den Dienst an seinen Organen.

Prof. Maier sagt, dass diese Doppelbelastung aus «Patientenpflege» und dann nahtlos anschließender «Organpflege» – Tätigkeiten, die jeweils mit direktem Körperkontakt zwischen Schwester und Patient verbunden sind – für die Pflegenden belastend sei. Sein Vorschlag einer Supervision sei von den Schwestern jedoch abgelehnt worden.

Prof. Maier drückt sein Bedauern über die Entscheidung aus, die er mit falschen Informationen in Verbindung bringt. Vermutlich glaubten die Schwestern, bei einer Supervision Einblicke in ihr Privatleben geben zu müssen. Innerhalb des Teams (Ärzte, Schwestern) werde aber immer wieder über schwierige Patienten reflektiert und diskutiert. Auch versuche er den Schwestern das Gefühl zu geben, selbst am Entscheidungsprozess beteiligt zu sein, was mit einem Hirntoten weiter geschehen solle. Ihre Intuition, was die Einbindung oder Nichteinbindung von Patientenangehörigen betreffe, sei häufig eine bessere als die der Ärzte, zumal die Schwestern in unmittelbarem Kontakt mit dem Patienten seien. Meist seien es auch die Schwestern, die einen Patienten als Erste für hirntot hielten, noch ehe ein Arzt ihn begutachtet habe.

Prof. Maier sagt, dass Hirntote, die über längere Zeiträume gepflegt worden und ihren Pflegerinnen lieb und vertraut geworden seien, manchmal von ihm noch einige Tage länger künstlich am Leben erhalten würden, ehe er sie vom Respirator diskonnektiere. Bei den Ärzten stelle sich das «Problem des Abschiednehmens» nicht, da sie eine andere Haltung zu den Patienten einnehmen und meist nur kurz in unmittelbarem Kontakt mit ihnen seien.

Meldebereitschaft der Intensiveinheiten. Im Jahresbericht 1999 des «Koordinationsbüros für das Transplantationswesen» (ÖBIG-Transplant) heißt es, die Anzahl der jährlich gemeldeten Organspender unterliege starken Schwankungen, was auf die Meldebereitschaft der Intensiveinheiten zurückzuführen sei. Aus diesem Grund sei eine «nachhaltige Förderung und Aufrechterhaltung der Bereitschaft, Organspender zu melden, erforderlich».[54] In diesem Sinn wird die Einrichtung von «regionalen Transplantationsbeauftragten» im österreichischen Organspendewesen angeregt. Vorbild ist das «Spanische Modell».

Der regionale Transplantationsbeauftragte soll vor Ort Kontakte knüpfen und diese engmaschig fortführen, um einen unmittelbaren und intensiven Informationsaustausch zu ermöglichen.

Zentral sind in Spanien regionale Koordinationsbüros, die Intensiveinheiten in Zusammenhang mit der Spenderführung und Durchführung der Hirntoddiagnostik (HTD), z. B. Schulung der Intensivmediziner in Hirntoddiagnostik und im Bedarfsfall Bereitstellung eines mobilen Hirntoddiagnostik-Teams, unterstützen. Die Organspender meldenden Intensiveinheiten erhalten für den entstehenden Mehraufwand «zweckgebundene Mittel».[55]

In Spanien werden trotz der dort geltenden Widerspruchsregelung in fast allen Fällen die Angehörigen zu einer Organentnahme bei Hirntoten befragt.[56]

6. Hirntoddiagnostik: Allgemeines

Hirntodprotokoll. Die Hirntoddiagnostik ist ein differenzialdiagnostisches Verfahren, um einen dem Anschein nach Hirntoten (die Prognose beruht auf der Einschätzung des Patienten durch den Arzt) mit der Unterzeichnung eines «Hirntodprotokolls» («Hirntodformulars») offiziell für tot zu erklären.

Das aus verschiedenen Untersuchungspunkten zusammengesetzte Formular ist bisher nicht in einheitlicher Fassung an österreichischen Kliniken in Verwendung. Für die Durchführung der

Hirntoddiagnostik gibt es keine gesetzliche Regelung, sondern «Empfehlungen für den OSR». Wie eine Hirntoddiagnostik methodisch durchgeführt und ob auf «Zusatzuntersuchungen» gänzlich verzichtet und die Diagnose Hirntod allein auf dem Fundament klinisch-neurologischer Untersuchungen gestellt wird, hängt mit bestimmten Voraussetzungen zusammen und obliegt letztlich der subjektiven Alleinverantwortung des damit befassten Arztes.

Über die Zahl der an einer Hirntoddiagnostik zu beteiligenden Ärzte herrscht aufgrund fehlender gesetzlicher Vorgaben Unklarheit. Prof. Rauch legt ein Hirntodprotokoll vor, das an der Station verwendet wird und *zwei* Unterschriften (also auch zwei Hirntoddiagnostiker) vorsieht, wogegen die «Österreichische Gesellschaft für Anästhesiologie und Allgemeine Intensivmedizin» ein an anderen österreichischen Kliniken gebräuchliches Hirntodprotokoll vorstellt, welches nur *eine* Unterschrift (folglich einen Hirntoddiagnostiker) vorsieht. Auf der Station hat sich etabliert, die Hirntoddiagnose von zwei Medizinern (meist: einem Neurochirurgen und einem Anästhesisten) bestätigen zu lassen.

Empfehlungen zur Durchführung der Hirntoddiagnostik. Prof. Maier sagt, interne Regelungen würden den Hintergrund der Hirntoddiagnostik bilden, zumal es keine gesetzliche Vorschrift und lediglich «Empfehlungen des OSR zur Durchführung der Hirntoddiagnostik» gebe – entsprechend dem Beschluss des Obersten Sanitätsrates (OSR) vom 22. November 1997.

Für den Hirntoddiagnostiker besteht ein Handlungsspielraum sowohl in Bezug auf den jeweiligen Verlauf und die einzelnen Untersuchungsschritte als auch in Bezug auf die zeitliche Aufeinanderfolge von diagnostischen Verfahren und Spenderkonditionierung, die sich zeitlich nicht immer vollständig abgrenzen lassen.

Hirntoddiagnostik und Organpflege in Österreich. Im Folgenden wird auf der Basis von Informationen durch Prof. Maier und Prof. Rauch ein Abriss des hirntoddiagnostischen Procedere gegeben. Gezeigt werden soll, dass die Alleinverantwortung und Entscheidungsgewalt beim jeweils diensthabenden Arzt liegt und wie sehr der Verlauf einer Hirntoddiagnostik und ihre Folgen mit dessen Erfahrungswerten und persönlichen Werten korrelieren.

Der Arzt beschließt zunächst aufgrund eines sich erhärtenden Verdachts und/oder einer Prognose die Durchführung einer Hirntoddiagnostik. Der Patient erweckt den Eindruck, dass seine höheren Hirnfunktionen ausgefallen sind. Ein erstes Indiz können lichtstarre Pupillen sein, die allerdings auch auf Medikamenteneinfluss und andere Krankheitsbilder hinweisen können, was differenzialdiagnostisch abzuklären ist. Meist hat zunächst eine Schwester den ersten Verdacht, bei einem Patienten an Hirntod zu denken, dessen Pupillen sie in regelmäßigen Abständen immer wieder prüft, wenn sie auf einmal reaktionslose und lichtstarre Pupillen feststellt. In diesem Fall meldet die Schwester ihre Entdeckung dem diensthabenden Arzt. Findet der Arzt noch andere klinische Indikatoren für die Diagnose Hirntod, wird es immer wahrscheinlicher, dass bei dem betreffenden Patienten ein Hirntodprotokoll angefertigt wird. Prof. Maier und Prof. Rauch sagen, dass eine Hirntoddiagnostik hauptsächlich auf einer klinisch-neurologischen Untersuchung beruhe und diese im Grunde schon dazu ausreichen würde, um die Diagnose Hirntod zu stellen. Nicht aus Unsicherheit, sondern um bei Anfragen und Zweifeln *etwas in der Hand zu haben*, werde auf der Station als fakultative «ergänzende Untersuchung» ein Elektroenzephalogramm (Nadel-EEG) erstellt. Prof. Rauch sagt, dass Prof. Maier nach altem Usus nach einer Beobachtungszeit von mehreren Stunden ein zweites EEG erstelle, während er selbst bereits nach nur einer EEG-Nulllinie (isoelektrisches EEG) die Hirntoddiagnose für gesichert halte.

Auszüge aus den «Empfehlungen des OSR». In den «Empfehlungen des OSR» wird der Hirntod als «Zustand der irreversibel erloschenen Gesamtfunktion des Großhirns, des Kleinhirns und des Hirnstammes» definiert.[57]

Kurz vorher heißt es:

Entsprechend dem aktuellen Stand der Wissenschaft ist der Hirntod identisch mit dem Individualtod eines Menschen. Die Diagnose des Hirntodes ist keine für die Organtransplantation zweckgerichtete Diagnose (und kann im Bedarfsfall als Entscheidungshilfe für einen etwaigen Therapieabbruch durchgeführt werden), ist aber Voraussetzung für eine eventuelle Organentnahme.[58]

Der Hirntod muss laut Krankenanstaltengesetz von «einem zur selbstständigen Berufsausübung berechtigten Arzt» festgestellt werden.[59] Folglich dürfte jeder zugelassene Allgemeinmediziner die Diagnose Hirntod stellen. In den «Empfehlungen für den OSR» wird vorausgeschickt, dass die Regelung

[...] als gesetzliche Anforderung für ausreichend erachtet wird, wenngleich – insbesondere zur emotionalen Entlastung der damit befassten Ärzte und als vertrauensbildende Maßnahme gegenüber einer sensibilisierten Öffentlichkeit – empfohlen wird, nach Möglichkeit den Hirntod von zwei Ärzten feststellen zu lassen. Die befassten Ärzte sollten über entsprechende Erfahrungen in der klinischen Beurteilung von Patienten mit schwerer Hirnschädigung verfügen.[60]

In den auf der Grundlage des «Ergebnisprotokolls des Expertengespräches für den OSR» vom 21. Februar 1997 erstellten «Empfehlungen des OSR zur Durchführung der Hirntoddiagnostik» (22. November 1997) heißt es an dieser Stelle ergänzend:

Die befassten Ärzte sollten Fachärzte sein, die über entsprechende Erfahrungen in der klinischen Beurteilung von Patienten mit schwerer Hirnschädigung verfügen (Neurologen, Neurochirurgen, Intensivmediziner [Anästhesisten, Additivfachärzte für Intensivmedizin]).[61]

Gemäß den «Empfehlungen des OSR» wird bei einer Hirntoddiagnostik ohne ergänzende Untersuchungen (also nur auf der

Basis klinischer Untersuchung) ein Beobachtungszeitraum eingehalten: Dieser Beobachtungszeitraum (d. h. der Zeitraum zwischen erster und zweiter klinischer Untersuchung) wird bei Erwachsenen und Kindern über zwei Jahren mit zwölf Stunden, bei Kleinkindern mit vierundzwanzig Stunden und bei Säuglingen mit zweiundsiebzig Stunden bemessen.[62]

Bei der Anwendung «ergänzender Untersuchungen», wie z. B. «apparativer Zusatzdiagnostik», verkürzt sich der Beobachtungszeitraum bei Erwachsenen und Kindern über zwei Jahren auf zumindest zwei Stunden.

Und an anderer Stelle: «Bei Anwendung ergänzender Untersuchungen kann der Hirntod ohne Beobachtungszeitraum festgestellt werden.»[63]

Zusammenfassend wird gesagt: «Für die Diagnose des Hirntodes sind Voraussetzungen, klinische Symptome und ergänzende Untersuchungen maßgeblich.»[64] Unter Voraussetzungen für die Durchführung der Hirntoddiagnostik ist zu verstehen, dass der Patient während des Beobachtungszeitraums z. B. nicht unter Drogen- oder Medikamenteneinfluss stehen darf, weil das die Diagnose verzerren kann.

7. Durchführung der Hirntoddiagnostik

Klinisch-neurologische Untersuchungen. Die klinischen Symptome bilden das Fundament einer Hirntoddiagnostik. Zur näheren Veranschaulichung seien einige Beispiele für die klinische Untersuchung eines Patienten genannt.

Im Vorfeld der Hirntoddiagnostik steht der Atropintest:

> *Die Wirkung des Atropins auf das Zentralnervensystem und die Herzfunktion unterliegt [...] komplexen Einflussmechanismen und äußert sich in einer Stimulation verschiedener Hirnareale. Konsekutiv wird von einer fehlenden Reaktion in Form eines Herzfrequenzanstiegs nach Applikation einer entsprechenden*

Atropinmenge (2 mg intravenös) auf den Ausfall zentral gelegener vagaler Zentren geschlossen. [...] Mit dem Atropintest steht somit eine Untersuchung zur Verfügung, die vor allem im Vorfeld der Hirntoddiagnostik Anwendung findet und auf die nicht verzichtet werden sollte [...].[65]

Weitere klinische Parameter für den Hirntod sind das Vorliegen eines «tiefen Komas» und gewisse rückenmarksbedingte Reflexe (im Gegensatz zu stammhirnbedingten Reflexen).

Ein *tiefes Koma* liegt vor, wenn weder spontan noch auf Stimuli ein Öffnen der Augen, keine Lautäußerungen, keine Reaktion auf Schmerzreize erfolgen.

Testung des *vestibulo-okulären Reflexes:* Es erfolgt keine Abweichung der Bulbi (Augäpfel) auf Kaltwasserreizung im Ohr.

Testung des *Okulocephalreflexes:* Dieser Reflex kann nur getestet werden, wenn keine Verletzung der Halswirbelsäule vorliegt. Der Fachjargon spricht vom «Puppenkopfphänomen». Der Patientenkopf wird mit beiden Händen erfasst und in eine Richtung gedreht. Die Augen bewegen sich in Kopfrichtung, wogegen bei aufrechten Hirnfunktionen die Augen in die der Kopfrichtung entgegengesetzte Richtung gehen.

Testung des *Cornealreflexes:* Im Gesichtsbereich ist das Fehlen des Cornealreflexes ein klinisches Indiz für den Hirntod. Getestet wird der Reflex durch Berührung der Cornea mit einem Wattestäbchen, worauf kein Schutzreflex oder Zwinkern erfolgt. Auf Druckprovokation erfolgt kein Grimassieren. Der Masseterreflex fehlt.

Testung *pharyngealer* und *trachealer Reflexe:* Fehlen des Pharyngealreflexes bei Berührung der Rachenhinterwand mit einem Spatel, Fehlen des Hustenreflexes beim endotrachealen Absaugen.

Ein schlaffer Muskeltonus und das Fehlen von Pyramidenzeichen gelten als weitere Anzeichen von Hirntod.

Zur Differenzialdiagnostik motorischer Äußerungen bei Stammhirnausfall («Hirntod») von stammhirnbedingten Reflexen

HIRNTODPROTOKOLL

Blatt Nr. ....

NAME:

GEB.:

Prim. Hirnschädigung ☐ Supratent. Läsion ☐ Schock ($BP_{syst} < 80$ mm Hg) ☐
Sek. Hirnschädigung ☐ Infratent. Läsion ☐ Prim. Hypothermie ($< 32°$ C) ☐
Endokrin/metabol. Koma ☐

	Neurochirurgie	Anästhesie	Neurochirurgie	Anästhesie
Datum				
Uhrzeit				
Bewußlosigkeit (GCS)				
Pupillenreaktion auf Licht				
Cornealreflex				
Oculo-cephaler Reflex				
Vestibulo-ocul. Reflex				
Hustenreflex				
Würgereflex				
Trigeminusschmerz				
Apnoetest ($CO_2 > 50$ mm Hg)				
CO_2 I CO_2 II	I	II		
O_2 I O_2 II	I	II		
Apnoe				
Atropintest (2 mg)				
Spinalintegrierte Motorik ☐				
Babinski	☐	☐	☐	☐
Strecksynergismen	☐	☐	☐	☐
EEG: Arzt oder Befund-Nr.				
Angio ☐ und/oder TCD ☐ Arzt oder Befund-Nr.				
Drugs:				
Thiopental (> 30 μmol)	☐		☐	
Midazolam (> 50 ng/ml)	☐		☐	
Muskelrelx.	☐		☐	
Sonstige				
Beurteiler (Arzt)				
			Exitus (Uhrzeit)	

bei schwerer Großhirnschädigung («Großhirntod», «apallisches Syndrom») heißt es in einem Lehrbuch für Mediziner:

Bei der Beurteilung motorischer Aktivitäten beim Hirntod ist der Ausschluss von Streckschablonen bzw. Synergismen zu fordern, da hier Hirnstammaktivitäten im Sinne einer Bahnung vorhanden sind.[66]

Ebenso seien motorische Aktivitäten in Form von Spontanbewegungen, extrapyramidalen Manifestationen (Tremor), epileptischen Konvulsionen und Tonusregulation als Zeichen zerebraler Funktion zu bewerten.[67]

Gemäß den «Empfehlungen des OSR» kann eine Hirntoddiagnostik bereits nach der klinischen Begutachtung des Patienten abgeschlossen werden, welche hauptsächlich auf einer Provokation rückenmarksbedingter motorischer Antworten im Gegensatz zu stammhirnbedingten motorischen Antworten beruht. Infolge der fast immer gegebenen pharmakologischen Behandlung muss diese vor Beginn der Hirntoddiagnostik abgebrochen und die Wirkzeit (Abflutungszeit) der Medikamente abgewartet werden. Im Tierexperiment mit Hunden der Rassen Foxterrier und Sheltis wurde der beträchtliche Einfluss von Medikamenten auf die Herzfrequenzvariabilität (HV) erwiesen:

Die tierexperimentellen Ergebnisse zeigen eindeutig den Einfluss zentral wirksamer Pharmaka (z. B. Fentanyl, Dehydrobenzperidol, Barbiturat und Etomidate), aber auch nicht depolarisierender Muskelrelaxantien und erwartungsgemäß von anticholinergen Substanzen (z. B. Atropin) auf die HV-Amplituden. Dies bedeutet, dass bei der Interpretation der HV die aktuelle Medikation bzw. Auswirkungen einer eventuellen Intoxikation zu berücksichtigen sind.[68]

Um den durch die klinische Untersuchung erhärteten Verdacht des irreversiblen Stammhirnausfalles bei einem Patienten sicherzustellen, werden von den meisten Ärzten ergänzende Untersuchungen bzw. Zusatzuntersuchungen gemacht.

Ergänzende Untersuchungen. Das EEG ist eine Methode erster Präferenz,

> *[...] da es die kortikale Aktivität am besten wiedergibt, nicht invasiv ist und auch direkt am Bett des Patienten anwendbar ist. Das EEG muss von einem entsprechend erfahrenen Neurologen beurteilt werden. [...] Sollten Umstände vorliegen, die eine Feststellung des eingetretenen irreversiblen Funktionsausfalls des Gehirns durch ein EEG nicht ermöglichen, ist der cerebrale Zirkulationsstillstand nachzuweisen.*[69]

Der bisweilen erfolgte Nachweis hirnelektrischer Aktivität nach bereits abgeschlossener Hirntoddiagnostik wird im medizinischen Lehrbuch wie folgt kommentiert:

> *Ein ungewöhnliches EEG-Phänomen ist das Wiederauftreten hirnelektrischer Aktivität nach Applikation von Vibrationsreizen (Stimulation am Zeigefinger [...]) a) bei Vorliegen einer Hirnstammareflexie, Apnoe und nachfolgendem Nachweis eines zerebralen Perfusionsstillstands. Der Nachweis, ob dieses Ereignis ein Zeichen von Restfunktionen vereinzelter Neurone ist oder als elektrischer Residualeffekt auf physikalischer und nicht-biologischer Basis [...] bewertet werden kann, steht noch aus.*[70]

Bei den in den «Empfehlungen des OSR» angeführten fakultativen «ergänzenden Untersuchungen» stellt die zerebrale Angiographie eine Methode zweiter Präferenz dar. Dazu heißt es: «Die Serienangiographie (4-Gefäß-Darstellung mit Nachweis des Zirkulationsstopps an der Schädelbasis) wurde schon 1982 als mögliche Hilfsuntersuchung genannt, wenn der irreversible Funktionsausfall des Gehirns durch die EEG-Ableitungen nicht ausreichend dargestellt werden kann.»[71]

Warum die Angiographie keine unproblematische Methode im Zuge einer Hirntoddiagnostik ist, ist mehrfach begründet: «Es handelt sich um eine invasive Methode, wobei auch bei modernen Kontrastmitteln nicht gesichert ist, ob nicht bei einem entsprechend vorgeschädigten, aber noch nicht völlig ausgefallenen Gehirn ein Schaden entstehen kann.»[72] Der leitende Anästhesist Prof. Peyer sagt, dass der Hirntod durch die Methode der Angiographie, sollte er noch nicht eingetreten sein, womöglich ausgelöst werde.

«Eine exakte 4-Gefäß-Darstellung ist meist nicht direkt an der Intensivstation möglich, das heißt, schwerstkranke, vielleicht noch nicht hirntote Patienten müssen zur Angiographie transportiert werden, was eine zusätzliche Belastung darstellt.»[73]

Dazu heißt es im Jahresbericht 1999 des Koordinationsbüros für das Transplantationswesen (ÖBIG-Transplant), die Transferierung «eines mutmaßlich hirntoten Patienten» zum Zwecke weiterführender diagnostischer und therapeutischer Maßnahmen dürfe nur zum «Wohle des Patienten» veranlasst werden, was bei einem mutmaßlich Hirntoten nicht gegeben sei und daher ein rechtliches Problem darstelle.[74]

Im Fall des noch nicht eingetretenen Zirkulationsstopps wäre für die Angiographie eine Zustimmung des Patienten notwendig.

Es wirkt verwunderlich, dass eine Methode zur Feststellung des Hirntodes herangezogen wird, die zur Voraussetzung hat, dass ein Zirkulationsstopp noch nicht eingetreten ist.

Stellungnahme von Prof. Rauch zur Hirntoddiagnostik. Prof. Rauch sagt: Aufgrund der Symptome muss der Hirntod bereits erwiesen sein, bevor so genannte organerhaltende Maßnahmen ergriffen werden dürfen. Das heißt, dass erst nach dem Nachweis eines so genannten Coma depassé (die Voraussetzungen dafür sind: die Spiegel der sedierenden Medikamente müssen die Untergrenze unterschritten haben, die Körpertemperatur ist im Normbereich, es liegt keine Alkoholeinwirkung vor usw.) eine Spenderkonditionierung beginnt.

Die so genannte Spenderkonditionierung bezeichnet an einem hirntoten Menschen vollzogene Maßnahmen, die nicht in seinem Interesse und zu seinem Vorteil erfolgen, sondern der Instandhaltung seiner inneren Organe dienen. Für die Qualifikation als

Organspender ist eine erhöhte Flüssigkeitszufuhr zur Nieren- und Kreislauferhaltung zentral (nur beim Vorliegen eines Schädel-Hirn-Traumas kontraindiziert).

Parallel dazu wird laut Prof. Rauch ein EEG geschrieben. Dieses wird durch einen Neurologen beurteilt, der an Wochenenden oder Feiertagen als eigener Dienst eingesetzt ist.

Wenn das EEG isoelektrisch ist (Nulllinien-EEG) und das Hirntodprotokoll von zwei Ärzten ausgefüllt ist – auf der Station üblicherweise ein Anästhesist und ein Neurochirurg –, wird das Transplantationskoordinationsteam informiert.

Dem Transplantationskoordinator obliegt die Organisation der entsprechenden Blutabnahmen zur HLA-Typisierung, Entnahme eines Lymphknotens, Organisation der sonographischen Untersuchung von Herz, Nieren, Leber, Pankreas et cetera, um die Kompatibilität mit künftigen Organempfängern und die Eignung der Organe zu prüfen.

Für eine Organspende maßgebliche Parameter sind: Alter, eventuelle Drogenanamnese (Medikamente, Alkohol, andere Substanzen), vorangegange Reanimation (Dauer derselben), Medikamentenanamnese (Katecholamine, Sedativa et cetera), Unterkühlung.

Für das einzelne Organ hinsichtlich seiner Eignung als Transplantat sind der sonographische Untersuchungsbefund sowie Laborparameter maßgeblich.

Mobiles Hirntoddiagnostik-Team. Um das bundesweite Spenderaufkommen und – damit einhergehend – das bundesweite Organaufkommen zu steigern, wurde von ÖBIG-Transplant für das Jahr 2000 das Pilotprojekt «Transplantationsbeauftragter Nord» in den Bundesländern Oberösterreich und Salzburg anberaumt. ÖBIG-Transplant zielte darauf ab, «dass das Land Oberösterreich noch im Verlauf des Jahres 2000 über ein mobiles Hirntoddiagnostik-Team verfügen wird».[75]

Im Jahresbericht von ÖBIG-Transplant 1999 heißt es weiter, das mobile Hirntoddiagnostik-Team (HTD-Team) solle aus einem erfahrenen und geschulten Neurologen und einer medizinisch-technischen Assistentin bestehen. Der Neurologe solle den Intensivmediziner bei der Durchführung der klinisch-neurologischen Hirntoddiagnostik unterstützen und die apparative Zusatzdiagnostik (EEG) durchführen. Für die Feststellung des Hirntodes zeichnen der behandelnde Intensivmediziner und der beigezogene Neurologe verantwortlich. Es sollten ein mobiles EEG sowie ein Transportmittel (z. B. Rettung oder Taxi) verfügbar sein. Das jeweils zuständige Team könne von den Intensiveinheiten rund um die Uhr angefordert werden.[76]

8. Organgewinnung in Österreich

Die folgenden Bemerkungen zur so genannten «Organgewinnung» bzw. zum so genannten «Organaufkommen» in Österreich sowie Angaben von Spenderzahlen basieren auf dem Jahresbericht 1999 des Koordinationsbüros für das Transplantationswesen (ÖBIG-Transplant). Die Angaben dienen zur Veranschaulichung dessen, was man im österreichischen Transplantationswesen unter «Organgewinnung» versteht und welche Strategien bundesweit unternommen werden, um eine möglichst effiziente Organgewinnung bzw. ein hohes Organaufkommen zu gewährleisten.

Zur Erhöhung des Spenderaufkommens wird vor allem in den Intensivpflegeeinheiten angesetzt, wo durch die Einführung von speziellen «Transplantationskoordinatoren» die Meldebereitschaft der Intensivmediziner von potenziellen Organspendern gefördert werden soll.

ÖBIG-Transplant und Transplantationsbeirat. Als zentrale Aufgabenstellung von ÖBIG-Transplant wurde die «Sicherstellung eines entsprechend hohen Organ- und Gewebeaufkommens» gesehen, zumal «die von der Transplantationsmedizin erreichte hohe

Ergebnisqualität nur dann in vollem Umfang zum Wohl der Allgemeinheit genutzt und auch gehalten werden kann».[77]

ÖBIG-Transplant habe eine führende Rolle im Organspendewesen übernommen. Der eigentliche Ort der gesundheitspolitischen Auseinandersetzung im Transplantationswesen sei jedoch der «Transplantationsbeirat»:

Hier findet ein offener Interessenausgleich aller an der Transplantation beteiligten Gruppen wie Ärzte, Patienten, Vertreter der Länder und der Sozialversicherungen sowie der Ministerien und anderer Gruppen statt. Hier werden grundsätzliche Weichenstellungen für das österreichische Transplantationswesen erarbeitet.[78]

Weiters gefördert werden sollten der Informations- und Datenaustausch

[...] im österreichischen Transplantationsgeschehen durch die Zusammenarbeit mit der Eurotransplant International Foundation, die auf der Basis eines Datenüberlassungsabkommens mit allen österreichischen Transplantationszentren die relevanten Daten an ÖBIG-Transplant weiterleitet – seit 1992 laufend.[79]

1971 wurden 17 Nieren transplantiert; 1977 die erste Leber und 72 Nieren; 1983 das erste Herz und 151 Nieren; 1999 fanden 95 Herztransplantationen, 70 Lungen-, 151 Leber-, 421 Nieren- und 30 Pankreastransplantationen statt.

In den TX-(Transplantations-)Zentren wurden zwischen 1971 und 1999 folgende Spenderzahlen verzeichnet: *Graz:* 364 tote Spender und fünf Lebendspender; *Innsbruck:* 891 tote Spender, 98 Lebendspender; *Region Linz:* 364 tote Spender, 22 Lebendspender; *Wien:* 1676 tote Spender, 189 Lebendspender.

Anzahl der gemeldeten explandierten Spender zwischen 1995 und 2002 in Österreich: 1462.

Transplantationsgeschehen 1999: Graz: 15 Herz-, zehn Leber-, 47 Nierentransplantationen von toten Spendern; Innsbruck: 20 Herz-, zehn Lungen-, 56 Leber-, 104 Nieren-, 29 Pankreastransplantationen; Region Linz: 54 Nierentransplantationen (nur tote Spender sind hier angeführt); Wien: 59 Herz-, eine Herz- und Lungen-, 59 Lungen-, 79 Leber-, 177 Nierentransplantationen.

Insgesamt waren 1999 24,6 tote Spender pro Million Einwohner zu verzeichnen. Durchschnitt 1995–2002: 21,2 Spender pro Million Einwohner.

Österreich liegt in allen Spendebereichen im Spitzenfeld. Bei Herz- und Lungentransplantationen hat Österreich die höchste Frequenz pro Million Einwohner aufzuweisen. Spenderaufkommen im internationalen Vergleich 2002: Österreich 24,2; Belgien 21,8; Slowenien 17,6; Deutschland 12,2; Niederlande 12,7; Spanien 33,7; Finnland 17,1; Tschechien 14,3; Frankreich 20,3; Norwegen 13,7; Schweiz 10,4; Schweden 11,0; Italien 18,1; USA 21,5; Australien 10,4. (Eurotransplant März 2004)

Transplantationszentren. Die Organtransplantationen werden in Österreich in vier Zentren durchgeführt: an den drei Universitätskliniken in Graz, Innsbruck und Wien sowie in der Region Linz im AKH Linz und im Krankenhaus der Elisabethinen in Linz.

9. Fallgeschichten

Die folgenden Fälle von Menschen mit Hirntod sind im Lauf der Feldstudien auf der Station vorgekommen. Alle Fälle wurden von Prof. Rauch vorgestellt, kommentiert und von ihm selbst schriftlich protokolliert. In diesem Rahmen soll nicht näher auf medizinische Parameter eingegangen werden, die nur so weit angeführt sind, als sie von Prof. Rauch erwähnt und in Bezug auf die Gesamtproblemstellung für relevant erachtet wurden. Wie sich der Umgang mit hirntoten Menschen und ihren Angehörigen auf der Station gestaltet, hängt von mehreren Faktoren ab. Folgende Aspekte sind in diesem Zusammenhang besonders zu berücksichtigen:

Es ist für den Umgang mit Hirntoten und ihren Angehörigen maßgeblich, dass die in Österreich geltende Widerspruchslösung dem Arzt freistellt, auch ohne Informierung und Einbeziehung, also ohne das Wissen von Patientenangehörigen einen hirntoten Menschen zur Organentnahme (Organexplantation) zu bestimmen, sofern der Patient sich nicht zu Lebzeiten in das offizielle «Widerspruchsregister gegen Organentnahme» eintragen ließ oder bei ihm ein derartiger schriftlich fixierter Wunsch zu finden ist.

Aus der gesetzlichen Widerspruchslösung ergibt sich ein unterschiedlicher Umgang mit Hirntoten und ihren Angehörigen durch die zuständigen Ärzte.

Prof. Maier reagiert anders auf die Diagnose Hirntod als sein Stellvertreter, Prof. Rauch. Prof. Maier bezieht aus persönlicher Überzeugung immer die Angehörigen eines Hirntoten in den Entscheidungsprozess ein und befragt sie, ob sie einer Organentnahme zustimmen wollen. Wenn eine Organentnahme nicht möglich ist, fragt Prof. Maier die Angehörigen, ob sie beim Diskonnektieren vom Respirator anwesend sein und den Hirntoten auf diese Weise verabschieden wollen. Die bereits erwähnte Neurologin Agnes Kolb erzählt, dass sie sich bei ihrem Aufenthalt auf der Station – sie war zu Ausbildungszwecken sechs Monate dort – die Diskonnektion eines Hirntoten «angeschaut» habe. Agnes Kolb sagt, sich einen Sessel geholt zu haben, um den halbstündigen Prozess zu beobachten, den es gedauert habe, bis der letzte Herzschlag erfolgt und der Mensch vor ihr vollkommen regungslos gewesen sei. Nach dieser Erfahrung könne sie nur davon abraten, im Beisein von Angehörigen einen Hirntoten vom Respirator zu diskonnektieren. Der Hirntote, den sie beobachtet habe, habe mit den Armen ausfahrende Bewegungen, wie Schwimmtempi, vollführt und unmittelbar nach dem Abgehängtwerden die rosige Farbe verloren. Auf die Frage, ob sich der Arzt, der ihn diskonnektiert habe, noch weiter um den Hirntoten gekümmert habe, erwidert Agnes Kolb, dass der Arzt sich unmittelbar darauf entfernt habe, und die Schwestern hätten weiterhin neben dem Bett gestanden; gelegentlich hätte eine Schwester dem Hirntoten die Hand gehalten, «bis es vorbei gewesen sei». Kopfschüttelnd wiederholt Agnes Kolb, dass jede Einbeziehung von Angehörigen in dieses «Spektakel» verantwortungslos sei.

Prof. Rauch lehnt die Einbeziehung und Befragung von Angehörigen kategorisch ab, wenn diese nicht von selbst an ihn herantreten und ihn auf Organspende ansprechen. Prof. Rauch sagt, das komme selten vor, da nur sehr wenige über die gesetzlichen Verhältnisse und ihre praktischen Folgen in Österreich informiert seien (vgl. Fallgeschichten; Fall 9).

Was auch Prof. Rauch häufig nicht umgehen kann, ist die Aufklärung der Angehörigen über das «Phänomen Hirntod», wenn es darum geht, einen hirntoten Menschen von der Beatmungsmaschine abzuhängen. Den Angehörigen, die noch immer einen lebenden, atmenden Menschen in ihm sehen, müsse plausibel gemacht werden, dass der Schein trüge. Die Akzeptanz des Faktums Hirntod sei jedoch nicht immer gleich. Das Hauptmotiv, warum Prof. Rauch den Angehörigen die Wahrheit verschweigt, ist seiner Ansicht nach wohlmeinend-paternalistisch, um ihnen damit noch zusätzlich zum Verlust eines Menschen hinzukommendes Leid zu ersparen. Darüber hinaus sei er von Gesetzes wegen verpflichtet, jeden als Organspender tauglichen Hirntoten zu melden. Vor diesem Hintergrund erscheint ihm die freiwillige Aufklärung von Angehörigen über die Möglichkeit einer Organentnahme als «Grenzfall zur Illegalität» – zumal potenzielle Organempfänger im Fall einer Verweigerung der Organentnahme durch die Angehörigen mangels ihnen ursprünglich zugedachter Organe zu Schaden kommen können.

Die folgenden Fallbeispiele von Menschen mit Hirntod beruhen auf schriftlichen Aufzeichnungen von Prof. Rauch, der einen Großteil der angeführten Hirntoddiagnosen selbst stellte.

Fall 1

Erdal Yzyl, 37 Jahre, türkischer Staatsbürger

Der Patient leidet in der letzten Zeit unter rezidivierenden zerebralen Anfällen (Grand Mal Epilepsie) und wird deshalb in Deutschland computertomographisch untersucht. Als Ursache findet sich ein expansives Geschehen rechts frontal, dem Patienten wird zur dringlichen Operation geraten. Aus persönlichen Gründen will er diesen Eingriff jedoch nicht in Deutschland durchführen lassen und reist nach Österreich, wo er die hiesige Ambulanz der Universitätsklinik für Neurochirurgie aufsucht. In der Zwischenzeit nimmt er, dem Anraten der deutschen Kollegen folgend, Dexamethason, um die Ödemreaktion (Gewebsschwellung) des Gewächses zurückzudrängen. Die Anfälle werden symptomatisch mit einem Carbamazepinpräparat behandelt.

Auch in der hiesigen Klinik wird dem Patienten der operative Eingriff dringlich angeraten, die stationäre Aufnahme wird für den nächsten Tag festgelegt, da der Patient vorher noch persönliche Dinge ordnen möchte.

Gegen 16 Uhr desselben Tages erleidet der Patient zu Hause einen neuerlichen großen zerebralen Anfall, der diesmal nicht zum Stillstand kommen will. Die Gattin des Patienten verständigt die Rettung, kann aufgrund von Sprachproblemen die Dringlichkeit des Geschehens jedoch nicht mit dem notwendigen Druck begreiflich machen.

Somit trifft die Rettung mit dem Notarzt erst gegen 17 Uhr 10 ein. Der Patient ist zu diesem Zeitpunkt immer noch bewusstlos, atmet röchelnd und bietet rezidivierend tonisch-klonische Krämpfe. Die Pupillen sind weit und reagieren nicht auf Licht. Primär wird ein GCS von 6 vergeben (Anmerkung: Glasgow Coma Score: 15 = normal, 3 = tiefes zerebrales Koma ohne Eigenatmung). Er wird sediert, relaxiert, intubiert und kontrolliert beatmet. In dieser Form wird er direkt in die Intensivstation der Klinik gebracht.

Bei der Erstuntersuchung ist der Patient im tiefen Koma, ohne Eigenatmung, die Pupillen sind weit und ohne Reaktion auf Lichtreize. Die motorischen Reaktionen können auf Grund der Sedierung nicht suffizient geprüft werden, die Muskeleigenreflexe sind nicht auslösbar, die Pyramidenbahnzeichen sind negativ (keine motorische Schädigung auf Rückenmarksebene).

Die Computertomographie zeigt den bereits bekannten rechts frontalen Tumor, der nun jedoch von einer massiven, die gesamte rechte Hemisphäre erfassenden Ödemreaktion umgeben ist. Diese hat zu einer fast zwei Zentimeter messenden Verschiebung der Mittellinienstrukturen geführt, die basalen Zisternen (Liquorräume) sind völlig aufgebraucht, Zeichen einer transtentoriellen Herniation (massiv erhöhter Schädelinnendruck) sind nachweisbar. Die Strukturen des mesencephalen Hirnstammes sind hypodens (in der Dichte vermindert).

Der Patient wird sofort mit osmotisch wirksamen Substanzen massiv entwässert, und zusätzlich wird hochdosiert mit Glucocorticoiden behandelt. Unter Hyperventilation und Oberkörperhochlagerung wird versucht, den Hirndruck zu senken.

Trotz dieser Therapie bietet der Patient am Tag darauf das Bild des Coma depassé, d.h., nach vor sechs Stunden beendeter Sedierung ist er komatös, ohne Eigenatmung, ohne Schmerzreaktionen, sämtliche Hirnstammreflexe fehlen (Oculocephaler Reflex, Ciliar- und Cornealreflex, Hustenreflex), die peripheren Reflexe sind erloschen, der Patient bietet «stumme» Sohlen. Ein Apnoe-Test wird durchgeführt und nach Erreichen eines pCO_2 von 74 mmHg abgebrochen, ohne dass es zu Anzeichen einer Eigenatmung gekommen wäre. Ein daraufhin veranlasstes Nadel-EEG zeigt bei Maximalverstärkung ein isoelektrisches Bild.

Da Herr Yzyl islamischen Glaubens ist und eine sprachliche Verständigung mit den Angehörigen nur über einen Dolmetscher erfolgen kann, wird von der Verständigung des Explantationsteams Abstand genommen.

Fall 2

Michael Stradner, 46 Jahre, österreichischer Staatsbürger

Am Aufnahmetag läuft der Patient in alkoholisiertem Zustand beim Überqueren einer Straße in ein Einsatzfahrzeug. Initial bewusstlos wird er vom hinzukommenden Notarzt intubiert und sediert. Während dieser Maßnahmen erleidet der Patient einen Kreislaufstillstand, kann aber erfolgreich innerhalb kurzer Zeit reanimiert werden. Er wird nach GCS 3 eingestuft. An der Klinik trifft er beatmet und sediert ein, ist neurologisch also nicht ausreichend beurteilbar. Die Pupillen sind mittelweit und reagieren kaum auf Lichtreize. Das Thoraxröntgen zeigt Serienrippenfrakturen links sowie eine Claviculafraktur links (Schlüsselbeinbruch). Die Computertomographie zeigt ein akutes Subduralhämatom (Blutung zwischen harter Hirnhaut und Gehirn) über der gesamten rechten Hemisphäre mit einem Mittellinienshift von etwa 1,5 cm. Wegen einer ausgedehnten Rissquetschwunde über dem Hinterkopf hat der Patient einen massiven Blutverlust erlitten, der mit letztlich acht Erythrozytenkonzentraten ausgeglichen werden musste. Der Patient wird sofort in den Operationssaal gebracht, wo die Subduralblutung per craniotomiam entleert und eine epidurale Sonde zur kontinuierlichen Überwachung des Hirndruckes implantiert werden. Am Tag nach dem Eingriff wird der Patient weiterhin unter Sedierung kontrolliert beatmet, und die Hirndruckwerte bewegen sich knapp über dem oberen Normwert (durchschnittlich 25 mmHg). In den Nachmittagsstunden steigen die Hirndruckwerte kontinuierlich an, die forcierten Maßnahmen zu ihrer Senkung versagen. Nach vorübergehender Anisokorie re > li werden beide Pupillen weit und reaktionslos. Die deshalb veranlasste Computertomographie zeigt eine massiv verschwollene rechte Hemisphäre mit multiplen Einblutungen und extremer Verschiebung der Mittellinienstrukturen. Eine neuerliche operative Maßnahme erscheint nicht mehr sinnvoll, da aufgrund der Ausdehnung der sekundären Schädigungen des Gehirns die

Prognose als infaust beurteilt werden muss. Die Sedierung wird aus diesem Grund aufgelassen.

Nach Ablauf der vorgeschriebenen Abflutungszeit (nach Sedierung mit Propofol sechs Stunden) wird die Hirntoddiagnostik durch einen Anästhesisten und einen Neurochirurgen vollzogen und ein Nadel-EEG veranlasst. Dieses zeigt ein isoelektrisches Hirnstrombild, woraufhin das Explantationsteam verständigt wird.

Fall 3
Mario Worm, 22 Jahre, österreichischer Staatsbürger

Herr Worm erleidet einen Autounfall ungeklärter Ursache und kommt tief komatös in die Klinik. Eine Computertomographie ergibt eine Blutung im Hirnstamm mit einer massiven Blutung im Ventrikelsystem (Hirnkammersystem). Auf Grund des Blutungsmusters wird angenommen, dass der Unfall durch eine Blutung aus einer Gefäßmalformation verursacht wurde. Die Gefäßdarstellung ist jedoch unauffällig. Zur intracraniellen Druckentlastung wird eine Ventrikeldrainage angelegt. Am zweiten Tag tritt eine massive Verschlechterung des neurologischen Zustandsbildes ein. Ein Coma depassé entwickelt sich. Das EEG ist isoelektrisch (Nulllinie). Der Arzt spricht die Angehörigen bezüglich einer Organspende an. Zunächst lehnen sie ab. Im Gespräch ändern sie ihre Meinung, entscheiden sich jedoch nur für die Freigabe der Nieren und nicht des Herzens. Ein Onkel der Familie soll vor kurzem eine Niere erhalten haben. Der Arzt hält Rücksprache mit dem Leiter der Transplantationschirurgie. Dieser stimmt dem Begehren der Angehörigen zu. Die Transplantation erfolgt wie besprochen.

Fall 4
Hedwig Fischer, 51 Jahre, österreichische Staatsbürgerin

Frau Fischer stürzt in alkoholisiertem Zustand in der Badewanne so unglücklich, dass sie sich eine Schädelfraktur mit akutem Subduralhämatom zuzieht. Der chronische Alkoholismus von Frau Fischer ist bekannt. Ihre Einlieferung erfolgt in tief komatösem Zustand. Das Subduralhämatom wird sofort operativ behandelt. Innerhalb des zweiten Tages entwickelt sich ein Coma depassé. Das EEG ist isolelektrisch. Frau Fischer wird zur Organspende freigegeben. Die Entnahme von Herz, Lunge, Leber und Nieren erfolgt ohne Information der Angehörigen.

Fall 5
Ramona Engel, 38 Jahre, österreichische Staatsbürgerin

Drei Tage vor der Aufnahme leidet Frau Engel unter heftigen Kopfschmerzen, die sich nicht bessern. Der Hausarzt schickt sie daher am dritten Tag zum Neurologen, der eine Computertomographie veranlasst. Diese ergibt den dringenden Verdacht auf ein Aneurysma. Darauf erfolgt die Aufnahme an der Neurochirurgie. Die Patientin wird noch am selben Tag angiographiert, wobei sich ein operativ schwer zugängliches Aneurysma (Ophthalmica-Aneurysma; Arteria ophthalmica: versorgt Augapfel und Netzhaut) an der a. carotis rechts zeigt. Die Embolisationsbehandlung wird für den folgenden Tag vereinbart, kann aber zugunsten anderer Aneurysma-Patienten nicht durchgeführt werden. Daraufhin wird die Behandlung auf einen Termin in zwei Tagen verlegt, zumal sich die zuständigen Ärzte derzeit auf Urlaub befinden. Frau Engel erleidet noch in derselben Nacht eine massive Nachblutung und verbleibt in tief komatösem Zustand.

Die Angehörigen, die über die geplante Behandlung informiert waren und wissen, dass die Patientin bereits im Angiographieraum war und wieder auf die Station zurückgebracht wurde, lassen eine deutliche Schuldzuweisung erkennen (aktueller Medienhintergrund: Freistadt und AKH Linz). Nur in mühsamen und langen Gesprächen können sie davon überzeugt werden, dass die Behandlung des Aneurysmas in jedem Fall sehr kompliziert gewesen wäre. Nachdem der Hirntod von Frau Engel festgestellt und das Transplantationsteam informiert worden ist, erscheinen die Angehörigen zu Mittag, um, wie sich vermuten lässt, von der Patientin Abschied zu nehmen. Sie werden nicht über die bevorstehende Explantation aufgeklärt.

Die Organentnahme ist nach Abschluss aller Untersuchungen und Freiwerden eines geeigneten Anästhesisten für 18 Uhr 20 vorgesehen. Alle entsprechenden Papiere werden bereits vor dieser Zeit fertig gestellt. Letztlich verzögert sich der Abtransport von Frau Engel aus der Intensivstation jedoch um etwa 20 Minuten. Gerade als der Anästhesist zum Abtransport erscheint, kündigt eine Schwester die Ankunft der Angehörigen an. Frau Engel wird quasi durch die Hintertür aus der Station gebracht, die Angehörigen über den eben erfolgten Tod der Patientin informiert.

Fall 6

Theresia Specht, 69 Jahre, deutsche Staatsbürgerin

Frau Specht ist als deutsche Staatsbürgerin in Österreich auf Urlaub. Aus unerklärbarer Ursache stürzt sie bei einem Radausflug, ist danach kurzfristig bewusstlos, darauf bedingt ansprechbar. Frau Specht wird in ein Landeskrankenhaus eingeliefert, wo eine Computertomographie durchgeführt wird. Die CT ergibt Kontusionsblutungen beidseitig frontal. Die Patientin trübt bewusstseinsmäßig zusehends ein. Der Transfer an die Neurochirurgie wird vereinbart.

Beim Eintreffen in der neurochirurgischen Intensivstation erleidet Frau Specht einen großen zerebralen Anfall, muss intubiert und in der Folge kontrolliert beatmet werden. Zur weiteren Intensivtherapie wird eine epidurale Drucksonde implantiert. Die Druckwerte bewegen sich bereits unmittelbar postoperativ um die 40 mmHg und steigen in der Folge bis auf 100 mmHg. Noch in derselben Nacht entwickelt sich zuerst eine Anisocorie, dann werden beide Pupillen weit und reaktionslos. Ein Coma depassé wird klinisch noch nicht festgehalten, da ursprünglich Dormicum verabreicht worden ist und der Midazolamspiegel noch im therapeutischen Bereich liegt. Auch nach Ablauf von 38 Stunden hat sich der Spiegel kaum gesenkt, weswegen eine EEG-Untersuchung nicht durchführbar ist (es wird eine Metabolisierungsstörung angenommen, da auch kaum Metaboliten feststellbar waren).

In der Zwischenzeit – über die infauste (hoffnungslose) Prognose aufgeklärt – haben die Angehörigen von Frau Specht eine Münchner Klinik kontaktiert und dort ein Intensivbett organisiert. Sie ersuchen um die Organisation des Transfers. In der Münchner Klinik werden sie sofort auf ihre Einwilligung zu einer Organentnahme angesprochen, zumal die betreffenden Ärzte über den Zustand der Patientin informiert worden sind. Sie lehnen ab. Frau Specht wird schließlich mit einem Rettungstransport in die Münchner Intensivstation gefahren.

Fall 7
Melanie Fließ, 19 Jahre, österreichische Staatsbürgerin

Frau Fließ erleidet mit einem Zweirad bei einem Ausweichmanöver einen Unfall, bei dem sie mit dem behelmten Kopf gegen eine Betonsäule fährt. Beim Aufprall löst sich der Sturzhelm. Bereits am Unfallort ist Frau Fließ beim Eintreffen des Notarztes tief komatös. Die Patientin zeigt eine insuffiziente Eigenatmung und weite, reaktionslose Pupillen. Nach rascher Intubation wird sie beatmet an die Klinik gebracht. Der Vater war Zeuge des Unfalles. Die Computertomographie zeigt ein ausgedehntes linkshemisphärielles akutes Subduralhämatom von mehr als 3 cm Stärke und eine Verschiebung der Mittellinienstruktur von über 2 cm. Klinisch ist Frau Fließ als hirntot einzustufen, weswegen keine Indikation zur operativen Entleerung des Hämatoms gesehen wird.

Am Tag nach der Einlieferung wird von Angehörigen (eine Cousine ist Ärztin) das Problem der Organexplantation offen angesprochen. Über den Modus in Österreich aufgeklärt, lehnen die Angehörigen eine Organentnahme kategorisch ab, wobei (Anmerkung: nach Ansicht des protokollierenden Arztes) ihr diesbezüglicher Wunsch und nicht so sehr die zu Lebzeiten geäußerte Meinung der Patientin im Vordergrund zu stehen scheint. Daraufhin werden die Katecholamine, die bis zu diesem Zeitpunkt die Kreislauffunktion von Frau Fließ unterstützt haben, abgesetzt, wonach es rasch zu rapidem Blutdruckabfall und letztlich zum Exitus letalis kommt.

Fall 8

Hubert Walther, 46 Jahre, österreichischer Staatsbürger

Bei Holzschlägerungsarbeiten wird Herr Walther von einem fallenden Baum getroffen. Dabei bohrt sich ein abgebrochener Aststumpf des Stammes rechts temporal in den Kopf des Patienten. Herr Walther ist initial noch bedingt ansprechbar, verfällt aber rasch und wird intubiert und beatmet zur Erstaufnahme der chirurgischen Klinik gebracht. Die Computertomographie zeigt, dass der Ast sich bis in das Hinterhaupt gebohrt hat. Der Ast wird operativ entfernt und eine Hirndruckmesssonde implantiert. Am Tag nach dem Unfall steigen die Hirndruckwerte kontinuierlich und können auch durch forcierte Maßnahmen nicht mehr in vertretbare Bereiche gesenkt werden. Am Abend werden beide Pupillen weit und reaktionslos. Die sedierenden Medikamente werden abgesetzt, um am Tag danach bei entsprechenden Medikamentenspiegeln ein EEG durchführen zu können. Tags darauf wird der Hirntod festgestellt. Herr Walther wird ohne Einbeziehung von Angehörigen zur Transplantation freigegeben.

Fall 9
Bernhard Lang, 40 Jahre, österreichischer Staatsbürger

Herr Lang wird zu Hause bewusstlos vorgefunden und an einer neurologischen Abteilung aufgenommen. Bei der Einlieferung hat der Patient das Bewusstsein wiedererlangt und bietet eine völlige Lähmung der linken Körperhälfte. Primär besteht der Verdacht auf einen zerebralen Anfall. Die Computertomographie zeigt jedoch einen über das gesamte rechte Versorgungsgebiet der a. cerebri media ausgedehnten zerebralen Insult.

Im Laufe der Behandlung trübt sich die Bewusstseinslage des Patienten rasch ein, die neuerlich veranlasste Computertomographie zeigt eine Infarktprogression über die gesamte rechte Hemisphäre. Zusätzlich sind Zeichen der transtentoriellen Herniation und Hirnstammkompression ersichtlich.

In der Hoffnung, durch einen operativen Entlastungseingriff den offenkundig massiv erhöhten Hirndruck zu senken, wird Herr Lang an die neurochirurgische Klinik transferiert.

Bei seinem Eintreffen ist er tief bewusstlos, intubiert und kontrolliert beatmet. Die Pupillen sind anisokor (ungleiche Pupillendurchmesser) rechts > links, die Muskeleigenreflexe sind rechts gesteigert und die Pyramidenbahnzeichen rechts positiv. Auf Schmerzreize reagiert er nur links mit Strecksynergismen, links ist eine Hemiplegie feststellbar.

Auf Grund der Erstdiagnose wird Herr Lang an der neurologischen Abteilung mit Antikoagulantien behandelt, weswegen ein operativer Eingriff nicht durchführbar ist. Während der Phase der Gerinnungsstabilisierung werden beide Pupillen weit und reaktionslos. Die Situation wird mit den engsten Angehörigen des Patienten besprochen, die sich nun, in Anbetracht der als äußerst schlecht einzuschätzenden Prognose, gegen jedes operative Vorgehen aussprechen.

Trotz massiv entwässernden und antiödematösen Maßnahmen entwickelt Herr Lang innerhalb der nächsten beiden Tage den

Zustand eines Coma depassé (irreversibles Koma). Ein Nadel-EEG bestätigt den Hirntod.

Die Angehörigen von Herrn Lang stellen die Frage nach Organentnahme und geben den ausdrücklichen Wunsch des Patienten bekannt, als Organspender in Betracht gezogen zu werden. Er habe gemeint, etwas Tröstliches darin zu sehen, dass «sein Herz in einer anderen Brust weiterschlüge».

Nach Hinzuziehen der Explanteure wird im Zuge der cardialen Abklärung mittels Echocardiographie ein ausgedehntes Herzwandaneurysma festgestellt, das bis dato unbekannt gewesen war. In der Nierensonographie zeigen sich die Nieren durch multiple Infarkte verändert, in der Oberbauchsonographie ebenso die Leber. Letztendlich kann bei der Explantation nur eine Niere verwendet werden.

B. Persönlicher Teil

1. *Einleitung*

Widerstand. Eingangs sei angemerkt, dass sich Wahrnehmung und Bewertung herrschender Verhältnisse und Interaktionen zwischen Ärzten, Pflegepersonal, Patienten, Angehörigen und dem Transplantationsteam auf der Station im Lauf der Besuche erheblich verändern, besonders was meine Gefühle gegenüber schwerkranken und hirntoten Patienten betrifft.

Genauso, wie ich an den Patienten immer weniger Menschliches wahrnehme, sie mir zusehends anonymer und irrealer erscheinen, während die Pflegenden von Mal zu Mal plastischer werden und mir in ihrer Rolle bedauernswert vorkommen, erscheint mir im Zuge dieser Aufzeichnungen die gesamte Station verschwommen und nicht greifbar. Die Betten mit den Patienten machen einen «surrealen Eindruck». Und die Tatsache, dass es sich überwiegend um schwerstkranke und sterbende Menschen handelt, die meist durch einen schicksalhaften Umstand (Unfall, Hirn-Aneurysma) von einem Augenblick zum anderen in diesen hilflosen Zustand versetzt wurden, kommt mir geradezu unglaubwürdig und phantastisch vor.

Ein «gewandelter Blick». Ich kann, sobald dieser «Eindruck des Surrealen» besteht, unbeschwert mit Prof. Rauch in den Kojen stehen und mich über Betten mit Sterbenden hinweg ungezwungen über Belanglosigkeiten unterhalten. Ich vermag mit Sterbenden, die durch Kopfverbände und den Tubus zur künstlichen Beatmung puppenhaft wirken, Kontakt aufzunehmen, d. h. mich ihnen zu nähern, ihnen in die Augen zu schauen – voll Neugier und Wissbegierde.

Rückblickend erscheint es mir so, dass diese Art der Annäherung nicht immer moralisch angemessen war. Auf der Station bin ich über die Entwicklung erleichtert, da ich anfangs den Aufenthalt unter Schwerstkranken und Sterbenden nur als bedrückend, beängstigend, verwirrend und kraftraubend erlebte.

Durch den zunehmenden Eindruck der Objekt- und Dinghaftigkeit der Patienten wird es mir andererseits erst möglich, den Verfahrensweisen mit intensivmedizinisch versorgten Menschen sachlich und rational zu folgen, ohne durch ständige äußerste emotionale Anteilnahme und Betroffenheit behindert zu werden. Das legt den Schluss nahe, dass ein «gewandelter Blick» auf den Patienten, der ihn vom geschichtsträchtigen Wesen zur Momentaufnahme seiner gegenwärtigen Hilflosigkeit macht, eine mögliche Voraussetzung für eine korrekte und rationale Betreuung und Behandlung darstellen kann.

Die Umstände nach einer Hirntodfeststellung, wenn ein äußerlich unveränderter Patient auf einmal als Verstorbener geführt wird, bedürfen einer erheblichen Distanzierung vom Erlebbaren, dem Anblick eines Hirntoten, dem Erfühlen seiner warmen Haut, der Wahrnehmung seines Geruchs und warmen Atems und seiner somatischen Daten (Herzfrequenz, Blutdruck, Körpertemperatur). Diesen Vorgang bezeichne ich als ein «inneres Abschalten», als ob nur noch der Verstand arbeitete und das, was man alltäglich mit «Bauchgefühlen» meint, geleugnet und seiner Bedeutung entleert werden würde.

2. Erstkontakt

Beim ersten Aufenthalt im Nachtdienst auf der Station werde ich in der sterilen Kleidung einer Schwester durch mehrere Räume mit Kojen geführt. Der allererste Eindruck ist jedoch, als ich mich vom Umkleideraum des Personals auf die Station begebe, das Gefühl, dass «alle hier Bescheid wissen und teils über meine Gegenwart beunruhigt, teils schon neugierig sind».

«Person von draußen». Es geschieht äußerst selten, dass eine stationsfremde Person «von draußen» hereinkommt. Dem liegt einerseits die Scheu vieler Menschen zugrunde, die prinzipiell Zutritt hätten und willkommen wären. Prof. Maier erzählt immer wieder davon, Mitglieder einer Ethikkommission auf die Station eingeladen zu haben, um sie mit der intensivmedizinischen Praxis vertraut zu machen. Eine Gruppe von Moraltheologen sei der Einladung gefolgt, habe aber bereits im Korridor der Intensivstation kehrt gemacht und Reißaus genommen. Auch ist eine Scheu auf Seiten der hier Beschäftigten gegenüber stationsfremden Personen zu merken, die keine Patientenangehörigen sind und in keinem definierten Verhältnis zur Station stehen, die etwas von Schamhaftigkeit hat. (Ähnlich wie im Fall von Prof. Brenner in Kapitel I, der wiederholt betont, dass invasive Maßnahmen wie Bronchoskopien «unter Ausschluss der Öffentlichkeit» und «ohne Beisein medizinischer Laien» geschehen sollten, da bei Unkenntnis der medizinischen Sachlage die Gefahr der Missinterpretation bestehe. Prof. Brenner sträubt sich auch dagegen, mir nähere Erklärungen zu geben, da er es gegenüber einer Nichtmedizinerin für ein müßiges Unterfangen hält.)

Stimmung. Das Klima oder die Stimmung auf der Station bezeichne ich als «bedeckt», «verhalten» und «pietätvoll». Prof. Rauch sagt, nur im Fall einer jeder Organentnahme vorangehenden Untersuchung eines Hirntoten (seiner Typisierung, um die Kompatibilität von Spenderorganen mit potenziellen Organempfängern festzustellen) herrsche eine merkwürdig hitzige Atmosphäre. Denn zur Instandhaltung der Organe müsse alles sehr schnell und effizient vor sich gehen.

Sprachliche Distanz. Auch auf der grammatikalischen Ebene spiegelt sich die Neigung – und: Notwendigkeit – wider, zu den Patienten in ihrer individuellen Schicksalstragik auf Distanz zu gehen. Die Wiedergabe meiner Erlebnisse und Empfindungen auf der Station erscheint mir als eine Spiegelung davon: Ich ziehe spontan die Passivwendung («Es wird häufig beobachtet ...») und die unpersönliche Schilderung der Verhältnisse («Die Beobachterin gewinnt den Eindruck ...») einem Bericht in Ichform vor. Ich verspüre den Wunsch, einen imaginären Vorhang zwischen mich und die Ereignisse auf der Station zu ziehen. Nach einem halben Jahr regelmäßiger Aufenthalte auf der Station zähle ich mich schließlich eher zur Seite der Behandelnden (Identifikation vor allem mit Prof. Rauch, der einen Hauptteil der Gespräche mit mir führte), während ich mich beim ersten und zweiten Besuch *noch vollkommen mit den hilflosen Patienten identifizierte.*

Erwähnenswert ist, dass ich mich nur an den ersten und zweiten Aufenthalt auf der Station klar erinnere, während mir alle weiteren Aufenthalte rückblickend undifferenziert und einheitlich erscheinen.

Die sprachliche Distanz wird auch am Jargon der Intensivstation deutlich: Es wird von «desolaten Zuständen», vom «Verfall eines Patienten», davon, dass «eine Patientin über Nacht verfallen sei», gesprochen, wie bei renovierungsbedürftigen Bauobjekten. Erst wirkt diese Sprache auf mich befremdlich und inhuman, aber zusehends gewöhne ich mich daran und erlebe die daraus entstehende Distanz sogar als befreiend. Es gilt, sich von den einzelnen Schicksalen und Personen so weit zu distanzieren, dass man nicht mehr unter deren Tragödie emotional zusammenbricht – und zugleich zu verhindern, ihnen gegenüber kalt und teilnahmslos zu sein.

Allerdings gehen mit der zunehmenden Distanzierung bei mir automatisch eine emotionale Erstarrung und affektive Verflachung einher, die bedingen, die Patienten wie «Aliens» zu sehen. Mit einem Gefühl, das ich als «wie hinter einem schützenden Vorhang» umschreiben möchte, ohne persönliche Betroffenheit und ohne Furcht vor dem hilflosen Zustand der Patienten. Das «Horrorszenario» der Station ist entschärft, indem ich es nicht länger auf mich selbst beziehe.

Auch in Lehrbüchern, die den Hirntod zum Gegenstand haben, ist eine sachliche, technische, objekthafte Sprache zu finden. Im Folgenden seien einige Beispiele für die Umschreibung der Motorik bei hirntoten Menschen genannt: «Imitation eines schmerzstimulationsbedingten Verhaltens» für Bewegungen eines Hirntoten, die den Anschein erwecken, er würde unter Schmerzen leiden. «Spinale motorische Schablonen» für rückenmarksbedingte Bewegungen des Hirntoten, wie z. B. laufartige Beinbewegungen. «Blutdruckantworten» für den Anstieg des Blutdrucks bei einem Hirntoten während der Organentnahme usw.[80]

Schweigen versus stereotypes Reden. Beim Erstbesuch der Station liegt ein Alkoholiker mit Kopfverband im hintersten Raum in einer Koje. Er gehört zu den wenigen Patienten der Station, die bei Bewusstsein sind. Obwohl er an ein Gitterbett gegurtet ist, schlägt er mit den Beinen aus. Die für ihn zuständige Schwester unterscheidet sich von ihren Kolleginnen, da ihr Dienst nicht in fast völliger Stummheit erfolgt. Sie hat Blick- und Sprechkontakt mit dem Mann, wenngleich er nicht immer angemessen reagiert.

Die Schwestern sagen, dass es fast immer müßig sei, mit den Patienten zu reden, die ohnehin nichts verstünden. Prof. Maier legt größten Wert auf einen «würdevollen Umgang» mit den Patienten, weshalb die Schwestern dazu angehalten sind, auch komatösen Patienten zu erklären, was mit ihnen geschieht. Eine Schwester saugt beispielsweise einen komatösen Apalliker ab und sagt zu ihm: «Herr X, ich werde Sie jetzt absaugen.»

Mit Hirntoten wird nicht mehr gesprochen, sobald das Hirntodprotokoll unterzeichnet ist, wohl auch, um nach außen hin deutlich zu machen, dass die künstliche Lebenserhaltung von nun an als nicht mehr echtes, personales Leben gilt. Prof. Maier legt auch hier Wert auf einen «pietätvollen Umgang».

«Ausweiden». Der Begriff «Ausweiden» dient im Stationsjargon als Kurzform für «Explantieren». Prof. Rauch sagt, «Ausweiden» sei die treffendste Bezeichnung für den Vorgang der Organentnahme. Er rate mir davon ab, mir einen explantierten Körper anzusehen, ehe dieser einigermaßen zurechtgemacht und zusammengeflickt worden sei.

Prof. Rauch berichtet von einem Fall, als Explantisten aus Ärger darüber, nicht alle Organe entnehmen zu dürfen, den blutüberströmten Körper eines jungen Mannes, der bei einem Unfall verunglückt war, auf die Station zurückgebracht hätten. Die Angehörigen seien gegen eine vollständige Organentnahme gewesen, und der zuständige Arzt habe mit dem Explantationsteam nur die Entnahme einer Niere vereinbart gehabt.

Scherze. Es wird auch gescherzt, wenn Prof. Rauch und ich Patientengeschichten besprechen, wobei sich dann bei mir fast immer ein schlechtes Gewissen einstellt: Ich fürchte, die Schwestern draußen könnten etwas hören und es pietätlos finden (einige sitzen, in Bereitschaft für ihre Patienten, auf dem Gang).

Prof. Rauch kritisiert an den Schwestern, dass sie neugierig seien und jeden Schritt, den er mache, beobachten würden. Immer gebe es Eifersüchteleien unter den Schwestern, manche seien in ihn oder einen anderen Arzt verliebt. Liebesgeschichten kämen auf der Station häufig vor, auch Prof. Maier habe seine Lebensgefährtin bei der Arbeit – sie sei Intensivschwester gewesen – kennen gelernt. Er lasse sich von den Schwestern nicht die gute Laune verderben, wenn sie noch so vorwurfsvoll und todernst dreinblickten, sobald er zu einem Patienten hinausmüsse.

Prof. Rauch geht zu einem Patienten, der nach einer Minimaltherapie (Reduktion therapeutischer Maßnahmen auf Flüssigkeitszufuhr, um den Patienten «sterben zu lassen») soeben verstorben ist, um den Tod festzustellen und die nötigen Papiere auszustellen. Er kommt zurück und rümpft die Nase. Er sagt, dass es in der Koje gestunken habe, und bezeichnet den soeben Verstorbenen als «Exitus», der sich laut Auskunft einer Schwester «kurz zuvor entleert» habe: «Man braucht kein schlechtes Gewissen zu haben, wenn einem hier nach Zynismus und Scherz zumute ist. Wir sind gesund und leben, also, warum nicht ...?»

Professionelle Distanz versus Verrohung. Die meisten Patienten auf der Station sind völlig «verkabelt» und wirken auf mich wie Auswüchse der Apparaturen, erbarmungswürdig, künstlich, maskenhaft, mit verletzungs- und krankheitsbedingt entstellten Gesichtern, im Wachzustand erschrocken, fassungslos, starr, apathisch. Die Verbindung zwischen Mensch und Maschine weckt die Assoziation mit dem Genährtwerden eines Fötus durch die Nabelschnur. (Begriffe: «Regression», «Leben aus zweiter Hand».[81])

Wie an anderer Stelle bereits erwähnt, erfordert nicht jeder Arzt-Patienten-Kontakt notwendig Berührungen des Patienten durch den Arzt. Der Kontakt zwischen Behandler und Behandeltem beschränkt sich häufig auf die Bedienung der Maschinen, die den Patienten beatmen und überwachen.

Wenn in der Folge von «Verrohungsphänomenen» gesprochen wird, ist damit eine über die angemessene «professionelle Distanz» hinausgehende, für mich bereits in der Situation selbst unbehagliche und nachträglich belastende Haltung gemeint, in welcher ich mich außerstande sehe, mit meinen eigenen Empfindungen in Kontakt zu bleiben. Anstelle der ursprünglichen Wahrnehmungen und Empfindungen stellt sich im Lauf der Zeit eine zunehmende «Tendenz zur Wurstigkeit» gegenüber den Patientenschicksalen ein.

Zu Anfang wecken die großteils komatösen Patienten in mir eine starke emotionale Beteiligung, späterhin Anteilnahme und Wissbegierde, schließlich vorübergehend Teilnahmslosigkeit, wobei die Patienten ab diesem Zeitpunkt etwas Irreales und Objekt-

und Marionettenhaftes annehmen und paradoxerweise fast komisch wirken. Sie werden, im Gegensatz zu meiner Eintrittsphase auf der Station, gegen Ende hin *geschichtslos* wahrgenommen, abgetrennt von ihrem biographischen Sein, als wäre der Status auf der Station ihr einziger und alleiniger, wogegen anfangs *die Geschichte* des einzelnen Patienten – und *wie* es zum gegenwärtigen Status gekommen ist – im Bewusstsein war.

Die Identifikation mit dem Patientenschicksal ist zunächst quälend, und es ist mühsam, nach den Aufenthalten auf der Station abzuschalten.

Immer, wenn ich durch den Korridor der Station gehe, ist es, als ließe ich in den Kojen neben mir einen Horrorfilm vorüberziehen, gegen dessen Realität ich mich schon automatisch sperre (was es auch möglich macht, mit Ärzten zu scherzen und zu lachen). Eine deutliche Distanzierung setzt etwa ab dem dritten Besuch ein, die anfangs nicht da war, was den Aufenthalt auf der Station beinah verunmöglicht hätte. Am Ende verstehe ich es als «Verrohungsphänomen», wenn ich mit Prof. Rauch im Nachtdienstzimmer scherze, als spielte es keine Rolle, was währenddessen draußen mit den Patienten ist.

Daneben stellt sich gegen Ende der Besuche eine erst nachträgliche emotionale Anteilnahme an den Patientenschicksalen ein. Stunden oder Tage später kann ich erst spüren und wahrnehmen, was ich manchen Patienten an Betroffenheit, Bestürzung, Trauer und Ratlosigkeit entgegenbringe, habe aber dieses Gefühl nicht in der Situation selbst.

Beobachtet wird der auffallend «kühle Kopf» (die «professionelle Distanz») von Prof. Rauch während der Nachtdienste, der seinem Tun und jeder Entscheidung den Anstrich einer besonderen Leichtigkeit verleiht. Laufend werden Schwestern Anweisungen erteilt, etwa im Fall einer postoperativen Zustandsverschlechterung; klar treten die Grenzen des Möglichen und Machbaren hervor, wenn der Arzt sich genötigt sieht, angesichts einer negativen Prognose einen Patienten «aufzugeben».

Auch spüre ich neben dem Effekt zunehmender Distanzierung eine Wut auf den hilflosen Zustand der Patienten einerseits und auf die Grenzen der Behandelbarkeit andererseits. Auf «Minimaltherapie» gesetzte Patienten verbleiben auf der Station, um möglichst bald zu sterben. Prof. Rauch sagt, so weit es vom Gesetzgeber vorgesehen sei, führe er Aufklärungsgespräche, und er mache Angehörigen etwa die Notwendigkeit einer Minimaltherapie klar, welche sich auf Flüssigkeitszufuhr gegen die Austrocknung des Patienten beschränke, während Nahrung und lebensnotwendige Medikamente abgesetzt würden.

4. Patienten

Komatöse und nicht-komatöse Patienten. Eine bewusstlose Patientin wird bei meinem ersten Eintreffen auf der Station von zwei Schwestern im Bett aufgerichtet. Es handelt sich um eine stark sedierte ältere Frau. Ihr wird eine Nierenschüssel untergehalten, falls sie unter Einwirkung des Tubus erbrechen sollte. Bei hirntoten Menschen ist kein Husten- oder Würgereflex feststellbar, wogegen diese Patientin auf das Einführen des Tubus in die Luftröhre mit heftigem Würgen reagiert. Viele Patienten sind nach einem Aneurysma halbseitig gelähmt.

Nach kurzen Eingangserklärungen bewege ich mich ohne Begleitung von Prof. Maier selbstständig durch die Kojen. Ich bin betroffen und in Bezug auf mein eigenes Schicksal und das meiner Angehörigen beunruhigt. Die Patienten erscheinen mir hilflos und ausgeliefert, die Pflegenden nehme ich nur am Rande wahr. Beim Erstkontakt mit den Patienten haben diese noch etwas erschreckend Reales, als ob es Verwandte oder Nachbarn wären, die ein fataler Schicksalsschlag getroffen hat. Was ich da sehe, finde ich unglaublich und frage immer wieder Prof. Maier, ob es wirklich zutrifft, dass ein bestimmter Patient vor mir im Bett «schwer apallisch und hoffnungslos» ist und nicht mehr aufwacht. Es ist ein älterer Mann, der auf mich besonders anziehend wirkt, da er mich an einen Bekannten erinnert. Ich bleibe längere Zeit an seinem Bett und beobachte ihn. Da der Patient spontan atmet, wirkt er auf mich nicht allzu besorgniserregend. Ab und zu setzt eine Schwester an dem Mann eine Handlung und platziert zum Feuchthalten der Augen einen Salbenstrang zwischen sein Ober- und Unterlid. Ich kehre immer wieder an das Bett dieses Mannes zurück. Sein Anblick macht mich so fassungslos und betrübt, dass ich auf irrationale Gedanken komme. Ich stelle mir vor, man könnte den Mann wecken – wie Dornröschen aus dem hundertjährigen Schlaf.

Als ich diesen Gedanken gegenüber Prof. Maier äußere, sagt er, dass es bei Kindern ein so genanntes «Dornröschenphänomen» gebe. Manche Kinder seien entgegen allen Prognosen aus einem dauerkomatösen Zustand erwacht. Eine Patientin dient Prof. Maier als Beweis – er schüttelt sie am Handgelenk und weckt sie –, dass einige Patienten der Station durchaus ansprechbar seien.

Ich entdecke über dem Gesicht meines Lieblingspatienten Fotografien von Säuglingen. Die Schwestern bemerken mein Erstaunen, zumal er ja bewusstlos ist und die Fotografien nicht sehen kann. Die Schwestern sagen, dass viele Angehörige Fotos hinterlassen, damit die Patienten eher aufwachen.

Prof. Maier ist etwas ungehalten, da ich mich über den Fall nicht beruhigen will und immer neue Fragen stelle, ob es nicht doch eine Möglichkeit gebe, den Mann wieder «ins Leben zurückzuholen». Prof. Maier antwortet, dass der Patient schon aus Kostengründen in ein Pflegeheim überstellt werden müsse, wo er erfahrungsgemäß bald einer Infektion erliegen werde, was für den Patienten nur noch die Erlösung sei.

Für gewöhnlich ist es auf der Station ruhig, was nicht auf jeder Intensivstation gleich ist; je nachdem, wie die Maschinen eingestellt worden sind.

Ein Schnaufgeräusch ist einer Patientin aus V. zuzuordnen. Die Frau ist eine von jenen, die entstellt, aufgedunsen und kaum noch menschlich erscheinen. Sie wurde am Vortag mit dem an der Klinik gebräuchlichen «Gammaknife» operiert und war am Tag zuvor noch ansprechbar. Prof. Maier sagt, sie habe in diesen Eingriff ihre ganze Hoffnung gesetzt. Er zeigt mir die computertomographischen Aufnahmen des Tumors. Der Tumor sei zu fortgeschritten gewesen, die Patientin sei «über Nacht verfallen» und werde nur noch für die Rücküberführung nach V. «künstlich erhalten».

Prof. Maier sagt, dem Wunsch der Angehörigen entsprechend solle die Patientin in der heimischen Klinik versterben. Das Schnaufgeräusch stamme nicht von der Patientin, sondern von den lebenserhaltenden Maschinen.

Prof. Maier ist sich nicht sicher, ob er die Patientin bis zum Rücktransport *erhalten* kann; er meint, dass es jeden Moment zu Ende sein könne.

Arzt-Patienten-Affinität. Auch wenn die Ärzte rollenbedingt eine größere Distanz zu den Patienten einnehmen und seltener in unmittelbarem Kontakt zu ihnen stehen, erkenne ich Affinitäten – wenn etwa ein Arzt von einem «besonders spannenden» oder «erfreulichen» Patienten spricht.

Mir fällt auf, dass es vorwiegend Patienten desselben Bildungsniveaus sind, die den Ärzten «spannend» und «erfreulich» vorkommen und mit denen sie sich eher identifizieren. Prof. Maier erzählt mir ausführlich von einem Patienten seines Alters, den er als «erfreulich» bezeichnet. Der Mann sei Manager und habe beim morgendlichen Einsteigen in sein Auto einen Hirnschlag erlitten, sei «einfach umgefallen». Er habe ihn operiert, jetzt sei er bereits wieder ansprechbar. Er habe keinerlei Denkstörung und sei kognitiv nicht im Mindesten beeinträchtigt, bloß erinnere er sich nicht an den Vorfall. Er sei halbseitig gelähmt, aber auch das werde sich mit großer Wahrscheinlichkeit bessern. Prof. Maier wirkt angeregt und zuversichtlich, als er von dem Manager berichtet, und sagt, dass es ihm Freude bereite, ihn zu behandeln.

Prof. Rauch erzählt von einer jungen Amerikanerin, die auf Grund eines Hirntumors nicht mehr sprechen habe können. Sie sei sehr hübsch gewesen, und er habe eine Woche lang immer wieder Stunden an ihrem Bett verbracht und zu ihr englisch gesprochen. Leider sei sie bald nach der Operation verstorben.

Auf der anderen Seite gibt es Patienten, die von manchen Ärzten bloß mit Widerwillen versorgt werden. Das sind z. B. «durch eigene Schuld» und chronischen Alkoholismus zu Sturz gekommene Patienten, bei denen man – wie Prof. Rauch sagt – schon mit Sicherheit wisse, dass es bald wieder zu einem ähnlichen Vorfall kommen werde; die Behandlung solcher Menschen sei «unerfreulich, ungustiös und unergiebig».

Einmal bin ich dabei, wie Prof. Rauch im Konsiliardienst die Aufnahme eines Mannes aus einem Provinzspital ablehnt. Prof. Rauch begründet seine Entscheidung, den schwerverletzten Patienten nicht mit dem Hubschrauber zur Operation herfliegen zu lassen, unter Hinweis auf den chronischen Alkoholismus des Mannes, der Mitte vierzig ist und bei seinem Zustandsbild keine guten Aussichten habe. Prof. Rauch sagt, die Ärzte im Provinzspital sollten sich «an dem Patienten versuchen», auch wenn diese nicht über die Erfahrungen und Kenntnisse verfügen wie die Ärzte hier. Er könne nicht jeden Patienten aufnehmen, der ihm angeboten werde.

5. *Patientenangehörige*

Das Irreversibilitätsargument. Prof. Maier erklärt mir – so wie Patientenangehörigen – das Phänomen Hirntod, indem er vom «dissoziierten Hirntod» spricht. Der Vergleich mit dem geköpften Huhn, das noch umherläuft und scheinbar flieht, dient als Parabel für den «innerlich geköpften Hirntoten», der nur rosig und lebendig wirkt, dessen Gehirn aber in Wahrheit schwammig ist und sich allmählich auflöst. Ein häufig ins Treffen geführtes Argument, um den Hirntod zu verteidigen, ist für damit befasste Ärzte das Irreversibilitäts- oder Unumkehrbarkeitsargument.

Prof. Maier sagt, dass es keine Rückkehr aus diesem Stadium gebe. Sei der Hirntod einmal eingetreten, werde der betroffene Mensch nie mehr in der Lage sein, selbstständig zu atmen oder zu leben. Nur durch die externe Beatmungsmaschine werde dem Hirntoten der Anschein von Lebendigkeit gegeben, während er in Wahrheit tot sei. Prof. Maier sagt: «Wir wissen, dieser Mensch ist tot. Dennoch ist es schwer, dieses Wissen den geschockten Angehörigen beizubringen.»

Problematik der Aufklärung. Angehörige von Menschen mit Hirntod trauen oft mehr ihren Augen als dem Kommentar der Ärzte. Es ist mir während meiner Aufenthalte auf der Station nicht möglich, am Bett eines Menschen mit normaler Herzfrequenz und einer durchschnittlichen Körpertemperatur zu glauben, dieser Mensch sei tot.

Alles, was bisher als Lebenszeichen galt, wird ungültig: Hält man einem Hirntoten einen Spiegel vor, beschlägt sich der Spiegel. Fühlt man an der Halsschlagader oder am Handgelenk nach seinem Pulsschlag, wird man fündig. Berührt man ihn, reagiert er möglicherweise mit einer Bewegung. Fügt man ihm «Schmerz» zu, wenn man ihn etwa in die Fußsohle sticht, wird er das Bein wegziehen. Auch kann der Hirntote z. B. seine Arme ausbreiten, mit den Beinen treten, fiebern, erröten, grimassieren.

Ich komme zu dem Schluss, dass die Angehörigen eines Hirntoten nach der Aufklärung über das Phänomen Hirntod nicht glauben, er sei *verstorben* und/oder *tot*, sondern dass Arzt-Angehörigen-Aufklärungsgespräche bei den Angehörigen bewirken, das Faktum der Unumkehrbarkeit (Irreversibilität) des einmal eingetretenen Status zu akzeptieren und den Patienten aufzugeben. Anders gesprochen, bringt das Unumkehrbarkeitsargument die Angehörigen zur Kapitulation vor dem Wunsch nach Genesung des Patienten. Sie sehen ein, dass es keinen Sinn hat, darauf zu warten, dass sich der Zustand bessert. Sie akzeptieren nicht – und erwecken höchstens im Schock diesen Anschein –, dass der beatmete Patient ein *Toter* ist, da er noch kein *Leichnam* ist.

Andererseits berichtet der leitende Anästhesist Prof. Peyer vom Fall einer Frau, die ihren siebzehnjährigen Sohn besucht habe, welcher nach einem Motorradunfall hirntot gewesen sei. Die Frau habe ihm erzählt, obwohl ihr Sohn noch beatmet worden sei, bereits das Gefühl seiner Abwesenheit gehabt zu haben, weshalb sie seinen Körper bedenkenlos zur Organentnahme freigab.

6. Hirntote

Freigabe eines Hirntoten. Die Atmosphäre bei der Freigabe eines Hirntoten zur Organentnahme ist nicht nur hektisch und angespannt, es ist auch eine zu den sonstigen Verhältnissen grundverschiedene Atmosphäre, die ich auf die Gegenwart der dem Explantationsteam angehörenden Ärzte zurückführe. Der Hirntote wird als Patient der Station verabschiedet und als Toter den Explantisten überantwortet, noch während er auf der Station ist.

Prof. Rauch, der das Hirntodprotokoll unterzeichnet und nach der beendeten Hirntoddiagnostik ohne das Wissen der Patientenangehörigen die Transplantationskoordinatorin (TX-Koordinatorin) verständigt hat, scheint in einer außergewöhnlichen Situation zu sein: Er ist zugleich *beteiligt,* da er die Unterschrift des Hirntodprotokolls geleistet und alles Weitere in Gang gebracht hat. Und zugleich *unbeteiligt,* da alle Verfahren mit dem zur Organentnahme freigegebenen Hirntoten nicht mehr in seinem Verantwortungsbereich sind. Prof. Rauch ist diesmal nicht Handelnder, sondern Beobachter.

Redebedürfnis. Ich bemerke an Prof. Rauch nach der Überantwortung eines hirntoten Menschen an das Explantationsteam ein großes, beinah euphorisches Rede- und Mitteilungsbedürfnis. Aufgeregt informiert er seine Ehefrau, die auch Ärztin ist, telefonisch über «die Freigabe eines Mannes zur Organentnahme», während noch immer, nur durch einen Korridor vom Dienstzimmer getrennt, die Voruntersuchungen an dem Hirntoten laufen. Erst nach seinem Abtransport von der Station, den Prof. Rauch selbst als «schaurig» bezeichnet, ist ihm eine gewisse Erleichterung anzumerken. Prof. Rauch gibt an, dass die Gespräche mit seiner Frau nach so einem Ereignis von größter Wichtigkeit für ihn seien.

Prof. Maier bespricht sich laut eigenen Angaben regelmäßig mit seiner Lebensgefährtin, einer Psychotherapeutin, die selbst einmal Intensivschwester war. Prof. Maier sagt, ohne laufende «private Supervision» wären manche Situationen und Gewissenskonflikte für ihn kaum erträglich. Es scheint mir, als suchten die Mediziner gerade im Fall von Hirntoten supportive Gespräche und Zuspruch von außen, um sich angesichts ihrer faktischen Alleinverantwortung entlastet zu fühlen.

Die Rolle des Anästhesisten. Prof. Rauch erzählt, dass ihm die für die Explantation vorgesehene Anästhesistin ihre Schwierigkeiten und ihr Unbehagen zum Ausdruck gebracht habe, die es ihr bereite, einen Hirntoten zu narkotisieren. Prof. Rauch sagt, ihm bereite es keine Schwierigkeiten, einen Hirntoten zur Organentnahme freizugeben, da er danach «nichts mehr damit zu tun» habe. Das Gesetz sehe es nicht anders vor, und er habe sich daran zu halten.

Man stelle sich die Situation des Anästhesisten im Operationssaal vor: Vor ihm liegt ein komatöser kontrolliert beatmeter (intubierter) Mensch. Äußerlich ist der Organspender nicht von einem anderen komatösen Patienten zu unterscheiden. Der Anästhesist muss auf die Kompetenz und Gewissenhaftigkeit eines ihm manchmal unbekannten Kollegen vertrauen, der an der Intensivstation die Hirntoddiagnostik durchführte und den Patienten als Organspender meldete. Während einer Organentnahme herrscht ein großer Zeitdruck. Der Anästhesist ist in einer ähnlichen Situation wie zuvor der Hirntoddiagnostiker: Ihm steht frei, ob er zunächst eine in Lehrbüchern empfohlene «Plausibilitätskontrolle»[82] durchführt und den auf dem Operationstisch befindlichen Hirntoten auf dessen Pupillenweite und fehlende Hirnstammreflexe untersucht.

Folgende Überprüfungen erscheinen ohne erheblichen Zeitaufwand realisierbar:
a) Klärung einer ausreichenden Dokumentation des Hirntods, d.h. liegt ein «Hirntodprotokoll» vor und wurde dieses von dem/den hiefür Verantwortlichen (Stationsarzt und/oder entsprechender Konsiliararzt) unterzeichnet?
b) Kontrolle, ob entsprechende Schwebezeiten eingehalten wurden,
c) Einsicht in die Zusatzbefunde (EEG, zerebrale Angiographie etc.),
d) kurze eigene Prüfung einer Reihe von Hirnnervenreflexen auf ihren Ausfall: Die Testung des Pupillenreflexes (notfalls mit dem Laryngoskop als Lichtquelle), Kornealreflexes (mittels Tupfer), Husten- und Trachealreflexes (endotracheales Absaugen) sowie Würgereflexes (durch Manipulation am Endotrachealtubus), Okulozephalreflexes und der Reaktion auf Trigeminusschmerz scheint gegebenenfalls auch noch auf dem Operationstisch durchführbar.[83]

Dann hat der Anästhesist zwischen unterschiedlichen Optionen des Verfahrens mit dem Hirntoten während der Organentnahme zu wählen: «Gleich zu Beginn der Organentnahme muss der Anästhesist entscheiden, ob er eine Narkose, muskelentspannende Mittel verabreicht oder ob er auf eine medikamentöse Ruhigstellung des Hirntoten gänzlich verzichtet.»[84]

Sein Auftrag ist es, den Spender während der Organentnahme möglichst ruhig und den Kreislauf möglichst lang stabil zu halten. Die wie Lebenszeichen und Schmerzreaktionen anmutenden spinalmotorischen und vegetativen Phänomene des Hirntoten wirken auf Anästhesisten und Pflegende dabei gleichermaßen verunsichernd. Allein das Umlagern vom Stationsbett auf den Operationstisch ruft motorische Antworten des hirntoten Organspenders hervor. Bei instabilem Kreislauf sind die Reaktionen besonders stark.

Schmerzempfindungen versus Schmerzreaktionen. Obwohl der Hirntote während der Organexplantation an den oberen und unteren Extremitäten festgeschnallt wird, verabreicht ihm der Anästhesist fast immer Muskelrelaxantien (muskelentspannende Mittel), aber möglicherweise auch Schmerzmittel und/oder Narkotika.

Aus anästhesiologischer Sicht werden unter anderem folgende Explantationsreaktionen genannt:

> *Operationsstimuli können zu Anstiegen der arteriellen Drücke und Herzfrequenz führen: die signifikantesten Veränderungen zeigen sich beim Hautschnitt [...], der Eröffnung des Peritoneums und Präparation bzw. Ligieren größerer Arterienstämme. [...]*
> *Die so genannte «kalte Perfusion» der zu entnehmenden Organe in situ mittels Euro-Collins-Lösung [...] führt im Einzelfall ebenfalls zu signifikanten Anstiegen des Blutdruckes (systolisch bis 215 mmHg) und der Herzfrequenz. Muskelkontraktionen vor allem durch den direkten Stimulationseffekt des Diathermiemessers sind ebenfalls häufig registrierte Reaktionen während der Explantation.*[85]

Bei motorischen Äußerungen eines hirntoten Organspenders ist der Anästhesist angehalten, medikamentös gegenzusteuern: «Auf Grund dieser Phänomene umfasst das anästhesiologische Management während Organentnahmen die Applikation von synthetischen Opioden (Fentanyl) und nicht-depolarisierenden Muskelrelaxantien (z. B. Pancuronium) [...].»[86]

An weiteren Begleitreaktionen einer Organexplantation sind Veränderungen der Körperoberfläche zu beobachten:

> *Sie erscheinen als generalisierte Rötungen der Haut des Gesichtes und/oder ausgeprägtes, profuses Schwitzen. [...] Die Effekte an der Körperoberfläche in Form von Hautrötung und Schweißsekretion während einer Organentnahme scheinen mit den von Johnson et al. 1975 bei Tetraplegien und hohen Paraplegien beschriebenen klinischen Zeichen autonomer Hyperreflexie vergleichbar.*[87]

Der Anästhesieprofessor Bauer eines allgemeinen Krankenhauses in U.unterscheidet klar zwischen dem toten Gehirn und dem noch lebenden Körper. Prof. Bauer und sein jüngerer Kollege Dr. Jürgens, Assistenzarzt für Anästhesiologie, der häufig an Organexplantationen teilnimmt, erklären, dass der Spender keineswegs – wie in dem anderen Landeskrankenhaus auf der Station von Prof. Maier – anonym sei und beim Verlassen der Intensivstation als «verstorben» verzeichnet werde. Erst nach dem Abhängen von der Beatmungsmaschine durch den Anästhesisten im Operationssaal gelte der tote Spender als tot, dieser Zeitpunkt werde als offizieller Todeszeitpunkt festgehalten. Auch sei nicht ein und derselbe Anästhesist sowohl mit der Betreuung und Überwachung des Intensivpatienten als auch des Organspenders befasst. Nur in den seltensten Fällen hole derselbe Anästhesist, der den Betreffenden intensivmedizinisch betreut habe, ihn auch zur Organentnahme ab. Prof. Bauer und Dr. Jürgens sind sich fraglos darin einig, dass es sich bis zum Abhängen vom Respirator weiterhin um einen «Patienten mit einem lebenden Körper» handle. Auf die Frage, wie er mit der Situation einer Organexplantation umgehe und ob er eine Plausibilitätskontrolle durchführe, antwortet Dr. Jürgens, dass er auf die Hirntoddiagnose des Neurologen vertraue und nicht anders vorgehe als bei anderen Operationen. Die Organentnahme unterscheide sich aus seiner Sicht von einem Eingriff am offenen Herzen nur insofern, als der «Patient» nach Öffnung des Brustkorbes *nicht* an die Herz-Lungen-Maschine angeschlossen werde. Stattdessen würden seine Organe mit einer speziellen Lösung unterspült. Dr. Jürgens gibt an, wenn er den «Patienten» vom Respirator diskonnektiert habe, sei sein Dienst nach etwa dreißig Minuten erledigt, und er verlasse, zumal es auch noch Nacht sei, den Operationssaal. Den «Patienten» narkotisiere er zuvor wie jeden anderen und verabreiche ihm Schmerzmittel, da es zwar keine *Schmerzempfindungen*, wohl aber *Schmerzreaktionen* gebe. Auf die Frage, wie der «Patient» auf ihn wirke, sagt Dr. Jürgens, dass er geschlossene Augen habe und wie ein schlafender Mensch aussehe. Zur

Plausibilitätskontrolle meinen Prof. Bauer und Dr. Jürgens einhellig, dass man ein Auto nach gründlichem Service auch nicht aufs Neue prüfe, sondern darauf vertraue, dass es hinreichend getestet und seine Verkehrssicherheit erwiesen sei.

Verschweigen der Freigabe eines Hirntoten zur Organentnahme: Argument der Leidensverminderung. Was die Angehörigen betreffe, sagt Prof. Rauch, erspare er ihnen nur zusätzliches Leid, das zum Verlust eines Menschen hinzukomme, und sich selbst Scherereien, wenn er es ihnen verheimliche. Als ich ihn frage, ob er glaubt, paternalistisch im Interesse der Angehörigen zu handeln, sagt Prof. Rauch, dass er diese Frage nicht beantworten könne und ich sie zu klären hätte. Er handle nach seiner eigenen Moral und im Sinn des Gesetzgebers.

Todeszeitpunkt. Offiziell gilt ein Hirntoter nach dem Verlassen der Station als «verstorben». Dieser Zeitpunkt wird auch im Hirntodprotokoll als Todeszeitpunkt vermerkt. Damit ist die stationäre Dokumentation des Patienten beendet. Vor dem Gesetz hat der unverändert weiterbeatmete Hirntote den Status einer Sektionsleiche. Das «Schaurige» daran sowie das Unbehagen, das es einer Anästhesistin bereitet, einen Hirntoten zu narkotisieren, stehen fast immer in Zusammenhang mit einer letzten Unsicherheit, «ob der Hirntote nun wirklich schon tot ist».

Prof. Rauch sagt, obwohl er davon überzeugt sei, dass jeder Hirntote, den er zur Organspende freigebe, zwar «nicht tot, aber auch nicht mehr ins Leben zurückzuholen» sei, würde er selbst nicht als Spender fungieren wollen und auch keinen Verwandten zur Explantation bestimmen. Prof. Rauch nennt seine Haltung «privat», «irrational» und «nicht näher erläuterbar». Warum es der Anästhesistin schwer falle, einen Hirntoten zu betreuen, liege an dessen «spinalmotorischen Schablonen», die während der Organentnahme zu beobachten seien und ihm den Anschein eines lebenden, womöglich Schmerz empfindenden Menschen gäben.

Spinalmotorische Schablonen versus Lebenszeichen eines Toten. In einem für didaktische Zwecke an der Klinik angefertigten Film über Komadiagnostik und Hirntod, welchen ich in einer mir vom leitenden Anästhesisten der Klinik (in der Folge: Prof. Peyer) empfohlenen Vorlesung für Intensivpflegepersonal ansehe, werden die klinischen Schritte einer Hirntoddiagnostik an einem etwa fünfzigjährigen Patienten vorgeführt.

Die angehenden Pflegerinnen sind großteils jünger als zwanzig Jahre und zum erstenmal mit dem Phänomen Hirntod konfrontiert. Der Anästhesist Prof. Peyer schickt voraus, dass der Hirntod *janusköpfig* sei. Angesichts hochtechnologischer Möglichkeiten zur Lebensfunktionserhaltung habe er sich als derzeit vernünftigstes Todeskriterium durchgesetzt. Prof. Peyer überlässt es der «persönlichen Haltung und Einschätzung», wie «das nun Folgende» bewertet wird und ob «der Hirntod als Tod des Menschen akzeptiert wird».

Es scheint neben der Akzeptanz des Hirntodes als allgemein gültiges Todeskriterium die Möglichkeit zu bestehen, ein anderes Todesmodell zu bevorzugen. Ohne Zweifel ergibt sich für das Pflegepersonal und die Ärzteschaft die Notwendigkeit, sich innerhalb ihrer Berufsausübung dem etablierten Hirntodkriterium unterzuordnen. Daneben ist ihnen erlaubt, an ihrer individuellen Todesvorstellung, auch wenn diese nicht dem Hirntodkriterium entspricht, festzuhalten. Daraus ergibt sich eine Aufspaltung in eine a) «professionelle Todestheorie», wonach gehandelt wird, und eine b) «alternative/private Todestheorie», die sich davon unterscheiden kann.

Prof. Peyer sagt, man habe bei einem Hirntoten einen «scheinbar vitalen Menschen» vor sich, der aber «schon verstorben» sei.

Eine Verwirrung setzt ein, wenn vor dem Hintergrund des Hirntodkriteriums zwischen «Toten» und «Verstorbenen» nicht unterschieden wird. Denn «tote» Hirntote «versterben» streng genommen erst 1. nach der Diskonnektion vom Respirator oder 2. im Zuge einer Organexplantation, wenn nach der Entnahme des Herzens der Tod des Gesamtorganismus erfolgt.

Man hat es bei einem Hirntoten mit einem personal/kognitiv verstorbenen, biologisch künstlich lebenden, also noch nicht vollständig verstorbenen Menschen zu tun, der vor dem Gesetz als «tot» gilt und behandelt werden kann wie ein Verstorbener.

Im Film wird gezeigt, wie ein halb aufrecht im Bett liegender intubierter Patient im klinischen Schritt einer Hirntoddiagnostik auf bestimmte Reflexprüfungen reagiert. Ich bemerke ein sich ausbreitendes Erstaunen – und weniger Erschrecken – im Raum, als sich der Hirntote bewegt und eindeutig «Lebenszeichen» von sich gibt. Prof. Peyer erklärt die Reflexe als «Automatismen des Rückenmarks» (Synonyma: «spinale Reflexe», «spinale Automatismen», «Spinalmotorik», «spinale Schablonen») und weist auf das «Umdenken» hin, welches zur Akzeptanz des Hirntodkriteriums notwendig sei.

Es hinterlässt in mir ein seltsames Gefühl, das ich als «Befremden» und «Unbehagen» bezeichne, Prof. Peyer im Film an einem lebendig wirkenden Mann hantieren zu sehen. Der Umstand des unmittelbaren Kontaktes zwischen Prof. Peyer und dem hirntoten Patienten erweckt den Eindruck eines Untersuchers und seines Untersuchungsgegenstandes. Durch die begleitenden Kommentare von Prof. Peyer verstärkt sich dieser Eindruck der Objekthaftigkeit des im Bett liegenden Mannes. Ich frage mich, was es in den jungen Zuseherinnen auslösen würde, wenn er ein Skalpell nehmen und den beatmeten Hirntoten damit schneiden würde, um vorzuführen, wie dieser daraufhin grimassiert, als hätte er Schmerzen. Die Filmszene ist mit sanfter Klavierbegleitung unterlegt.

Den angehenden Pflegerinnen wird innerhalb von fünfzehn Minuten – länger dauert der Passus über die Hirntoddiagnostik nicht – ohne nähere Erläuterungen klargemacht, dass die traditionelle Auffassung, Leichen und/oder Tote müssten steif, starr und reglos sein, angesichts hochtechnologischer Möglichkeiten zur Lebensfunktionserhaltung auf Intensivstationen überholt und veraltet sei. Prof. Peyer sagt, dass aus den zunehmenden Möglichkeiten zur künstlichen Lebenserhaltung und Lebensverlängerung die Notwendigkeit eines radikalen Umdenkens erwachsen sei, da sonst die Intensivstationen bald überfüllt gewesen wären von «lebenden Toten».

In diesem Licht erscheint der Hirntod als ein aus pragmatischen Überlegungen hervorgegangenes Hilfskonstrukt, um einer Überschwemmung von Intensivstationen mit Unmengen von «chronisch Sterbenden» und «Sterbensunfähigen» zu entgehen. Als nicht unerwünschten Sekundäreffekt hatte das Übereinkommen der Harvard-Kommission, den Hirntod zum Individualtod und somit zum Tod des Menschen zu erklären, die Möglichkeit geboten, hierfür geeignete Hirntote als Organlieferanten zu verwenden.

Im Film berührt Prof. Peyer wiederholt den Patienten, der einen wehrlosen, dahindämmernden Eindruck macht. An dieser Stelle sei angemerkt, dass es beim hirntoddiagnostischen Procedere zu dem eher seltenen unmittelbaren Kontakt zwischen Arzt und Patient über einen längeren Zeitraum kommt. Unmittelbare und direkte (hauptsächlich manuelle) Patientenkontakte sind fast nur den Schwestern vorbehalten, woraus sich auch deren geringere Distanz zu hirntoten Patienten und stärkere Betroffenheit bei der Freigabe eines Hirntoten zur Organentnahme erklären lassen.

Eine große Anspannung ist den Anwesenden anzumerken; mir scheint, als wüssten sie mit dieser Definition des Todes zunächst nichts anzufangen und wären überfordert. Diese Anspannung erfährt ihren Höhepunkt und fällt rasch wieder ab, als Prof. Peyer im Film den Kopf des Mannes mit beiden Händen ergreift und hin und her bewegt. Zumal der Patient genau in die Drehrichtung blickt, wie bei der Bewegung eines Puppenkopfes, erhärtet sich die Hirntod-Hypothese («Puppenkopfphänomen»).

Ein Bein des Mannes ist aufgestellt. Sooft Prof. Peyer das Bein nimmt und streckt und mit einem spitzen Gegenstand in die Fußsohle sticht, zieht der Mann in einer so genannten «wurmartigen Fluchtbewegung» sein Bein zurück. Prof. Peyer sagt: «*Das Bein zieht sich zurück.*» Ich nehme diese Bewegung als ruckartig und verzweifelt wahr. Mehrmals wird der Vorgang wiederholt, mehrmals streckt der Anästhesist das Bein durch und sticht in die Fußsohle, worauf die Fluchtbewegung erfolgt. Prof. Peyer sagt, es handle sich hierbei um keine Schmerzreaktion, sondern um ein spinalmotorisches Phänomen.

Dass ein Hirntoter vor dem Gesetz «tot», faktisch aber gewiss noch nicht verstorben ist, prägt sich bei mir nach dem Film ein. Ich meine zusammenfassend, dass es für die Bewertung einen massiven Unterschied macht, von Hirntoddiagnostik zu wissen und zu hören und sie selbst zu beobachten. Daraus ergibt sich die Folgerung, nur mit Leuten in einen seriösen Diskurs über Hirntote treten zu können, die sich mit der realen Sachlage hinreichend vertraut gemacht haben.

7. Fähigkeiten eines Hirntoten

Hirntote versus Apalliker. Hirntote können schwitzen, fiebern, Beuge- und Strecksynergismen zeigen (Bewegungen der oberen und unteren Extremitäten); beim Abschalten des Respirators kommt es, wird kein muskelrelaxierendes Präparat verabreicht, häufig zum so genannten «Lazarusphänomen», bei welchem sich der Hirntote im Bett aufrichtet; kindliche Hirntote umarmen ihre Mütter, weibliche Hirntote können Föten tragen und gebären; männliche Hirntote haben gelegentlich Erektionen usw.

Auch Anhänger des Hirntodkriteriums räumten nun ein, dass eine hirntote Schwangere «eben nicht tot» sei und dass die «Hirntoddefinition» folglich «ernsthaft überdacht» werden müsse.[88]

Primarius Daum ist der Leiter des geriatrischen Krankenhauses aus Kapitel III. Er ist für zirka dreihundert Patienten verantwortlich. Achtzig Prozent des Patientenkollektivs ist als «dement» eingestuft. Manche der Alterspatienten sind so genannte Apalliker.

Primarius Daum sagt, dass ein schwerer Apalliker sich praktisch nicht von einem Hirntoten unterscheiden lasse. Ein schwerer

Apalliker befinde sich in einem wachkomatösen Zustand, und niemand wisse mit Sicherheit, ob er noch etwas seiner Umgebung wahrnehme. Die motorischen Äußerungen eines schweren Apallikers seien ebenso unwillkürlich (nicht bewusst/nicht vom Willen gesteuert/nicht intentional) wie die eines Hirntoten.

Der Unterschied zwischen einem Apalliker und einem Hirntoten ist die Fähigkeit zur Spontanatmung beim Apalliker bzw. die künstliche (externe) Beatmung des Hirntoten. Während der Apalliker noch selbstständig atmet, wird der Hirntote «maschinell betrieben». Der Vergleich mit einer strombetriebenen Maschine liegt nahe: Wenn dem Hirntoten nicht «von außen Leben zugeführt wird», erlischt sein Leben.

Stammhirntod (Hirntod) versus Großhirntod (apallisches Syndrom). In Amerika wurde vorgeschlagen, auch Menschen mit «Großhirntod» (schwere Apalliker) als tot anzuerkennen und zum Organspendezweck zu verwenden. Um eine zunehmende Aufweichung des Hirntodkriteriums (vom «Stammhirntod» zum «Großhirntod» usw.) aufzuhalten, wurde der Ausfall des Stammhirns, das für das Atemzentrum und die vegetativen Funktionen des Menschen verantwortlich zeichnet, als Todesmarkierung beschlossen (Beschluss des Harvard-Komitees 1968). Der Hirntod als für den Tod des Menschen geltender Indikator beruht auf einer Konvention. Prof. Rauch sagt, dass es unmöglich wäre, in unserer Gesellschaft lebende bzw. sterbende Menschen, die damit noch als Rechtspersonen gelten würden, im Interesse anderer «auszuweiden».

8. Abschiednehmen

Die vielfache Belastung und der auf der Station herrschende Zeitdruck lassen wenig Raum für ausführliche Kontakte mit Patientenangehörigen. Die Aufklärungsgespräche verlaufen in den meisten Fällen knapp und sachlich, wohl um der an sich fatalen

Ausnahmesituation geschockter Angehöriger mit einem «kühlen Kopf» entgegenzuwirken. Prof. Rauch sagt, dass er manchen Angehörigen ein und dieselbe Angelegenheit wieder und wieder erklären müsse, bis sie endlich einsichtig seien. Er sieht sich als jemand, der Überzeugungsarbeit leisten muss. Die Angehörigen eines Hirntoten seien nicht leicht zu überzeugen, dass ihr rosig aussehender Verwandter, trotzdem sie ihn gleichmäßig atmen sehen, tot und nur noch als Organspender geeignet sei. Weil das für einen Laien schwer zu akzeptieren sei, ziehe er es vor, die Angehörigen nach Möglichkeit im Ungewissen zu lassen und sogar zu ihrem eigenen Besten zu belügen, wenn sie einer Organentnahme im Weg zu stehen drohen.[89] Laut gesetzlicher Widerspruchsregelung sei es nicht anders vorgesehen, und er sei verpflichtet, jeden geeigneten Spender zur Organentnahme zu melden (Schlüsselwörter: «Spenderkonditionierung», «Organpflege»).

Wenn Angehörige stark emotional auftreten, wird das von Ärzten häufig als rücksichtslos gegenüber anderen schwerstkranken Patienten gedeutet.[90]

Prof. Rauch sagt, er habe ein distanziertes Verhältnis zu den Patienten, was es für ihn leichter mache, diese betreffende Entscheidungen zu fällen. Bisweilen sei es möglich, dass die Angehörigen eines Hirntoten sich von ihm verabschieden könnten. Er stelle ihnen frei, ob sie beim Abhängen von der Beatmungsmaschine anwesend sein oder sich schon vorher verabschieden wollten.

Bei zur Explantation bestimmten Hirntoten informiere er die Angehörigen dagegen erst vom Tod des Patienten, nachdem dieser zur Organentnahme abgeholt worden sei. Die betreffenden Angehörigen haben keine Möglichkeit, Abschied zu nehmen. Fast immer wird ihnen, während die Spenderkonditionierung bereits läuft und wenn das Hirntodprotokoll längst unterschrieben ist, telefonisch der «unverändert kritische Zustand» mitgeteilt, ehe sie vom Eintritt des Todes informiert werden – während sich am Zustand des Hirntoten faktisch nichts geändert hat.

Es ist vorgekommen, dass Angehörige überraschend auftauchten, während ein Hirntoter ohne ihr Wissen auf der Station gerade zum Spender konditioniert und Voruntersuchungen als Organspender unterzogen wurde. Prof. Rauch sagt, er könne die Angehörigen in diesem Stadium nicht mehr an den Hirntoten heranlassen und erzähle ihnen, er sei verstorben und der Leichnam bereits weggebracht worden.

Die Rolle des Arztes im Fall des Verschweigens der Bestimmung eines Hirntoten zur Organentnahme ist ambivalent:

(1) Der Arzt soll dem gesetzlichen Anspruch genügen, jeden als Organlieferanten geeigneten Hirntoten möglichst rasch zur Explantation zu übergeben und alle notwendigen Maßnahmen in dieser Richtung zu setzen. Er soll also das Wohlergehen eines potenziellen Organempfängers im Blick haben und in dessen Interesse handeln.

(2) Damit zeitlich überschneidend, steht der Arzt womöglich unter dem Druck «der Gegenseite» – nämlich von Angehörigen, die sich von ihrem Verwandten, der laut ärztlicher Mitteilung «in einem unverändert kritischen Zustand» ist und/oder «im Sterben liegt», verabschieden möchten. Wenn die Angehörigen in die Entscheidung des Arztes, den Hirntoten als Organspender freizugeben, *nicht* einbezogen worden sind, sieht sich der Arzt nun vor der Schwierigkeit, sie von dem Hirntoten und allen laufenden Vorgängen (Spenderkonditionierung, Voruntersuchungen) fernzuhalten. Und selbst wenn sie davon informiert worden sind und vielleicht sogar der Organentnahme zugestimmt haben, kann sie der Arzt an dem, was mit dem Hirntoten von nun an geschieht, ebenso wenig teilhaben lassen und müsste eine Verabschiedung schon vorher angeregt haben.

Zusammenfassend kann gesagt werden: Bei Angehörigen eines Hirntoten, die einer Organentnahme zugestimmt haben, ist es gut möglich, dass sie, bevor die Voruntersuchungen am hirntoten Spender laufen, von diesem Abschied nehmen. Angehörige, die nicht wissen, dass ihr Verwandter zum Organspender bestimmt wurde, haben dagegen keine Gelegenheit, sich von ihm zu verabschieden.

Prof. Rauch argumentiert, er könne nicht-informierte Angehörige eines zum Organspender bestimmten Hirntoten schon deshalb nicht einladen, Abschied zu nehmen, da er sie dann mit dem Faktum der Organentnahme konfrontieren müsste. Es könnte sein, dass die Angehörigen, zwar über den Hirntod, nicht aber die geplante Organentnahme informiert, darauf bestünden, bei dem hirntoten Patienten bis zum letzten Herzschlag auszuharren. Das würde die ohnehin sensible Situation zusätzlich komplizieren, und weder den Angehörigen noch einem potenziellen Organempfänger wäre damit geholfen. Deswegen nehme er davon Abstand, nicht-informierten Angehörigen eines Spenders die Möglichkeit zu geben, sich zu verabschieden; er gebe ihnen nach der positiv abgeschlossenen Hirntoddiagnostik telefonisch oder persönlich den Exitus des Patienten durch, ohne sie nochmals an sein Bett zu lassen.

Von Seiten der Transplantationsmediziner wird gegen die Aufklärung von Patientenangehörigen votiert, indem gesagt wird:

> *In Ländern, welche eine Zustimmung der Verwandten zur Organentnahme verlangen, wurden Untersuchungen an Hinterbliebenen von potentiellen Organspendern durchgeführt. Sowohl die Zustimmung zur Organentnahme als auch deren Ablehnung führte im Rückblick bei der Mehrzahl der Hinterbliebenen zu Problemen, die nur mit psychologischer Hilfe verarbeitet werden konnten.*[91]

9. *Das Argument hoher Behandlungskosten*

Sterbenlassen. Prof. Rauch sagt, ein Intensivpflegebett koste jeden Tag rund neunhundert Euro, jedenfalls um ein Vielfaches mehr als ein Spitalsbett im medizinischen Normalbereich.

Die Zahlen, welche die Pflegedirektion eines österreichischen Landeskrankenhauses dazu auf Anfrage bekannt gibt, lauten konkret: neurochirurgische Intensivstation: 1501,52 Euro/Tag minus amtliche Pflegegebühren = 919,32 Euro. Im Vergleich dazu kostet ein Bett pro Tag auf der Normalstation der Neurochirurgie nur 586,20 Euro (= Pflegegebühr) (Abfrage April 2004).

Prof. Rauch sagt, allein aus dieser Überlegung heraus sei es seiner Überzeugung nach geboten, als Intensivmediziner häufig für Behandlungsabbruch, sprich: Minimaltherapie, zu sein und schwerstkranke Menschen ohne Heilungsaussichten sterben zu lassen.

Behandlungsabbruch. Der Begriff «Rösten» dient im Stationsjargon der Umschreibung sinnlos ausgedehnter therapeutischer und lebenserhaltender Maßnahmen bei prognostisch hoffnungslosen Patienten.

Prof. Rauch sagt über Prof. Maier, dieser *röste* seine Patienten.

Prof. Maier gibt an, alles zu unternehmen, um den Tod eines Patienten so lang wie möglich hinauszuzögern, wogegen Prof. Rauch sagt, den Sinn und die weiteren Aussichten eines Lebens zu erwägen und danach zu handeln. Während es die vollste Überzeugung von Prof. Maier ist, sein moralischer Auftrag bestehe darin, menschliches Leben auch bei vielfacher Schädigung und Beeinträchtigung (Lähmungen, Bewusstseinsstörungen, Hilflosigkeit) um seiner selbst willen mit intensivmedizinischen Mitteln zu erhalten, hält es Prof. Rauch für seine unbedingte Aufgabe, menschliches Leid möglichst gering zu halten und fast nur von Leid und Hilflosigkeit geprägtes Menschenleben unter Einhaltung gesetzlicher Vorgaben so kurz wie möglich zu halten. Prof. Maier spielt auf der medizintechnologischen Klaviatur, um Leben zu verlängern, und Prof. Rauch nimmt gleichsam die Finger von den Tasten, um «der Natur ihren Lauf zu lassen». So verzichtet auch Letzterer häufiger als Ersterer auf die Möglichkeit der Reanimation.

Einmal sagt mir Prof. Rauch, er habe einen «schwierigen Patienten», der «nicht sterben könne». Er habe ihn bereits auf Minimaltherapie gesetzt und ihm ein blutdrucksenkendes Medikament entzogen, damit er versterben könne. Nach einer halben Stunde wird Prof. Rauch von einer Schwester angepiepst und zu dem sterbenden Mann gerufen. Nach einer Viertelstunde kommt er zurück und sagt: «Er ist hinüber.» Auf meine Frage, wie er sich nach dem «Verlust» eines Patienten fühle, antwortet Prof. Rauch, dass es jedes Mal auch «eine große Erleichterung» sei: «Er hat es geschafft. Also worüber trauern? Ich wüsste nicht, worüber. Es bleibt niemandem erspart.»

10. Interne Falldokumentation

Im Nachtdienst als Konsiliararzt zeigt mir Prof. Rauch Dias von Patienten, die für klinikinterne Dokumentationszwecke gemacht worden sind. Prof. Rauch sagt, er könne mir ein aktuelles Foto zeigen, dessen Anblick ich nicht ertragen würde. Man könne in das Loch im Kopf einer jungen Frau hineinsehen. Sie sei schon im Operationssaal gewesen, doch er habe sie gleich wieder hinausbringen lassen, als er das große Loch gesehen habe, da es inoperabel gewesen sei. Bevor sie weggebracht worden sei, habe er sie fotografiert, da er selbst noch nichts Vergleichbares gesehen habe.

Prof. Rauch macht auf mich einen Eindruck, als wolle er sich, indem er darüber spricht und mich mit dem schrecklichen Anblick «das Fürchten lehrt», über sein eigenes Entsetzen angesichts der inoperablen Situation der jungen Frau hinweghelfen. Da er im Fall der jungen Frau sofort erkannte, dass neurochirurgisch nichts mehr für sie getan werden konnte, reagierte er im Operationssaal auf eine Weise, die ihm die Situation erleichterte: Er machte die junge Frau zum Objekt einer Fotolinse, um dem «sinnlosen Unglück», an dessen Folgen sie sterben würde, doch noch irgendeinen Sinn zu geben.

Ich fühle mich von Prof. Rauch als Zuhörerin gefordert, weil er mir ungefragt alle Details des Falles schildert und sich dabei von seinem eigenen Schrecken und der Hilflosigkeit zu erholen scheint.

Ich bemerke an ihm eine Anspannung, wie bei Kindern, wenn sie nach einem Schreckerlebnis zu ihren Eltern laufen, mit dem Ziel, die Eltern zu einer affektiven Reaktion, Beruhigung, Trost und Entschädigung für den eben erfahrenen Schrecken zu bewegen. Sobald ich mich entsetzt von den Fotos der jungen Frau abwende bzw. es ablehne, mir noch weitere Fotos anzusehen, wirkt Prof. Rauch wieder völlig ruhig und verliert seine Anspannung, spricht langsam, mit langen Pausen zwischen den Worten.

Mir fällt auf, dass sowohl Prof. Rauch als auch Prof. Maier, wenn sie von Patienten berichten, denen nicht mehr geholfen werden konnte (also ihre eigene Hilflosigkeit thematisieren), äußerst langsam sprechen, in den Pausen tief durchatmen und den Blickkontakt vermeiden.

Mir scheint das Fotografieren im Operationssaal ein Versuch zu sein, in einer ausweglosen Lage – «an den Grenzen der neurochirurgischen Möglichkeiten», wo sich Prof. Rauch persönlich angegriffen und verunsichert fühlt, weil er innerhalb seiner ärztlichen Möglichkeiten (der phantasierten Omnipotenz des Arztes) «außer Kraft gesetzt» wird – dennoch eine professionelle Distanz und einen «kühlen Kopf» zu wahren.

Prof. Rauch zeigt mir Dias von in Autowracks eingeklemmten Menschen mit klaffenden Schädelwunden, Menschen mit geschwollenen Gesichtern und blutigen Köpfen, halb zermalmt und deformiert, noch bevor sie gereinigt worden sind, gleich nach ihrer Einlieferung. Es gehört zum Umgang der Ärzte mit ihren Patienten, diese für interne Zwecke zu fotografieren. Die meisten Fotos sind wegen des Datenschutzes, da die Patienten darauf erkennbar sind, jedoch für offizielle Dokumentationen ungeeignet.

Je länger ich mir die Aufnahmen verunglückter Menschen ansehe, und besonders, wenn Prof. Rauch sie für mich kommentiert, umso irrealer und objekthafter nehme ich sie wahr, analog zu meiner Wahrnehmung komatöser Patienten auf der Station.

11. Hirntoddiagnostik

Hirntoddiagnostik: Ein heterogenes Feld. Jede Hirntoddiagnostik hat das Ziel, den unumkehrbaren Stammhirnausfall («dissoziierten Hirntod») eines Menschen einwandfrei und irrtumssicher festzustellen. Es führen aber verschiedene Weg zu diesem Ziel, weshalb ich die Hirntoddiagnostik als methodisch heterogen bezeichne. In Abstimmung auf die Erkrankung und/oder den Schädigungsgrad des Patienten wird unter mehreren methodischen Optionen gewählt, die teils kombinierbar und untereinander austauschbar sind.

Nach meiner Erfahrung hat jeder Arzt der Station seinen «eigenen Stil» bei der Durchführung einer Hirntoddiagnostik, da es keine gesetzliche Durchführungsvorschrift gibt. Es gibt lediglich die bereits erwähnten «Empfehlungen des Obersten Sanitätsrats (OSR)». Sie können als Richtschnur und Orientierungshilfe bei der Gratwanderung einer Hirntoddiagnostik bezeichnet werden, stellen aber keine fixen Parameter dar. Prof. Maier ist überzeugter Anhänger der ursprünglichen «Empfehlungen des OSR», in welchen angeregt wird, zwei EEG-Ableitungen zu machen. Erst wenn das zweite Nadel-EEG eine Nulllinie ergibt, gilt für Prof. Maier ein Patient als hirntot. Dieser «zusätzlichen Untersuchungsmethode» geht in jedem Fall eine eingehende klinische Prüfung voran. Bei der Anwendung von «Zusatzdiagnostik» verkürzt sich laut «Empfehlungen des OSR» der Beobachtungszeitraum. Das heißt, bis zur endgültigen Absicherung der Diagnose verstreicht weniger Zeit, und die Diagnose – und infolgedessen auch die Organentnahme – kann eher erfolgen.

Prof. Rauch orientiert sich an den neuesten «Empfehlungen des OSR», die nur noch eine EEG-Ableitung vorsehen. Prof. Rauch sagt, nicht einmal diese eine sei erforderlich, sie sei aber die Zusatzuntersuchung seiner Wahl.

Expertengespräch. Für die Erstellung eines österreichweit einheitlichen Hirntodprotokolls wurden vom Klinikvorstand – in der Folge

Prof. Oswald – und anderen Experten in einer Expertensitzung Änderungen der Parameter des bestehenden Hirntodprotokolls vorgeschlagen.[92]

An dem Expertengespräch nahmen Psychiater, Neurologen, Neurochirurgen, Anästhesisten, Intensiv- und Transplantationsmediziner teil. Im Anschluss daran richtete das Österreichische Bundesinstitut für Gesundheitswesen (ÖBIG) ein Schreiben an den Klinikvorstand Prof. Oswald. In der Beilage waren das Ergebnisprotokoll des Expertengesprächs zur Definition bundesweiter Standards für die Durchführung der Hirntoddiagnostik und der Entwurf für ein bundesweit einheitliches Hirntodprotokoll. Prof. Oswald wurde von der Geschäftsführerin der ÖBIG «wegen Zeitdrucks» um rasche Stellungnahme und im Fall seiner inhaltlichen Zustimmung um Rücksendung des persönlich unterfertigten Ergebnisprotokolls ersucht.

Um die Problematik der Hirntodfeststellung zu veranschaulichen, sei darauf hingewiesen, dass schon die verwendeten Begriffe semantisch mehrdeutig sind, wenn es etwa darum geht, die Pupillenweite eines Hirntoten präzise anzugeben. So erscheint es strittig, ab welcher exakten Weite eine Pupille als «lichtstarr» und damit als Indikator zur Erhärtung einer Hirntodhypothese gelten kann. Auch für den erfahrenen Arzt ist es eine besondere Situation, eine Hirntoddiagnostik einzuleiten und zugleich im Blick zu haben, wie er anschließend mit dem hirntoten Menschen und dessen Angehörigen umzugehen gedenkt. So macht sich der Arzt schon zu Beginn einer Hirntoddiagnostik darüber Gedanken, ob er den Patienten gegebenenfalls als Organspender meldet und wie er sich in diesem Fall gegenüber den Patientenangehörigen verhält. Daneben muss der Arzt unter den fakultativen Schritten einer Hirntoddiagnostik (ergänzenden Untersuchungen, apparativer Zusatzdiagnostik) wählen.

Hirntoddiagnostik versus Organpflege. Faktisch überschneiden sich nach Auskunft von Prof. Rauch 1. hirntoddiagnostische und 2.

organerhaltende (organpflegende) Schritte, da die Spenderkonditionierung bereits läuft, bevor das Hirntodprotokoll unterschrieben ist. Prinzipiell wäre schon mit der klinischen Untersuchung das unbedingte Soll einer Hirntoddiagnostik erfüllt.

Eine Hirntoddiagnostik im engeren Sinn ist also die bloße klinische Begutachtung des Patienten, dessen (nur noch rückenmarksbedingte) Reflexe darauf hindeuten, dass der irreversible Stammhirnausfall eingetreten ist. Vor dem Hintergrund der «Empfehlungen des OSR» wäre dieser eine diagnostische Schritt schon für die Diagnosestellung ausreichend. Prof. Rauch sagt, dass es praktisch nicht vorkomme, dass ein Hirntoddiagnostiker die Diagnosestellung schon nach der klinischen Untersuchung abschließe. Jeder Arzt gehe nach seiner persönlichen Erfahrung und der daraus resultierenden Überzeugung vor.

Hirntodprotokoll. Um die Schwierigkeiten der Begriffsbestimmung und -abgrenzung zu veranschaulichen, seien die in einer Bestätigungsschrift dargelegten Modifikationswünsche von Prof. Oswald für das offizielle Hirntodprotokoll im Folgenden auszugsweise angeführt:

Für den Begriff des «tiefen Komas» schlägt der Klinikvorstand vor, nicht allein auf «keine Reaktion auf Schmerzreize» zu fokussieren, «zumal beispielsweise Fluchtreflexe auf nozizeptive Stimuli beim Hirntod auftreten können».

Der Begriff des «tiefen Komas» ist für Prof. Oswald strittig. Ein «tiefes Koma» liege vor, wenn weder spontan noch auf Stimuli ein Öffnen der Augen erfolge sowie keine Lautäußerungen und keine Reaktion auf Schmerzreize.

Prof. Oswald übt Kritik an der Diskrepanz zwischen der Beschreibung der Pupillenweite im Hirntodprotokoll («mittelweite/weite Pupillen») und der Pupillenweite in der Stellungnahme für den OSR («submaximale bis maximale Erweiterung»):

Eine Modifikation für den OSR mit einer Gewichtung der Wertigkeit der Lichtreaktion vor der Pupillenweite wäre wie folgt zu

formulieren: Keine Pupillenreaktion auf Lichteinfall bei weiten/ mittelweiten Pupillen. [...]
Gesichtsbereich: Kein Grimassieren auf Druckprovokation an den Austrittsstellen des N. trigeminus.[93]

Im Hirntodprotokoll sollen die pharyngealen und trachealen Reflexe um das «Fehlen des Hustenreflexes» und das «Fehlen des Würgereflexes» ergänzt werden. Für die «Empfehlungen des OSR» schlägt der Klinikvorstand vor, das «Fehlen des Hustenreflexes» auf das «Fehlen des Hustenreflexes beim endotrachealen Absaugen» einzuengen.

Hirntodkritiker betrachten das Vorliegen spinalmotorischer Erscheinungen als klares Lebenszeichen. Dazu Prof. Oswald in der Bestätigung für den OSR:

Bei dem Hinweis auf Rückenmarksreflexe – wobei einfache Rückenmarksreflexe/spinale Reflexe noch vorhanden sein können – sollte man in der Stellungnahme für den OSR auf den Begriff «einfach» verzichten, zumal durchaus als komplex imponierende spinale Automatismen (z. B. Zeichen nach Ivan und Jörgensen et cetera) möglich sind. Ebenso sollte der Begriff «noch» nicht vorkommen, da sich vielfach spinale Automatismen erst nach einer gewissen Latenz (Abklingen eines spinalen Schocks) einstellen.
Vorschlag: [...] wobei Rückenmarksreflexe (spinale Reflexe) vorhanden sein können.[94]

Abbilder Gottes: So neutralisiert wie Radiergummis

Die von der Wissenschaft über unsere natürliche Wahrnehmung gestülpte Kenntnis ihrer funktionellen Untüchtigkeit hat Hirntoten die erschreckende Wirkung genommen, so dass sie so neutral erscheinen wie Radiergummis. Unter den Normalsterblichen findet kaum noch jemand etwas befremdlich daran, Menschen, die nichts spüren können, weiterzubeatmen und im Interesse anderer zu gebrauchen. Mit anderen Worten sind wir in ein Gesundheitssystem eingespannt, dessen Eigendynamik zum Teil auch durch die christlichen Kirchen unter dem Vorwand der Nächstenliebe noch beschleunigt wurde, scheint es ja die Sozialpflicht eines jeden zu sein, mit seinem künstlich am Leben erhaltenen Körper für andere herzuhalten. Die grassierende emotionale Enthaltsamkeit gegenüber Mitmenschen, der Geiz mit Gefühlen und der Konsum menschlicher Organismen unmittelbar nach dem Stammhirnausfall entspringen der Vorstellung, dass alles im Leben noch irgendeinen Nutzen bringen müsse. In einer lokalen Fernsehsendung versprach ein Redakteur einem Quizkandidaten, dass dieser neben einer Reise «Zuwendung» als Gewinn für eine richtig gelöste Aufgabe erhalte, als ob das etwas ganz Außerordentliches wäre. Der heutige Mensch erweist sich als unzeitgemäß, wenn er sich zu einer sentimentalen Bindung an den Körper bekennt, anstatt mit seinen Organressourcen der Transplantationstechnologie und hoffnungsvolleren Organempfängern Auftrieb zu geben. Die immer nüchterner gestellte *Sinnfrage* ist neben der *Kosten-Nutzen-Erwägung* zu einem Angelpunkt in der Bewertung menschlichen Lebens geworden. Diese Entwicklung zu einem immer radikaleren Utilitarismus spürten bereits 1968 die Angehörigen des Harvard Committees, was sie vielleicht bewog, zeitgleich mit dem Ausbruch einer zwischenmenschlichen Eiszeit einen Organtod zum Tod des Menschen zu küren.

Neutralisiert wie Radiergummis erscheinen aber nicht nur Hirntote, ebenso anonymisiert und der Persönlichkeit entledigt wirkt die unüberschaubare Menge geriatrischer Heiminsassen, wie sie im TV zu sehen ist. Dem Fernsehzuschauer werden bettlägerige Greisinnen vorgeführt, die alle denselben Anschein von Orientierungslosigkeit machen und durch mediale Überfütterung mit solchen Bildern beim Publikum höchstens Gleichgültigkeit und Desinteresse provozieren. Es geht nicht um Personen mit individuellen Schicksalen, sondern um übergeordnete Belange, betreffend Organisation, Unterbringung und Versorgung eines homogenen Menschenkollektivs. Die Pflegeheime erscheinen uns wie Endlagerstätten und Wartezonen von Friedhöfen. Wie die Sprache in Pflegeanleitungen, Pflegeüberleitungsberichten und Arztbriefen in Kapitel IV zeigt, begegnet man den Menschen dort *nicht* persönlich, sondern handelt sie als «Pat.» ab; und wer gegen den neuralisierenden Umgang aufmuckt und sich allzu sehr bemerkbar macht, bekommt häufig das Image des Sündenbocks zugeschrieben, ist «schwierig», «klaghaft», «undankbar» und fällt seinen Betreuern lästig. Viele Pfleger und Angehörige berichten andererseits, mit denjenigen Patienten am wenigsten zurechtzukommen, von denen *nichts zurückkomme*. Mit mühsam erstellten *biographischen Anamnesen* wird der Versuch unternommen, selbst Apallikern etwas ihrer verblassten Personalität und Individualität einzuhauchen und einen Ansprechpartner in dem umzulagernden und zu versorgenden Körper vorzufinden, die abtrünnig gewordene Persönlichkeit des Verwirrten immerhin zu imaginieren. Den Patientenangehörigen macht es am meisten zu schaffen, wenn weder Dankbarkeit noch ein anderes Zeichen der Anteilnahme zu erwarten sind. «Was soll das noch?», «Was kann man noch anfangen?», «Ihm/Ihr ist nicht mehr zu helfen», sind wiederkehrende Äußerungen. In diesen Äußerungen ist eine versteckte Klage enthalten. Es scheint so, als ob es ein Versagen wäre, wenn jemand seinen letzten Weg angetreten hatte, insbesondere dann, wenn dieser Weg lang und beschwerlich ist und an der Substanz von

Weggefährten (Ärzten, Pflegern, Angehörigen) zehrt, und als wäre es ein Verbrechen oder eine Schande, wenn so etwas passiert, als wäre man nicht mehr darauf vorbereitet, dass irgendwann der Tod eintritt. Der Tod wird verleugnet und als medizinisch-menschliches Versagen empfunden und verdrängt. In die Medizin werden grenzenlose Erwartungen gesetzt. Die *Gehirnsterblichen* dürften nicht sein, es sind lebende Marionetten, extern betrieben, für Transplantationskandidaten eine lebensrettende Hoffnung. In Reaktion auf die in der Luft liegende Klage, dass es trotz der modernen Medizin den Tod immer noch gibt und dass er nicht zu beseitigen ist, verschließen sich Ärzte, Pflegepersonal und die Gesellschaft den Schwerstkranken und wenden sich «Erfreulicherem» zu, z. B. den Organempfängern, um die noch gekämpft werden kann und wo noch nicht alles verloren scheint. Und so verschiebt sich die Wut auf die Grenzen des Machbaren auf deren Opfer.

In keiner einzigen medialen Berichterstattung zum Pflegeheimskandal ging ein Reporter auf eine alte Dame im Bett oder Rollstuhl zu. Es wurden Statements einzelner, noch nicht allzu verwirrter Heimbewohner eingespielt, die der Institution stereotype Gütesiegel ausstellten. Die Interviews waren ohne Leidenschaft gemacht, die Reporter betrachteten die Patienten auf Distanz und ließen sie wie Sprechpuppen Sätze aufsagen. Eine unaufhaltsame Verdinglichung setzt ein, weit über die Grenzen des Arzt-Patient-Verhältnisses hinaus, und sie betrifft uns alle.

Veranschaulichen wir uns aber noch einmal das Szenario einer Intensivstation: Es herrscht eine vom Piepsen der Maschinen durchbrochene unterkühlte Stille. Steril gekleidete Schwestern huschen umher, die ihren Dienst auch unter größter Selbstüberwindung versehen und häufig nach einiger Zeit die Station wechseln. Manchmal kommt jemand, dem etwas an einem Komapatienten verdächtig erscheint, z. B. weite lichtstarre Pupillen[95], das einen ersten Hinweis gibt, dass dieser Mensch *eigentlich schon tot* ist, obwohl er ja offenbar noch lebt. Jemand wird herbeigerufen (ein zuständiger Arzt, ein mobiles Hirntoddiagnostikteam) und führt klinische Tests an dem vermeintlich Hirntoten durch, die für einen Normalsterblichen nach unnötiger Qual und Folter eines Sterbenden aussehen.[96] Der Hirntoddiagnostiker sticht den Patienten in die Fußsohle und lässt Kaltwasserlösungen in sein Ohr[97], bis sich der Verdacht erhärtet: Dieser Mensch ist nicht mehr einer von uns, er ist kein Mitglied der Gesellschaft, *er ist hirntot!*

Ob Generaldirektor oder Hilfsarbeiter, der «Tote» soll seiner letzten Bestimmung zugeführt werden: dem Gebrauch seiner Organe, damit er einem Abbild Gottes einen letzten Dienst erweist, anstatt nur sinn- und zwecklos *vorzuliegen*.

Aus diesen Überlegungen zum modernen Kannibalismus lassen sich die Fragen ableiten: Was verleitet uns dazu, einem noch lebenden Menschen *nicht* die Treue zu halten, ihm die Würde abzusprechen, ihn zum Menschen zweiter Klasse, zum Mausetoten zu degradieren, wenngleich er einen lebendigen Eindruck macht, und ihn um die Möglichkeit seines persönlichen Sterbens zu bringen? Was autorisiert Ärzte wie Prof. Rauch dazu, Angehörige einer Patientin mit der Information fortzuschicken, dass diese soeben verstorben und bereits weggebracht worden sei, während sie unverändert beatmetet in ihrer Koje liegt (den Anblick einer komatösen Patientin bietet), während im Rahmen der «Spenderkonditionierung» statt lebenserhaltenden organerhaltende Maßnahmen an ihr vorgenommen werden und sie wenig später, vor dem Blick der Angehörigen geschützt, durch die Hintertür zur Organexplantation gebracht wird? Und was veranlasst uns, in einem lebenden Menschen einen toten Menschen zu sehen, nur weil er eine «Reise ohne Wiederkehr» angetreten hat? (Das war auch Hans Jonas' Überlegung, der als Todeskriterium Hirntod plus Herztod plus alle möglichen Indikatoren forderte.) Wo bleibt die oft zitierte Menschenwürde, wenn wir jemanden schon aufgeben und moralisch fallen lassen, der noch *unter uns* ist und der *einer von uns* ist, der sich aber bei uns nicht in gewohnter Weise äußern und bemerkbar machen kann?

Kant spricht in Zusammenhang mit Würde in der «Grundlegung der Metaphysik der Sitten» den erhellenden Satz:

Im Reich der Zwecke hat entweder alles einen Preis oder eine Würde. Was einen Preis hat, an dessen Stelle kann auch etwas anderes als Äquivalent gesetzt werden; was dagegen über allen Preis erhaben ist, mithin kein Äquivalent verstattet, das hat eine Würde.[98]

Zur Bestimmung dessen, was mit *Würde* in Bezug auf Sterbende und Tote gemeint sein kann, sei die folgende Episode geschildert: Eine Frau, deren Sohn neunzehnjährig an einem Hirnaneurysma verstarb und zuvor noch von Prof. Rauch operiert worden war, berichtet ein Jahr später, wie sie immer noch alles unternimmt, um die Verbindung zu ihm nicht abreißen zu lassen. Weder ist sie verwirrt noch steht sie unter Medikamenten, doch erzählt sie – nennen wir sie *Frau Staubmann* –, dass sie noch immer regelmäßig mit ihrem Sohn spreche und ihm guten Morgen und gute Nacht wünsche. Sie hat über den Todeszeitpunkt und den Begräbnistermin hinaus nicht aufgehört, ihrem Kind die Treue zu halten und mit ihm in Kontakt zu sein. Sie erwähnt, immer wieder einmal in den Keller zu gehen, um etwas zu holen. Bei der Gelegenheit finde sie die Pantoffeln ihres Sohnes vor, die neben einem Paar Schuhen von ihm dort stünden. Frau Staubmann erwähnt, dass früher nur *entweder* die Pantoffeln *oder* das Paar Schuhe dagestanden seien, in Abhängigkeit davon, ob ihr Sohn gerade zuhause oder außer Haus gewesen sei. Sie sagt: «Jetzt ist es eben anders.» Sie berichtet, wie sie sich selbst dabei beobachtet habe, die Schuhe ihres Sohnes, die staubig geworden seien, zu putzen. Dieses Segment der Erzählung, der Umstand, dass Frau Staubmann, die ihren Sohn beerdigte, fünfzehn Monate später immer noch dessen Schuhe reinigt, steht für ihre unerschütterliche und unbeirrbare Liebe und Treue. Frau Staubmann ist in ihrer Liebe und Verbundenheit nicht einmal durch das Faktum zu beirren, dass ihr Sohn gestorben und beerdigt worden ist. Sie liebt ihn weiter und bleibt *ihm*, nicht etwa bloß seinem Andenken, treu. Würde es sich nur um ein metaphysischkörperloses Andenken handeln, würde Frau Staubmann die Schuhe ihres Sohnes nicht aufbewahren und reinigen. Es genügte ihr dann, ein Foto von ihm aufzustellen und ab und zu auf den Friedhof zu gehen.

Bevor ich die Argumentation zum Umgang mit Hirntoten, Dementen und Komatösen hinführe, sei eine andere Episode erwähnt: Prof. Zuber, der auf der transplantationsmedizinischen Station mein Ansprechpartner war, reagierte auf meine Frage, weshalb in Lehrbüchern dem Anästhesisten vor einer Organexplantation zu einem der eigenen Versicherung dienenden «Plausibilitätscheck» geraten werde[99], ausweichend und meinte, dass es seiner Ansicht nach vollkommen gleichgültig sei, ob Hirntote bereits *ganz tot* seien oder *noch nicht ganz tot*. Es schien sich für Prof. Zuber bei der Frage, wo man im letzten Abschnitt des Kontinuums zwischen Leben und Sterben den Todeszeitpunkt ansetzt, tatsächlich um eine terminologische Frage und keine Sachfrage zu handeln. Er meinte, dass der unter schmerzstillender Medikation und Narkose[100] eintretende Tod jedenfalls wünschenswert sei, ganz gleichgültig, ob man zu dem Zustand während der Organentnahme definitionsgemäß *tot*, *fast tot* oder noch *ein bisschen lebendig* sage.

Als was begegnet mir aber derjenige, dem die Organe entnommen werden, dieser gut durchblutete Mensch, der die Farbe verliert und aus dem das Leben entschwindet, wenn nicht als ein Sterbender? Oder, anders gefragt: Wie kann *ich* ihm am besten begegnen? Was ist das, was sich mit dem Hirntoten ereignet, wenn er vom Respirator diskonnektiert wurde, dieser laut Schilderung der Neurologin fast dreißigminütige Prozess[101], in dem er womöglich spektakuläre Körperhaltungen einnimmt, die Arme ausbreitet, sich aufsetzt? Ist das nicht mehr als ein bedeutungsloser Nachspann zum Leben, sind das Zuckungen wie bei einem Fisch, Analogien zum kopflosen Umhergerenne des geschlachteten Huhns? Selbst wenn man eine von den Möglichkeiten für zutreffend hält, so haben wir es nichtsdestotrotz mit einem Menschen zu tun, *der immer noch da ist*.

Die Bedeutung des Körpers für die Gegenwart eines «Du» wird anschaulich durch Frau Staubmanns Liebe zu ihrem Sohn. Ihre Ausführungen, wie sie ihren Sohn für das Begräbnis zurechtmachen, ihn in einem neuen Anzug aufbahren ließ, zeugen von einer tiefen Körperbezogenheit in der Liebe. Frau Staubmann hat seinen Körper, sein Dasein, seine Gegenwart weiterhin festgehalten und bewahrt, indem sie den Schuhen ihres Sohnes mit Respekt und Würde begegnet! Wenn schon die Schuhe eines Menschen mit Achtsamkeit behandelt werden, wie achtsam sollte man dann erst seinen Leichnam behandeln?

Hirntote sind keine Leichen; es sind Mitmenschen, weil und so lange sie *mit uns* sind. Sie atmen, verströmen Gerüche, bewegen sich, erwecken nicht nur den Anschein von Dasein, sondern sind unter uns. Das sollte ausreichen, ihnen die Beziehung nicht vorzeitig aufzukündigen, sie im Sterben zu begleiten, sie nicht bereits *vor* dem letzten Atemzug und *vor* der letzten Regung für tot zu erklären und fraglos zu konsumieren.

Der Neurochirurg Prof. Rauch, der jeden geeigneten Hirntoten ohne Einbeziehung von dessen Angehörigen dem Transplantationskoordinator meldete, äußerte im Gespräch, dass er selbst «nicht ausgeschlachtet werden» wolle. Der Anästhesist Prof. Peyer prophezeite, dass man auf diese historische Epoche in ungefähr fünfzig Jahren als finstere Zeit der Organgewinnung zurückblicken werde. Er meinte, wir müssten das durchstehen, da es sonst für so viele keine Überlebenschance gebe und Organe noch nicht anders als von Hirntoten gewonnen werden könnten (abgesehen von den prozentual geringeren Lebendspenden von paarigen Organen, wie der Niere).

Vor dem Hintergrund dieser Überlegungen und von Frau Staubmanns Umgang mit den Schuhen ihres Sohnes konstatieren wir ein Umsichgreifen einer gewaltigen Gefühlskälte. Das erhärtet den Verdacht eines prinzipiellen gesellschaftlichen Unwillens, mit Menschen, die einem nichts mehr zu versprechen haben, emotionale Beziehungen einzugehen. Es zeigt sich im Verhältnis von Arzt und Patient, dass es einen wachsenden Unwillen gibt, sich die Mühe zu machen, auf eine bestimmte unverwechselbare Person (den Patienten) bzw. eine Person und keinen Dienstleistungserbringer (den Arzt) wirklich einzugehen. Der Arzt ist bis zur Unkenntlichkeit hinter seiner institutionellen Rolle verschanzt, der Patient ihm undurchsichtigen Behandlungsritualen unterworfen. Letzterer kann mit seinen Patientenrechten zwar auf eine Behandlung in Würde pochen, aber nur so lange er dazu in der Lage ist. Ein Patient, der auf nichts pochen kann, weil ihn das System, dem er sich mit dem Patientenstatus unterwirft, nicht für voll nimmt, ist mithin erledigt. Er wird depersonalisiert, auf eine Langzeitpflegestation abgeschoben, gesellschaftlich «entsorgt», finden sich nicht aufopfernde Angehörige, die dem Zeitgeist entgegen nichtsdestotrotz für ihn da sind.

Das menschliche Leid, das durch Organtransplantationen behoben werden kann, soll hier keineswegs gering geschätzt werden. Es darf aber auch nicht als zwingendes Argument gelten, um Menschen im Zustand von irreversiblem Koma fraglos und stillschweigend, ohne Einbeziehung von deren Angehörigen und ohne jenen die Gelegenheit zum Abschiednehmen zu geben, zu verwerten.[102] Der rohe Umgang mit dem so genannten *Leichnam* in einem von Prof. Rauch berichteten Fall eines Hirntoten, dessen Angehörige nur der Entnahme bestimmter Organe, nicht aber der Entnahme des Herzens zustimmten, die Empörung der Transplantationschirurgen über die Verweigerung brauchbarer Organe, die man ungenutzt im geöffneten Leichnam belassen musste, entlud sich in der Rückerstattung des blutig zugerichteten Toten auf die Intensivstation, eine namenlose Empörung der Allgemeinheit darüber, sich nicht an allen Organen eines Hirntoten restlos gütlich tun zu können. Mindestens drei Menschen seien mit dem Hirntoten mitgestorben, die nun kein Organ erhielten, pflegt der Transplantationschirurg Prof. Zuber in solchen Fällen zu sagen.

Hier soll – das kann auch am Ende des Buchs nur betont werden – nicht das Verhalten von einzelnen Personen in medizinischen

Kontexten moralisch bewertet werden. Um deutlich zu machen, worum es wirklich geht, sei mir ein kurzer Rückgriff auf die Einleitung erlaubt. Dort hieß es sinngemäß, dass der Hirntod ein Begriff sei, der über den wirklichen Zustand von hirntoten Organspendern hinwegtäusche. Zwei Täuschungsmanöver sind in den Begriffen «Hirntod» und «Organspende»: «Hirntod» suggeriert dem medizinischen Laien, dass es sich um einen Leichnam handle, «Organspende» besagt, dass es um eine freiwillige Gabe gehe.

Konfrontiert man den Normalsterblichen mit dieser Sachlage und klärt ihn darüber auf, dass es auf Grund der *Widerspruchslösung* im Fall des unumkehrbaren Stammhirnausfalls vorgesehen sei, ohne Einbeziehung seiner Angehörigen seinen noch lebendig erhaltenen Körper unter Narkose und Vergabe schmerzstillender Medikamente «auszuweiden», ist die Reaktion üblicherweise Verwunderung und schnell aufkeimendes Desinteresse, als gingen derlei Details nur Mediziner etwas an. Aber gerade aus diesem allgemeinen Desinteresse und der gesellschaftlichen Gleichgültigkeit gegenüber den realen Verhältnissen resultiert die moralische Verlassenheit der Medizin. Es gibt nichts, worauf sich die Medizin noch berufen kann und das ihr erlaubt, ein irdisch begrenztes, kein göttlich allmächtiges System zur Beseitigung von Krankheit, Leid und Tod zu sein. Die Mediziner stehen an der Front im Krieg gegen Krankheit und Tod, und es ist häufig ein Kampf mit den Windmühlen. Ihr Auftrag ist ein heiliger. Er lautet, die Menschheit zu retten, die Mittel, wie sie das erreichen können, interessieren die Menschheit aber nicht. Wohl gibt es Ethikkommissionen und Supervisionsangebote, aber es bewegen sich kaum je freiwillig Moraltheologen auf eine Intensivstation, und Bioethiker setzen viel lieber auf konstruierte Fallbeispiele.[103]

Der Normalsterbliche findet alles, was er über den Hirntod erfährt, unfassbar; sein naiver Gottglaube an die Medizin wird erschüttert. Aber weil er der modernen Medizin mit ihrem hoffnungsvollen Image treu bleibt und seine Illusion ewigen Lebens nicht aufgeben will, beruft er sich auf den *Hirntod* und meint:

«Warum auch nicht? Wenn ich nichts mehr spüren kann?» und unterstreicht nochmals, als Organspender ja schon *tot* zu sein. Mit der Information, dass sich Hirntote noch bewegen können, fängt der Normalsterbliche nichts an und vertraut der Medizin, die ihm versichert, dass es schon in Ordnung sei.

Um zu verstehen, worum es in dem Zusammenhang wirklich geht, denken wir an folgendes Beispiel: Wenn ein Erwachsener ein Kind dabei erwischt, wie es einer Fliege die Flügel ausreißt – das Paradebeispiel solch moralisch verwerflichen Betragens ist Heinrich Hoffmanns Episode vom *Bösen Friederich* –, erklärt er ihm, dass jedes Tier ein achtenswertes Lebewesen sei, dass es den Schmerz fühle und man das nicht tun dürfe. Ist das Kind besonders aufgeweckt, mag es entgegnen, dass eine Fliege keine dem Menschen vergleichbare Leidensfähigkeit besitze und man daher mit gutem Grund annehmen könne, dass das, was für den Menschen nach Qual und Folter aussehe, für die Fliege nichts dergleichen sei. Dennoch wird der Erwachsene darauf beharren, dass das Kind in Zukunft von solchen Beschäftigungen lässt, mit dem Argument, da es sonst verrohen und sich ein solcher Umgang mit Tieren auch auf seinen Umgang mit Menschen niederschlagen könne.

Das Beispiel zeigt, dass der Mensch früh darauf vorbereitet wird, wie man sich gegenüber seinen Mitmenschen, aber auch gegenüber allen anderen Kreaturen zu verhalten hat, wohl aus einem einzigen Grund: *aus Respekt vor dem Leben.*

Der inhärente Wert des Lebens wurde durch die Einführung des Hirntodkriteriums erschüttert. Aber worauf kommt es an, wenn etwas wie einer Fliege oder einem Frosch unsere Wertschätzung und Achtsamkeit zukommen? Wohl doch auf die Bereitschaft, selbst mit einer Fliege und einem Frosch eine Art Beziehung einzugehen!

Bei Dingen verhält es sich ähnlich. Auch ihnen verleiht erst der *Beziehungsaspekt* Wert und Bedeutung. Wenn mir eine Vase ganz gleichgültig ist, die jemand zerbricht, werde ich kaum ein Wort darüber verlieren. Stellte die Vase jedoch ein persönliches Andenken dar, werde ich persönlich betroffen sein und Emotionen zeigen.

Erinnern wir uns an Prof. Rauchs Bekenntnis, selbst nicht «ausgeschlachtet» werden zu wollen und gegebenenfalls auch keines seiner Kinder zur Organspende freizugeben. Er setzte noch hinzu, dass es sich um keine rationale Einstellung handle, da er es als Mediziner ja eigentlich besser wissen müsste.

Ein dunkles Bewusstsein, in der Alltagssprache mit *Bauchgefühl* umschrieben, ist, was uns vielleicht innehalten lässt und im Falle eines hirntoten Familienmitgliedes vor einer sofortigen Bereitschaft zur Organspende zurückhält. Nach einiger Überlegung mag es durchaus sein, dass das Gebot der Nächstenliebe für uns schwerer wiegt als alle Vorbehalte gegenüber einer Organentnahme, und wir uns freudig bereit erklären, unseren Verwandten freizugeben und nach dem eigenen Hirntod selbst als Organspender Hoffnung zu bringen. Das ist dann ein begrüßenswerter freiwilliger Akt der Spende. (So sieht ihn die derzeitige österreichische Gesetzgebung jedoch nicht vor, da gar nicht erst gefragt werden, sondern stillschweigend auf jeden Hirntoten zugegriffen werden soll, was ein persönliches Abschiednehmen auf Intensivstationen zusehends erschwert.)

Die Medien berichten über rekordverdächtige Organaufkommen in Österreich, was unser nationales und ethisches Selbstbewusstsein stärkt. Dabei wird nicht gesagt, wie sich der Umgang mit hirntoten Spendern und die Verlassenheit der Medizin, die unter der Last des Verantwortungsmonopols zugleich gesellschaftlich elitär und menschlich überfordert scheint, tatsächlich darstellen. Die Ärzte dieses Buches waren es auch, die sich über berufliche Überlastung, Alleinverantwortung und ideelle Verlassenheit in alltäglichen ethischen Grenzfragen beklagten. Man erwarte von ihnen medizinische Wunder, blicke nur auf Erfolgsquoten und Errungenschaften und lasse sie mit allen Schattenseiten, der ganzen Drecksarbeit[102], allein, bei der niemand genau hinschauen wolle. Im Nachsatz hieß es fast immer, dass es auch besser so sei, da die Wirklichkeit im Krankenhaus für den Normalsterblichen unerträglich und daher nicht bestimmt sei.

Was aber soll dann aus uns Normalsterblichen werden?

Bibliographie

Achenbach, Gerd (1984): Philosophische Praxis. Mit Beiträgen von M. Fischer, T. H. Macho, O. Marquard und E. Martens. Köln: Verlag für Philosophie Jürgen Dinter (= Schriftenreihe zur Philosophischen Praxis, Bd. I).

Achenbach, Gerd (1990): Ethos der Selbstverwirklichung. In: Müller, B./Thiersch, H. (Hrsg.): Gerechtigkeit und Selbstverwirklichung. Moralprobleme im sozialpädagogischen Handeln. Freiburg im Breisgau: Lambertus-Verlag, S. 49–62.

Ad-hoc-Komitee der Harvard Medical School (1968): Tod. Eine Definition durch das irreversible Koma. Übers. v. Ilona Slezák und Matthias Bormuth. In: Wiesing, Urban (2000) (Hrsg.): Ethik in der Medizin. Ein Reader. Philipp Reclam jun.: Stuttgart (= Reclam UB. 18069). [Im Original: The Ad Hoc Committee of the Harvard Medical School: A Definition of Irreversible Coma. In: Journal of the American Medical Association 205, S. 337–340.]

Angstwurm, Heinz (1994): Der vollständige und endgültige Hirnausfall (Hirntod) als sicheres Todeszeichen des Menschen. In: Hoff, Johannes/in der Schmitten, Jürgen (Hrsg.): Wann ist der Mensch tot? Organverpflanzung und Hirntodkriterium. Reinbek: Rowohlt, S. 41–50.

Baier, Annette (1985): What Do Women Want in a Moral Theory? In: Nous 19 (March 1985), S. 53.

Beauchamp, Tom L./Childress, James F. (1989): Principles of Biomedical Ethics. Third Edition. Vol. 3. New York: Macmillan Library Reference USA, S. 1914–1920.

Beauchamp, Tom L./Childress, James F. (1994): Principles of Biomedical Ethics. Fourth Edition. New York/Oxford: Oxford University Press.

Beauchamp, Tom L./Faden, Ruth (1995): Bedeutung und Elemente des Informierten Einverständnisses. Übers. von Anna Kitidis und Matthias Bormuth. Mit Genehmigung von Tom L. Beauchamp, Washington (DC). In: Wiesing, Urban (2000) (Hrsg.): Ethik in der Medizin. Ein Reader. Philipp Reclam jun.: Stuttgart (= Reclam UB. 18069). [Im Original: Beauchamp, Tom L./Faden, Ruth: Meaning and Elements of Informed Consent. In: Reich, Warren T. (ed.): Encyclopedia of Bioethics. New York: Simon and Schuster Macmillan, S. 1238–1241.]

Benn, S. (1988): A Theory of Freedom. Cambridge: At the University Press.

Bergmann, Anna/Baureithel, Ulrike (1999): Herzloser Tod. Das Dilemma der Organspende. Stuttgart: Klett-Cotta.

Bestätigung (1997): Bestätigung des Ergebnisprotokolls zur Definition bundesweiter Standards für die Hirntod-Diagnostik.

Bioethik-Konvention der Europäischen Union (1997): Übereinkommen des Europarates zum Schutz der Menschenrechte und der Menschenwürde im

Hinblick auf die Anwendung von Biologie und Medizin: Menschenrechtsübereinkommen zur Biomedizin des Europarates. In: Jahrbuch für Wissenschaft und Ethik 2, S. 285–304.

BIRNBACHER, Dieter (1990): Selbstmord und Selbstmordverhütung aus ethischer Sicht. In: Leist, Anton (Hrsg.): Um Leben und Tod. Moralische Probleme bei Abtreibung, künstlicher Befruchtung, Euthanasie und Selbstmord. Frankfurt a. Main: Suhrkamp, S. 395–422.

BIRNBACHER, Dieter (1995): Einige Gründe, das Hirntodkriterium zu akzeptieren. In: Hoff, Johannes/in der Schmitten, Jürgen (Hrsg.): Wann ist der Mensch tot? Erw. Ausg. Reinbek: Rowohlt, S. 31–35.

BIRNBACHER, Dieter (1997): Das Dilemma des Personbegriffs. In: Strasser, Peter/Starz, Edgar (Hrsg.): ARSP, Personsein aus bioethischer Sicht. Stuttgart: Franz Steiner, S. 9–25.

BOCKENHEIMER Lucius/SEIDLER, Eduard (Hrsg.) (1993): Hirntod und Schwangerschaft. Stuttgart, S. 99.

BUBER, Martin (1983): Ich und Du. Heidelberg: Schneider.

BUNDESÄRZTEKAMMER, Wissenschaftlicher Beirat (1982): Kriterien des Hirntodes. Entscheidungshilfen zur Feststellung des Hirntodes. In: Deutsches Ärzteblatt 79,14, S. 45–55.

BUNDESÄRZTEKAMMER (1990): Empfehlungen zur Patientenaufklärung. In: Deutsches Ärzteblatt 87, S. B 940–942.

BUNDESÄRZTEKAMMER (1997): (Muster-)Berufsordnung für die deutschen Ärztinnen und Ärzte. In: Deutsches Ärzteblatt 94 (1997), S. A 2354–60.

CARTER, Rosemary (1977): Justifying Paternalism. In: Canadian Journal of Philosophy 7, S. 133–145.

CHILDRESS, James (1981): Priorities in Biomedical Ethics. Philadelphia, S. 17–33.

DANZINGER, Rainer (1997): Rituale der Medizin aus psychoanalytischer Sicht. In: Eisenbach-Stangel, Irmgard/Ertl, Michael (Hrsg.): Unbewußtes in Organisationen. Zur Psychoanalyse in sozialen Systemen. Wien: Facultas Universitätsverlag, S. 143–153.

DESCARTES, René (1986): Meditationes de Prima Philosophia. Meditationen über die Erste Philosophie. Lateinisch/Deutsch. Stuttgart: Reclam (= Reclam UB. 2888).

DONIS, Johann (2003): Das apallische Syndrom. In: *pflegenetz*. Das Fachmagazin für Praxis, Ausbildung und Wissenschaft im Bereich der Gesundheits- und Krankenpflege (April 2003). Wien: Facultas Universitätsverlag, S. 20–23.

DÖRNER, Klaus (2001): Der gute Arzt. Lehrbuch der ärztlichen Grundhaltung. Stuttgart: Schattauer.

DWORKIN, Gerald (1972): Paternalism. In: The Monist 56 (January 1972), S. 64–84.

DWORKIN, Gerald (1992): Paternalism. In: Lawrence C. Becker (ed.): Encyclopedia of Ethics. New York: Garland, S. 939–942.

DWORKIN, Ronald (1994): Die Grenzen des Lebens. Abtreibung, Euthanasie und persönliche Freiheit. Reinbek: Rowohlt.

ENGELHARDT, D. von (1995): Der Wandel der Vorstellung von Gesundheit und Krankheit in der Geschichte der Medizin. Angermüller Gespräche Medizin – Ethik – Recht. Passau, S. 26 f.

ENGELHARDT, H. Tristram, Jr.: Medicine and the Concept of Person. In: What is a person? Ed. by Michael F. Goodman. New York: Humana Press, S. 169–184.

ENGELHARDT, H. Tristram, Jr. (1996): Freies und informiertes Einverständnis. In: Engelhardt, H. Tristram, Jr.: The foundations of bioethics, 2. Aufl., New York/Oxford: Oxford University Press, S. 288–290.

ERGEBNISPROTOKOLL (1997): Ergebnisprotokoll des Expertengespräches für den OSR vom 21. Februar 1997 zur Durchführung der Hirntoddiagnostik in Österreich.

FEINBERG, Joel (1971): Legal Paternalism. In: Reich, Warren Thomas (ed.): Encyclopedia of Bioethics. Revised Edition. Vol. 3. Macmillan Library Reference USA, S. 1915.

GERT, Bernard/CULVER, Charles M. (1981): Paternalistic Behaviour. In: Cohen, Marshall/Nagel, Thomas/Scanlon, Thomas (ed.): Medicine and Moral Philosophy. Princeton: Princeton University Press.

GILLIGAN, Carol (1982): In a Different Voice. Cambridge: Harvard University Press.

GILLIGAN, Carol/WIGGINS, G. (1988): The Origins of Morality in Early Childhood Relationships. In: Kagan, J./Lamm, S. (ed.): The Emergence of Morality in Young Children. Chicago: University of Chicago Press.

GRAFENECKER Erklärung zur Bio-Ethik (1996). In: Wunder, Michael/Neuer-Miebach, Therese (Hrsg.): Bio-Ethik und die Zukunft der Medizin. Bonn: Psychiatrie-Verlag.

HARRIS, John (1995): Der Wert des Lebens. Eine Einführung in die medizinische Ethik. Berlin: Akademie Verlag.

HARRIS, Robert (1967): Private Consensual Adult Behaviour. The Requirement of Harm to Others in the Enforcement of Morality. In: UCLA Law Review 14, S. 585 f.

HARVARD MEDICAL SCHOOL. Ad hoc Committee: A definition of irreversible coma. Report of the Harvard Medical School to examine the definition of brain death. In: JAMA 205 (1968), S. 337–340.

HENDERSON, L. J. (1935): Physician and Patient as a Social System. In: New England Journal of Medicine 212, S. 819–823.

HIPPOKRATES: Der Hippokratische Eid. In: Hippokrates: Ausgewählte Schriften. Aus dem Griechischen übers. u. hrsg. v. Hans Diller. Mit einem bibl. Anh. von Karl-Heinz Leben. Stuttgart: Reclam, S. 8–10.

HOERSTER, Norbert (1988): Sterbehilfe im säkularen Staat. Frankfurt a. Main: Suhrkamp.

IBERER, Florian (1999): Ethische Überlegungen zur Transplantation von Organen. In: Bernat/Kröll (Hrsg.): Intensivmedizin als Herausforderung für Recht und Ethik. Wien: Manzsche Verlags- und Universitätsbuchhandlung, S. 27–33.

JONAS, Hans (1987): Gehirntod und menschliche Organbank. Zur pragmatischen Umdefinierung des Todes. In: Jonas, Hans: Technik, Medizin und Ethik. Zur Praxis des Prinzips Verantwortung. Frankfurt a. Main: Suhrkamp.

JONAS, Hans (1989): Humanexperimente. In: Medizin und Ethik. Hrsg. v. Sass, Hans-Martin. Stuttgart: Reclam, S. 232–253.

KANT, Immanuel (1956): Grundlegung zur Metaphysik der Sitten, in: Werke VII, Schriften zur Ethik und Religionsphilosophie 1. Wiesbaden: Insel Verlag (Theorie-Werkausgabe Suhrkamp), S. 60.

KATZ, Jay (1984): The Silent World of Doctor and Patient. New York: Free Press.

KATZ, Jay (1994): Ärzte und Patienten: Eine Geschichte des Schweigens. Übers. von Anna Kitidis und Matthias Bormuth. Mit Genehmigung von Jay Katz. New Haven (Conn.). In: Wiesing, Urban (2000) (Hrsg.): Ethik in der Medizin. Ein Reader. Philipp Reclam jun.: Stuttgart (= Reclam UB. 18069). [Im Original: Katz, Jay: Physicians and Patients: A History of Silence. In: Beauchamp, Tom L./Walters, Leroy (ed.): Contemporary Issues in Bioethics. Belmont: Wadsworth, S. 145–148.]

KIMBRELL, Andrew (1994): Ersatzteillager Mensch. Die Vermarktung des Körpers. Mit einem Vorw. von Jeremy Rifkin und einem Nachw. von Ellis Huber. Aus dem Engl. von Thomas Steiner. Frankfurt a. Main/New York: Campus Verlag.

KITCHER, Philip (1996): The Lives to Come. The Genetic Revolution and Human Possibilities. New York: Free Press.

KUHLMANN, Andreas (2000): Politik des Lebens. Politik des Sterbens. Biomedizin in der liberalen Demokratie. Bremen: Alexander Fest Verlag.

LINDSETH, Anders (Mai 2001): Zur Sache der Philosophischen Praxis. Festvorlesung, gehalten am 1. Mai 2001 in Gerd B. Achenbachs Institut für Philosophische Praxis und Beratung in Bergisch-Gladbach, anlässlich der Feier des 20-jährigen Bestehens der Praxis.

LINDSETH, Anders (Juli 2001): Eröffnungsvortrag der 6. Internationalen Konferenz zur Philosophischen Praxis in Oslo, 24.–27. Juli 2001.

LOCKE, John (1690): Essay Concerning Human Understanding. [Insbesondere Kap. 27.]

LOMASKY, Loren (1987): Persons, Rights, and the Moral Community. Oxford: Oxford University Press.

LOMASKY, Lauren (2001): Person, concept of. In: Becker, Lawrence C./Becker, Charlotte B. (ed.): Encyclopedia of Ethics. Second Edition. Volume III. P–W, S. 1293–1298.

MARINOFF, Lou (2000): Sokrates' Couch. Philosophie als Medizin der Seele. Aus dem Amerikanischen übers. v. A. Monte und H. Pfau. Düsseldorf: Patmos Verlag.

MARQUARD, Odo (1989): Praxis, Philosophische. In: J. Ritter/K. Gründer (Hrsg.): Historisches Wörterbuch der Philosophie, Bd. 7, S. 1307–1308. Darmstadt: Wissenschaftliche Buchgesellschaft.

MILL, John Stuart (1947): Die Freiheit. Hrsg. v. Adolf Grabowsky. Zürich: Pan, S. 131.
MILLER, Bruce (1981): Autonomy and the Refusal of Life-saving Treatment. Hastings Center Report 11, no. 4, S. 22–28.
MÜLLER, Birgit (1997): Hirntodproblematik und Organtransplantation. Fragen, Probleme und Antworten aus pflegerischer Sicht. In: Plexus, Ausgabe 1/97, S. 17–22.
NAGEL, Thomas (1992): Der Blick von nirgendwo. Frankfurt a. Main: Suhrkamp, S. 74.
NEUBAUER, Patrick (2000): Schicksal und Charakter. Lebensberatung in der «Philosophischen Praxis». Hamburg: Verlag Dr. Kovac.
NÜRNBERGER Kodex (1947). In: Mitscherlich, Alexander/Mielke, Fred: Das Diktat der Menschenverachtung. Heidelberg: Schneider, S. 354 f.
ÖBIG-TRANSPLANT (1999): Jahresbericht des Koordinationsbüros des ÖBIG für das Transplantationswesen in Österreich.
OSR (1997): Empfehlungen des Obersten Sanitätsrates zur Durchführung der Hirntoddiagnostik in Österreich.
OXFORD ENGLISH DICTIONARY (2001).
PARFIT, Derek: Reasons and Persons. Oxford: Clarendon Press Oxford.
PELLEGRINO, Edmund/THOMASMA, David (1988): For the Patient's Good. The Restoration of Beneficence in Health Care. New York: Oxford University Press.
PENDL, Gerhard (1986): Der Hirntod. Wien: Springer.
PINKARD, T.: Bioethik und das amerikanische Rechtswesen. In: Bioethik in den USA. Hrsg. von H.-M. Sass, S. 219.
RAWLS, John (1971): A Theory of Justice. Cambridge (MA): Harvard University Press, S. 248–249.
REGAN, A. (1965): The Basic Morality of Organ Transplants between Living Humans. In: Studia Moralia 5 (1965), S. 320–361.
RITTER, Joachim/GRÜNDER, Karlfried (Hrsg.): Historisches Wörterbuch der Philosophie. Völlig neu bearb. Ausgabe des «Wörterbuchs der philosophischen Begriffe» von Rudolf Eisler, Bd. 7: P–Q. Darmstadt: Wissenschaftliche Buchgesellschaft.
ROTH, Gerhard/DICKE, Ursula: Das Hirntodproblem aus der Sicht der Hirnforschung. In: Hoff, Johannes/in der Schmitten, Jürgen (Hrsg.): Wann ist der Mensch tot? Organverpflanzung und Hirntodkriterium. Reinbek: Rowohlt, S. 52.
RUSCHMANN, Eckhart (1999): Philosophische Beratung. Stuttgart: Kohlhammer.
SASS, Hans-Martin (1989): Hirntod und Hirnleben. In: Medizin und Ethik. Hrsg. von Hans-Martin Sass. Stuttgart: Reclam, S. 160–183.
SCHLUCHTER, Wolfgang (1980): Legitimationsprobleme der Medizin. In: Schluchter, Wolfgang (Hrsg.): Rationalismus der Weltbeherrschung. Studien zu Max Weber. Frankfurt a. Main: Suhrkamp, S. 185–205.
SCHMID, Wilhelm (2002): Philosophische Seelsorge im Krankenhaus? In: Information Philosophie, Dezember 2002, 5, S. 50–54.

SCHWARZ, Gerhard (1989): Dissoziierter Hirntod. Computergestützte Verfahren in der Diagnostik und Dokumentation.
SINGER, Peter (1994): Praktische Ethik. Neuausgabe. Stuttgart: Reclam (= Reclam UB. 8033).
SPAEMANN, R. (1985/86): Über den Begriff der Menschenwürde. In: Scheidewege 15, S. 20–36.
SPAEMANN, Robert (1991): Sind alle Menschen Personen? Über neue philosophische Rechtfertigungen der Lebensvernichtung. In: Stössel, Jürgen-Peter (Hrsg.): Tüchtig oder tot? Die Entsorgung des Leidens. Freiburg, S. 133–147.
SPITZY, Karl Hermann (1994): Dialogische Ethik in Klinik und Praxis. In: Medizin – Ethik – Recht. Hrsg. von Peter Kampits. Krems, S. 87–94.
STOECKER, Ralf (1997): An den Grenzen des Todes – ein Plädoyer für die moralphilosophische Überwindung der Hirntod-Debatte. In: Zeitschrift für Ethik in der Medizin 9, S. 199, 203–205.
STRASSER, Peter/STARZ, Edgar (1997): Vorwort. In: Strasser, Peter/Starz, Edgar (Hrsg.): ARSP, Personsein aus bioethischer Sicht. Stuttgart: Franz Steiner, S. 9–25.
TOOLEY, Michael (1990): Abtreibung und Kindstötung. In: Leist, Anton (Hrsg.): Um Leben und Tod. Moralische Probleme bei Abtreibung, künstlicher Befruchtung, Euthanasie und Selbstmord. Frankfurt a. Main: Suhrkamp, S. 157–195.
WEIZSÄCKER, Victor von (1988): Gesammelte Schriften. Bd. 1–10, Frankfurt a. Main: Suhrkamp.
VANDEVEER, Donald (1986): Paternalistic Intervention: The Moral Bounds of Benevolence. Princeton/New York: Princeton University Press, S. 424.
VERLAUTBARUNGEN des Apostolischen Stuhls 120 (1995): Enzyklika Evangelium vitae über den Wert und die Unantastbarkeit menschlichen Lebens. Sekretariat der Deutschen Bischofskonferenz (Hrsg.). Bonn, S. 7–66.
WIELAND, Wolfgang (1986): Strukturwandel der Medizin und ärztliche Ethik. Philosophische Überlegungen zu Grundfragen einer praktischen Wissenschaft. Heidelberg.
WOGROLLY, Monika (1998): Das Problem des Paternalismus. In: Contribution of the Austrian Ludwig Wittgenstein Society. Applied Ethics. Volume VI (2), Kirchberg/Wechsel: Austrian Ludwig Wittgenstein Society.
WOGROLLY, Monika (1999): Hirntod: Zur Praxis des Leib-Seele-Problems. In: Contribution of the Austrian Ludwig Wittgenstein Society. Metaphysics. Volume VII (2), Kirchberg/Wechsel: Austrian Ludwig Wittgenstein Society.
WOGROLLY-MAANI, Monika (2001): Bioethik und das Problem absoluter Werte. In: Wittgenstein und die Zukunft der Philosophie. Eine Neubewertung nach 50 Jahren. Volume IX (2), Kirchberg/Wechsel: Austrian Ludwig Wittgenstein Society, S. 391–398.
WOGROLLY, Monika (2002): Menschen im Wachkoma: Personen oder nicht? In: Volume X (2), Kirchberg/Wechsel: Austrian Ludwig Wittgenstein Society.
WOGROLLY-DOMEJ, Monika (2003): Das Problem des Paternalismus in der

Medizin: gezeigt am Beispiel der Fiberbronchoskopie. In: Wiener Medizinische Wochenschrift 2003, 153, S. 1–4.

WORLD MEDICAL ASSOCIATION: Declaration of Geneva. Übers. v. der Bundesärztekammer [auch im Internet unter http://www.ma.net/e/policy.html].

YAZDANI, Farhoud (2001): Das Spannungsfeld zwischen Altersvergesslichkeit und Demenz. In: Schöpfer, Gerald/Stessl, Gerlinde (Hrsg.): Verwirrung als gesellschaftliche Herausforderung. Graz: Institut für Wirtschafts- und Sozialgeschichte.

Anmerkungen

1 Synonyma: Individualtod, dissoziierter Hirntod, biographischer Tod, Tod der Person.

2 Vgl. die Angaben zur Durchführung der Hirntoddiagnostik in Kapitel IV.

3 Vgl. Strasser, Peter: Tote, die keine Leichen sind, in: Psychologische Medizin 2002, 13. Jahrgang, Nr. 2, 47.

4 Vgl. dazu die unterschiedlichen Verhaltensweisen von Prof. Maier und Prof. Rauch in Kapitel IV.

5 Stichwörter: «Organpflege», «Spenderkonditionierung».

6 Vgl. diesbezügliche Äußerungen in Kapitel IV sowie: Schwarz, Gerhard (1989): Dissoziierter Hirntod. Computergestützte Verfahren in der Diagnostik und Dokumentation.

7 Vgl. Ad-hoc-Komitee der Harvard Medical School (1968), in: Wiesing, Urban (2000) (Hrsg.): Ethik in der Medizin. Ein Reader. Philipp Reclam jun.: Stuttgart (= Reclam UB. 19069). [Im Original: The Ad Hoc Committee of the Harvard Medical School: A Definition of irreversible Coma. Eine Definition durch das irreversible Koma. In: Journal of the American Medical Association 205, 337–340.]

8 Vgl. Strasser, Peter: Schlechte Gefühle, in: Das Menschenmögliche. Späte Gedanken über den Humanismus. Wien: Deuticke 1996, 67 ff.

9 Strasser, Peter/Starz Edgar (1997) (Hrsg.): ARSP, Personsein aus bioethischer Sicht. Stuttgart: Franz Steiner.

10 Vgl. Kapitel II.

11 Strasser, Peter (1996): Das Menschenmögliche. Späte Gedanken über den Humanismus. Wien: Deuticke, 65.

12 Strasser, Peter, FN 11, 137 ff.

13 Strasser, FN 12.

14 Ritter, Joachim/Gründer, Karlfried (Hrsg.): Historisches Wörterbuch der Philosophie. Völlig neu bearb. Ausgabe des «Wörterbuchs der philosophischen Begriffe» von Rudolf Eisler, Bd. 7: P–Q. Darmstadt: Wissenschaftliche Buchgesellschaft.

15 Wogrolly-Domej, Monika: Das Problem des Paternalismus in der Medizin: gezeigt am Beispiel der Fiberbronchoskopie. In: Wiener Medizinische Wochenschrift 2003, 153, 1–4.

16 Danzinger, Rainer (1997): Rituale der Medizin aus psychoanalytischer Sicht. In: Eisenbach-Stangel, Irmgard/Ertl, Michael (Hrsg.): Unbewußtes in Organisationen. Zur Psychoanalyse in sozialen Systemen. Wien: Facultas Universitätsverlag, 143–153.

17 Vgl. dazu das Verhalten Prof. Brenners im Bronchoskopieraum, Kapitel I.

18 Vgl. Kapitel I.

19 Dörner, Klaus (2001): Der gute Arzt. Lehrbuch der ärztlichen Grundhaltung. Stuttgart: Schattauer.

20 Spitzy, Karl Hermann (1994): Dialogische Ethik in Klinik und Praxis. In: Medizin – Ethik – Recht. Hrsg. v. Peter Kampits. Krems, 87–94.
21 Vgl. Wogrolly-Domej, FN 15.
22 Vgl. Singer, Peter (1994): Praktische Ethik. Neuausgabe. Stuttgart: Reclam (= Reclam UB. 8033).
23 Wogrolly-Domej, FN 15.
24 Aufklärungsbogen der Pulmologischen Ambulanz.
25 Aufklärungsbogen, FN 24.
26 Vgl. Kapitel IV: Hirntote Organspender.
27 Iberer, Florian (1999): Ethische Überlegungen zur Transplantation von Organen. In: Bernat/Kröll (Hrsg.): Intensivmedizin als Herausforderung für Recht und Ethik. Wien: Manzsche Verlags- und Universitätsbuchhandlung, 29.
28 FN 27, 29.
29 Vgl. Wogrolly-Maani 2001.
30 Vgl. die Geriatriepatienten in Kapitel III.
31 Synonyma: «Menschen mit apallischem Syndrom»; «Apalliker»; «Großhirntote».
32 Reduktion der Behandlung auf ein Minimum, Abbruch therapeutischer Maßnahmen und Aufrechterhaltung der Flüssigkeitszufuhr, um den Patienten sterben zu lassen; vgl. Kapitel IV.
33 Informationsfolder von Pfleger Heinz.
34 Informationsbroschüre des geriatrischen Krankenhauses.
35 Hermes, Marco: Das apallische Syndrom, in: Wachkoma 2/01, 22.
36 Vgl. Hermes, FN 35.
37 Vgl. FN 35, 22.
38 Vgl. FN 35.
39 Vgl. FN 35, 22.
40 Vgl. FN 35.
41 Yazdani, Farhoud (2001): Das Spannungsfeld zwischen Altersvergesslichkeit und Demenz. In: Schöpfer, Gerald/Stessl, Gerlinde (Hrsg.): Verwirrung als gesellschaftliche Herausforderung. Graz: Institut für Wirtschafts- und Sozialgeschichte.
42 Vgl. FN 41, 45 f.
43 Vgl. FN 41, 49.
44 Vgl. Informationsfolder von Pfleger Heinz.
45 Vgl. FN 33.
46 Ebd.
47 Fragebogen zur biographischen Anamnese.
48 Vgl. FN 35.
49 Dörner, Der gute Arzt.
50 ÖBIG-Transplant (1999): Jahresbericht des Koordinationsbüros des ÖBIG für das Transplantationswesen in Österreich.
51 Vgl. FN 50.

52 Vgl. FN 50.
53 Vgl. FN 50.
54 Vgl. FN 50, 10.
55 Vgl. FN 50, 59.
56 Vgl. FN 50.
57 OSR (1997): Empfehlungen des Obersten Sanitätsrates zur Durchführung der Hirntoddiagnostik in Österreich.
58 Vgl. FN 57.
59 Vgl. Stellungnahme für den OSR: Expertengespräch am 21. 2. 1997 am Österreichischen Bundesinstitut für Gesundheitswesen – ÖBIG.
60 Vgl. FN 50, 1.
61 Vgl. FN 57, 1.
62 Vgl. FN 57, 4.
63 Vgl. FN 57, 6.
64 Vgl. FN 57.
65 Schwarz, Gerhard (1989): Dissoziierter Hirntod. Computergestützte Verfahren in der Diagnostik und Dokumentation, 41.
66 Pendl, Gerhard (1986): Der Hirntod. Wien: Springer.
67 Vgl. FN 66, 23.
68 Vgl. FN 66, 39.
69 Vgl. FN 59, 6.
70 Vgl. FN 65, 50.
71 Vgl. FN 57.
72 Ebd.
73 Vgl. FN 65.
74 ÖBIG-Transplant 1999, 53.
75 ÖBIG-Transplant 1999, 8.
76 Vgl. ÖBIG-Transplant 1999.
77 Jahresbericht von ÖBIG-Transplant 1999, 10.
78 ÖBIG-Transplant 1999, 8.
79 ÖBIG-Transplant 1999.
80 Vgl. Schwarz 1989, 40.
81 Birnbacher, Dieter (1997): Das Dilemma des Personbegriffs. In: Strasser, Peter/Starz, Edgar (Hrsg.): ARSP, Personsein aus bioethischer Sicht. Stuttgart: Franz Steiner, 9–25.
82 Vgl. FN 65.
83 Vgl. FN 65, 75.
84 Bergmann, Anna/Baureithel, Ulrike (1999): Herzloser Tod. Das Dilemma der Organspende. Stuttgart: Klett-Cotta, 52.
85 Vgl. FN 65, 40.
86 Vgl. FN 65.
87 Vgl. FN 65, 40 f.
88 Bockenheimer, Lucius/Seidler, Eduard (Hrsg.) (1993): Hirntod und Schwangerschaft. Stuttgart, 99.

89 Vgl. Fallgeschichten: Fall 5.
90 Vgl. Fallgeschichten: Fall 1.
91 Vgl. FN 79.
92 Ergebnisprotokoll (1997): Ergebnisprotokoll des Expertengespräches für den OSR vom 21. Februar 1997 zur Durchführung der Hirntoddiagnostik in Österreich.
93 Bestätigung (1997): Bestätigung des Ergebnisprotokolls zur Definition bundesweiter Standards für die Hirntod-Diagnostik.
94 Vgl. FN 93.
95 Vgl. Kapitel IV: Hirntoddiagnostik.
96 Dem kann aus Sicht des Experten entgegengehalten werden: «Nur keine Bange! Der Patient ist schmerzunempfindlich! Es sieht nur so aus, als würde er noch etwas empfinden!»
97 Vgl. Kapitel IV, Durchführung der Hirntoddiagnostik.
98 Kant, Immanuel (1956): Grundlegung zur Metaphysik der Sitten, in: Werke VII, Schriften zur Ethik und Religionsphilosophie 1. Wiesbaden: Insel Verlag (Theorie-Werkausgabe Suhrkamp).
99 Vgl. FN 65.
100 Vgl. FN 65.
101 Vgl. «Das Dilemma der Normalsterblichkeit».
102 Ein Begriff, der von Prof. Brenner stammt.

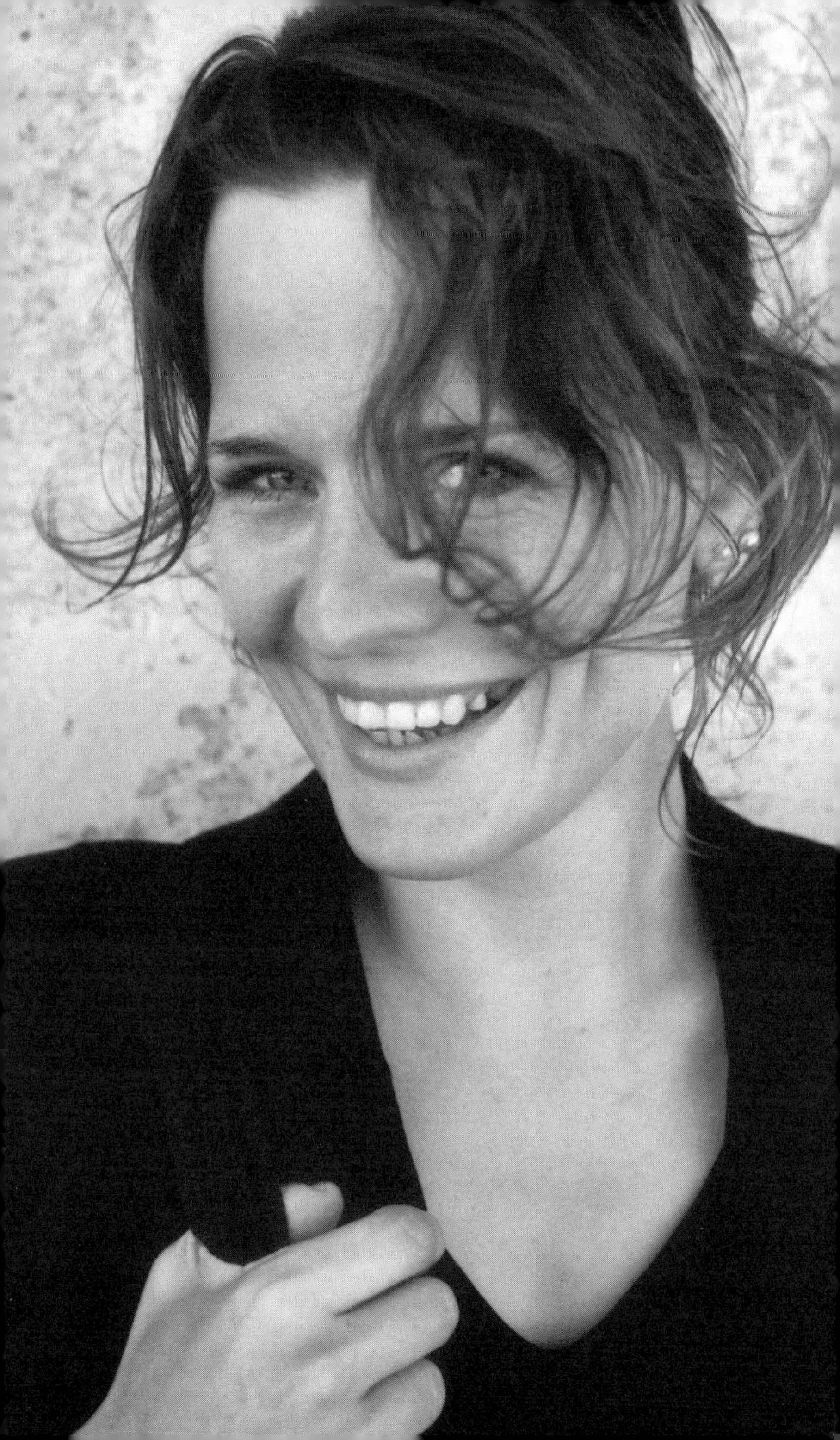